Erwin Ringel

Der Selbstmord

Erwin Ringel (geb. am 27. April 1921 in Timişoara, Königreich Rumänien, gest. am 28. Juli 1994 in Bad Kleinkirchheim, Kärnten) war Facharzt für Psychiatrie und Neurologie und Vertreter der Individualpsychologie. Als Suizidforscher baute Ringel 1948 das weltweit erste Suizidpräventionszentrum in Wien auf. 1954 wurde er Leiter der frauenpsychiatrischen Station in Wien und gründete hier die erste psychosomatische Station in Österreich. Ringel beschrieb 1953 das „Präsuizidale Syndrom", nachdem er 745 gerettete Selbstmörder untersucht hatte – ein Meilenstein in der Selbstmordforschung.

Das präsuizidale Syndrom ist heute allgemein bekannt und anerkannt. Es ist der bislang verlässlichste Gradmesser einer bestehenden Selbstmordgefahr und ein Alarmsignal, das bei der entsprechenden Kenntnis seiner Anzeichen nicht nur von Fachleuten erkannt werden kann. Auch Laien können lernen, die Hinweise auf einen drohenden Suizid zu bemerken.
Das Buch will möglichst viele Menschen in die Lage versetzen, Bedrängten und Bedrohten die Hand zu reichen und ihnen dabei helfen zu erkennen, dass sie – mit den Worten der Brüder Grimm in den Bremer Stadtmusikanten – „etwas Besseres als den Tod" überall finden können.

Erwin Ringel

Der Selbstmord

Abschluss einer krankhaften psychischen Entwicklung

Eine Untersuchung an 745 geretteten Selbstmördern

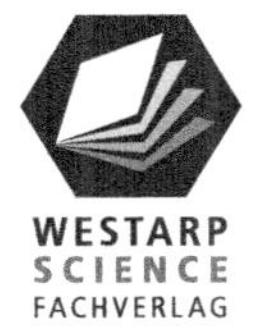

Impressum:

Erwin Ringel
Der Selbstmord
Abschluss einer krankhaften psychischen Entwicklung; eine Untersuchung an 745 geretteten Selbstmördern

11., unveränderte Auflage 2017

in der Mediengruppe Westarp
Kirchstr. 5 - 39326 Hohenwarsleben
www.westarp.de, www.westarp-bs.de, www.book-on-demand.de
produkthaftung@westarp.de

ISBN: 978-3-86617-158-9

Printed in Germany.

VORWORT

Wer auch nur e i n Buch geschrieben hat, der weiß, wie viel man schon während der Drucklegung verändern möchte: es ist nur ein Glück, daß der Verleger solches nicht erlaubt. Und nun wird ein Buch 30 Jahre später in unveränderter Form wieder herausgebracht! Bedeutet das, daß ich es Zeile für Zeile auch heute noch für richtig halte oder einfach mit Pilatus auf dem Standpunkt beharre: Was ich geschrieben habe, habe ich geschrieben? Nein, vieles würde ich heute anders darstellen. Und doch bleibt es reizvoll, an einem unveränderten Nachdruck differenzieren zu können, was über die Jahre Gültigkeit behalten hat, was sich als Irrtum erwies.

Da muß ich zuallererst sagen: das präsuizidale Syndrom, dessentwillen dieses Buch eigentlich verfaßt wurde, hat sich bewährt. Es ist heute allgemein international bekannt und anerkannt, es ist der bisher verläßlichste Gradmesser bestehender Selbstmordgefahr, ein Alarmsignal, das bei entsprechender Kenntnis, die nicht nur dem Fachmann möglich ist, nicht übersehen werden dürfte. Ein Syndrom, das auch nach dem heutigen Stand der Suizidologie (die eine eigene Wissenschaft geworden ist) die beste Einfühlung in die seelische Befindlichkeit des Suizidenten erlaubt. Selbstverständlich verlangt das präsuizidale Syndrom immer wieder nach neuen Ergänzungen, ich selbst habe in meinem Buch "Selbstmordverhütung" (Hans Huber Verlag, Reprint ebenfalls Fachbuchhandlung für Psychologie Verlagsabteilung) und in einer Arbeit "Sexualität und Selbstmord" (dieses Thema scheint mir im vorliegenden Buch zu wenig behandelt) wesentliche hinzugefügt, und ich hoffe, daß andere in der Zukunft weitere vornehmen werden; aber in den Grundzügen, glaube ich, wird sich das präsuizidale Syndrom als zeitlos gültig erweisen.

Hält die These vom präsuizidalen Syndrom, so hält auch eine andere, nicht minder bedeutende, die in diesem Buche zum ersten Male, schon im Titel, aufgestellt wurde: daß der Selbstmörder psychisch krank ist. Außer Zweifel gibt das präsuizidale Syndrom, wovon man sich mühelos überzeugen kann, einen psychopathologischen Tatbestand wieder. Stimmt also die Feststellung, daß die überwiegende Mehrzahl der Selbstmordhandlungen in einer solchen präsuizidalen Verfassung begangen wird, so muß auch die Folgerung stimmen: der Selbstmord ist in der überwiegenden Mehrzahl aller Fälle Symptom einer psychischen Erkrankung. Hier gibt es natürlich viele Möglichkeiten, weil das präsuizidale Syndrom selbstverständlich nicht mit einer bestimmten Erkrankung identisch ist. Es stellt vielmehr gleichsam - wie es ja auch sein muß, soll es Gültigkeit haben - den gemeinsamen Nenner verschiedener psychischer Erkrankungen oder Störungen dar, auf deren Boden Selbstmord entstehen kann. Dabei kommen Psychosen wie endogene Depression und Schizophrenie in Frage, aber und sogar zum größeren Teil auch seelische Störungen, vor allem die Neurose. Die Deutung meiner Krankheitsthese in die Richtung, daß alle Selbstmörder geisteskrank sind, wäre daher ebenso falsch wie die Behauptung, ich sehe in monomaner Art nur einen einzigen Weg in den Selbstmord, den neurotischen. Bezüglich des letzten Punktes wurde mein jetzt wiederaufgelegtes Buch am meisten mißverstanden: Natürlich ist die Neurose der Lebensverunstaltung n i c h t d e r e i n z i g e Schrittmacher des Selbstmordes, aber insofern ein sehr wichtiger, als doch mindestens 1/4 aller Selbstmorde auf ihn zurückgehen und außerdem einer, der bis zum Erscheinen dieses Buches in seiner Spezifität noch nicht beschrieben war.

Aber zurück zur Krankheitsthese: Durch sie sind drei Veränderungen mehr oder weniger weltweit aufgetreten, die man wohl als gesellschaftsumformend bezeichnen kann.

1. Eine Neueinstellung der Ärzte zum Selbstmordproblem. Sie, die früher vielfach gesagt haben, Selbstmord sei Privatsache, in die man sich nicht einmischen dürfe, sind heute dabei, ihre diesbezügliche Haltung zu revidieren und zu begreifen, daß die Bekämpfung des Selbstmordes in ihren Pflichtenkreis gehört. Der Satz: Die Ordination jedes Arztes muß ein kleines Selbstmordverhütungszentrum sein, beginnt heute allmählich Wirklichkeit zu werden. Dies umso mehr, als das präsuizidale Syndrom auch wesentliche Impulse für eine neue spezifische, antisuizidale Therapie geliefert hat: es muß einfach all das therapeutisch wirksam sein, was die einzelnen Symptome des Syndroms abschwächt oder eliminiert. Im Zusammenspiel von medikamentöser Therapie (den Psychopharmaka, die es noch nicht gab, als dieses Buch entstand) mit Psycho- und Soziotherapie sind heute fast alle psychischen Befindlichkeiten, die Selbstmordtendenzen mit sich bringen, zu beseitigen oder zu bessern, so daß man von einem echten diesbezüglichen Fortschritt sprechen kann (freilich wird dadurch auch jeder nicht verhinderte Selbstmord doppelt tragisch!).

2. Die römisch-katholische Kirche hat ihre Haltung grundlegend geändert: natürlich bleibt der Selbstmord als solcher für sie Sünde, aber dem Selbstmörder wird nun praktisch ausnahmslos der Tatbestand reduzierter und oft aufgehobener Verantwortung zugestanden, was dazu geführt hat, daß heute de facto keinem Selbstmörder mehr das kirchliche Begräbnis verweigert wird, es müssen, um dieses Ziel zu erreichen, nicht mehr Bestätigungen ausgestellt werden, daß der Betreffende "nicht zurechnungsfähig" gewesen sei. Diese historische Wendung ist ganz wesentlich vom vorliegenden Buche bewirkt worden: ich denke, dies allein hätte mehr als gelohnt, es zu schreiben.

3. In den Ländern Osteuropas hat man geglaubt, jeder Selbstmörder protestiere mit seiner Tat gegen die bestehende Gesellschaftsordnung. Dementsprechend hat man ihn als einen Abtrünnigen, nicht Hilfswürdigen betrachtet. Nun durch die Krankheitsthese, die auf individuellen psychopathologischen Grundlagen beruht, hat man dort zu einer veränderten Einstellung gegenüber dem Selbstmörder gefunden, die auch eine Unterstützung, ja Intensivierung suizidprophylaktischer Maßnahmen einschließt.

Verständlicherweise sind in der Zeit nach 1953 auch vielfach Einwände gegen die Richtigkeit dieser Krankheitsthese erhoben worden, deren wichtigste im folgenden diskutiert werden sollen:

Relativ leicht ist die Behauptung des amerikanischen Psychiaters Thomas Szasz zu widerlegen, wenn er schreibt: "Was wurde in letzter Zeit entdeckt, das dazu führte, daß man den Selbstmord aus der Kategorie der Sünde oder des Verbrechens herausnahm und in die Kategorie der Krankheit einreiht? Die Antwort lautet: Nichts. Man hat nicht entdeckt, daß Selbstmord eine Krankheit ist, sondern man hat sie zur Krankheit erklärt. Die moderne Psychiatrie beruht geradezu darauf, daß man eine Unzahl von Verhaltensweisen, die früher als sündig oder verbrecherisch gegolten hatten, in Krankheiten umbenannt hat". Abgesehen davon, daß mir das ein Schritt zurück ins Mittelalter zu sein scheint, kann man nur annehmen und hoffen, daß das vorliegende Buch (und andere) von Szasz noch nicht gelesen wurde und daß er nach der Lektüre seine Meinung noch ändern würde. Will er denn im Wortsinne päpstlicher als der Papst sein?

In seinem Buch "Hand an sich legen" vertritt Jean Amery die These, daß der Freitod (er besteht auf diesem Ausdruck und lehnt jeden anderen ab) nicht nur auf keinem krankhaften Zwang besteht, sondern im Gegenteil die äußerste Bekräftigung unserer humanen Freiheit sei. Freilich sei dies eine Freiheit zum Nichts, aber diese Freitod-Kontradiktion hebe die Lebens-Kontradiktion auf, die darin bestehe, daß wir alle leben, um zu sterben. Der Mensch werde unter normalen Umständen vom Tod erschlagen, oft unter den schrecklichsten Bedingungen; unter solchen Umständen könnte der Freitod als die einzige natürliche Todesform bezeichnet werden, insofern nämlich, als die Conditio humana eben durch die Freiheit gekennzeichnet sei und man im Freitod Form und Zeitpunkt seines Todes selber wähle. Amery darf als Philosoph bezeichnet werden, der auf psychologische Fragen philosophische Antworten gibt, was heute geradezu zur Mode geworden ist. Wir wissen heute genau, daß die bestimmte Art einer persönlichen Philosophie, wie auch jede Weltanschauung, psychologische Determinanten hat. Aus dem Werk Amerys geht eindeutig hervor, wie sehr seine Weltauffassung durch die entsetzlichen Erlebnisse der nationalsozialistischen Verfolgungsjahre geprägt worden ist: Im Grunde hat er nie aus der Welt des Konzentrationslagers herausgefunden! Eine so einseitig-verzerrte tendenziöse Betrachtungsweise kann selbstverständlich dem Selbstmordproblem nicht gerecht werden, sie dient einzig und allein der eigenen Rechtfertigung (als solche, aber auch nur als solche, muß sie akzeptiert werden).

Adolf Holl schreibt: "Es wird uns medizinisch nahegelegt, diese Verzweifelten als seelisch Kranke zu begreifen und zu bedauern; die medizinische Wissenschaft lädt uns ein, dem Selbstmörder ungefähr mit jenem Verhaltensmuster zu begegnen wie dem Buckligen oder dem Debilen, mit jener Herablassung, die der Gesunde dem Kranken ganz selbstverständlich entgegenbringt. Dazu wäre zu sagen: Es ist sehr bedauerlich, daß auch heute noch immer das Wort "krank", besonders "psychisch krank" mit einer Abwertung verbunden ist. In diesem Sinne aber habe ich selbstverständlich den Krankheitsbegriff nicht beschworen! Was wir zu ändern haben, ist somit nicht die Feststellung, daß der Selbstmörder in der überwiegenden Mehrzahl der Fälle in einer krankhaften psychischen Verfassung handelt, denn sie beruht auf Tatsachen, sondern was geändert werden muß, ist die Einstellung zum kranken Menschen, den wir als Bruder und gleichberechtigten Partner anzunehmen haben.

In letzter Zeit haben einige Autoren (z. B. Pohlmeier) zwischen solchen Selbstmorden unterschieden, die auf einer psychopathologischen Grundlage zustandekommen und anderen, die mit Pathologie gar nichts oder nur indirekt zu tun haben. Sie denken dabei etwa an die bekannten Opferselbstmorde, wo jemand sich um einer Idee, um der Rettung einer anderen Person willen das Leben nimmt; sie denken aber auch an durch politische Umstände herbeigeführte Suizide, etwa an den jüdischen Konzentrationslagerhäftling, der, vor die Wahl zwischen Gaskammer und Selbstmord gestellt, letzteren vorzieht. Die Unterscheidung mag durchaus vertretbar sein, da unter bestimmten Umständen der Selbstmord paradoxerweise die letzte Freiheit sein kann, die einem Menschen verbleibt. Ich möchte daher durchaus dieser Auffassung zustimmen, freilich mit einer entscheidenden Einschränkung: Daß nämlich die psychopathologischen Suizidhandlungen die überwiegende Mehrzahl darstellen und der "gesunde, normale" Selbstmord eine ganz geringe Minderzahl, sozusagen die Ausnahme, darstellt, welche die Regel bestätigt und außerdem nur unter ganz außergewöhnlichen Bedingungen zustandekommt. Immerhin erscheint es aber notwendig, hier diese andere Möglichkeit anzuerkennen, es drängt mich umso mehr dies zu tun, als diese Problematik im vorliegenden Buch nicht genügend berücksicht worden ist und daher der Korrektur bedarf.

Dies leitet mich hinüber zum nächsten Einwand, nämlich dem vom Einfluß der Gesellschaft auf den Suizid, der mich im Verlauf des letzten Jahrzehnts, auch im Rahmen meiner Persönlichkeitsentwicklung, zu einer wesentlichen Änderung, besser gesagt Ergänzung, meiner hier festgehaltenen Auffassungen gebracht hat. Ich beginne immer mehr zu erkennen, daß das soziologische Element, dessen Vater in der Selbstmordforschung Durkheim war, in meinen Forschungen und damit natürlich auch in diesem Buche bedauerlicherweise völlig fehlt. Heute weiß ich, daß in vielen Fällen nicht so sehr der einzelne, der Selbstmord begeht, krank ist (oder sein muß), sondern die Gesellschaft, in der er zu leben gezwungen ist. Zweifellos trägt die Gesellschaft, und zwar mit von Kulturkreis zu Kulturkreis verschiedenen Fakten, zur Konstituierung des präsuizidalen Syndroms mehr oder weniger intensiv bei. In jeder Gesellschaft gibt es bis zum heutigen Tage Situationen, in denen stillschweigend Selbstmord vorausgesetzt, ja mitunter sogar verlangt wird. Wenn mein Schüler Sonneck vermutet, daß viele Bestandteile unserer Gesellschaftsstruktur mit dem präsuizidalen Syndrom sogar identisch seien, so scheint dies mir zwar eine überspitzte Formulierung, aber teilweise ist sie sicher richtig. Entscheidend ist aber dabei wohl: auch wenn man die Pathologie vom einzelnen zur Gesellschaft verschiebt, bleibt doch die Tatsache des Krankhaften bestehen. Man sollte zusammenschauend auf das delikate Gleichgewicht zwischen individuellem und gesellschaftlichem Versagen hinweisen, das in vielfachen, heute noch keineswegs voll ausgeleuchteten Interaktionen die Entstehung des pathologischen Tatbestandes "präsuizidales Syndrom" herbeiführt. Jede diesbezügliche Einseitigkeit führt sich selbst ad absurdum; um dies an einem Beispiel zu erläutern: Isolierung kann Symptom eines neurotischen Rückzugs von der Welt sein (wovon in diesem Buche immer wieder die Rede ist), sie kann aber auch zustandekommen, weil man von der Gesellschaft im Stich gelassen wird. (Dieser Gesichtspunkt ist in diesem Buche unterrepräsentiert, ich habe in vielen Arbeiten seither versucht, diesen unverzeihlichen Fehler gutzumachen.) Mit dem Ausdruck tiefen Bedauerns sei hier Alfred Adler, der Vater der Individualpsychologie, welche ich vertrete und welche dieses Buch in vielen Punkten erst ermöglicht hat, verspätet zitiert: "Der Selbstmord ist ein individuelles Problem, welches aber soziale Ursachen und Folgen hat".

Hartnäckig vertrete ich in diesem Buche den Standpunkt, daß Selbstmord und Selbstmordversuch viele Gemeinsamkeiten haben. Es gibt prominente Wissenschaftler, die dies leidenschaftlich bestreiten. Durch 30jährige intensive praktische Erfahrung fühle ich mich berechtigt, meinen diesbezüglichen Standpunkt weiterhin beizubehalten. Selbstmord und Selbstmordversuch haben eine gemeinsame Wurzel, nämlich die Suizidtendenz. Von der prozentualen Verteilung zwischen Selbstzerstörungs- und Überlebenswunsch (der in jedem Menschen, wenn auch noch so gering, vorhanden ist) hängt der Ausgang der individuellen Selbstmordhandlung ab. Dieses Buch ist der beste Beweis für die Parallelen zwischen Selbstmord und Selbstmordversuch: niemals hätte es sonst möglich sein können, aus einer Untersuchung von 745 Selbstmordversuchen Erkenntnisse abzuleiten, die für das gesamte Selbstmordproblem Gültigkeit bekommen haben.

Ein letzter Hinweis: Dieses Buch ist zum Fundament einer Bewegung geworden, die in die Gründung der internationalen Vereinigung für Selbstmordverhütung mündete. Heute ist diese eine weltumspannende Organisation, immer mehr nationale Verbände konstituieren sich, immer mehr Selbstmordverhütungszentren beginnen ihre Arbeit, auch die Bevölkerung beginnt immer mehr, diese Idee zu unterstützen, ein schöner Beweis dafür ist z. B. das Wachsen der Samaritans auf internationaler Basis, die mit einem Bemühen um "Befriending" versuchen, ein Netz verbindlicher zwischenmenschlicher Beziehungen zu spannen, in dem sich der Einzelne in Krisen geborgen und gesichert fühlen kann. Dennoch, sagen viele Skeptiker, ist der Selbstmord noch immer im Vormarsch, wird er wohl nie zum "Aussterben" (im Doppelsinn des Wortes) gebracht werden können! Man kann nur antworten: Wie sollte er auch? Handelt es sich doch um eine dem Menschen wesensmäßig immanente Möglichkeit, von der er dementsprechend Gebrauch machen wird, solange es ihn gibt. Ich möchte nicht bestreiten, daß Situationen vorstellbar sind, die Selbstmord verständlich, ja berechtigt erscheinen lassen, und ich möchte auch nicht das Recht auf Selbstmord in Abrede stellen. Aber der Mensch hat auch ein Recht darauf, daß, wenn er in kritische Situationen, in Not kommt, Menschen da sind, nicht nur Ärzte, sondern auch andere Berufsgruppen, auch Laien (das möchte ich nochmals mit allem Nachdruck sagen), die bereit sind, ihm die Hand zu reichen und ihm zu helfen. "Wo Gefahr ist, wächst das Rettende auch", hat Hölderlin in einer seiner schönsten Oden gesagt; und so wie der Bedrohte das Recht hat auf Hilfe, so haben wir das Recht, ihm diese Hilfe anzubieten, ja mehr noch, dieses Recht scheint mir unsere Pflicht zu sein.

Möge dieses Buch auch jetzt wieder mit seiner Neuauflage viele Menschen in die Lage versetzen, Bedrängten und Bedrohten die Hand zu reichen und ihnen mit den Bremer Stadtmusikanten zuzurufen: "Komm mit uns, etwas Besseres als den Tod werden wir überall finden".

Erwin Ringel, 1983

INHALTSVERZEICHNIS.

„Krankheiten entstehen nicht nach Art irgend eines Zufalls, sondern aus einer leidenschaftlichen Lebensbewegung. Ein Begreifen ihres Werdens hängt davon ab, ob man dieser Bewegung der Leidenschaft zu folgen vermag.“
(Viktor von Weizsäcker, Studien zur Pathogenese.)

EINLEITUNG UND AUFGABESTELLUNG.

Das letzte Jahrzehnt ist gekennzeichnet durch Zunahme der psychopathologischen Zeichen und Zustände. Eine ganz besondere Rolle innerhalb dieser verschiedenartigen Bilder muß dabei dem Selbstmord und dem Selbstmordversuch eingeräumt werden, denn bei ihm geht es um das Äußerste, um Vernichtung oder versuchte Vernichtung des menschlichen Lebens. Die Selbstmordkurve zeigt seit einer Reihe von Jahrzehnten in ganz Europa mit geringen Unterschieden ein ständiges Steigen. Uns interessieren hier vor allem die Verhältnisse im Vater-

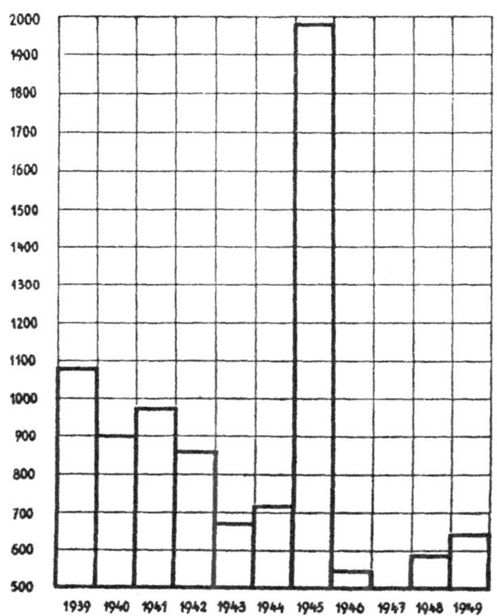

Tabelle 1. Selbstmorde in Wien in den Jahren 1939—1949.

land, insbesondere in seiner Hauptstadt Wien[1]). Die Tabelle 1 bietet eine Übersicht über die Selbstmordzahlen in den Jahren von 1939 bis 1949 im Wiener Stadtgebiet.

Zum Vergleich seien hier die von Delannoy für die Jahre von 1914 bis 1926 angegebenen Zahlen angeführt.

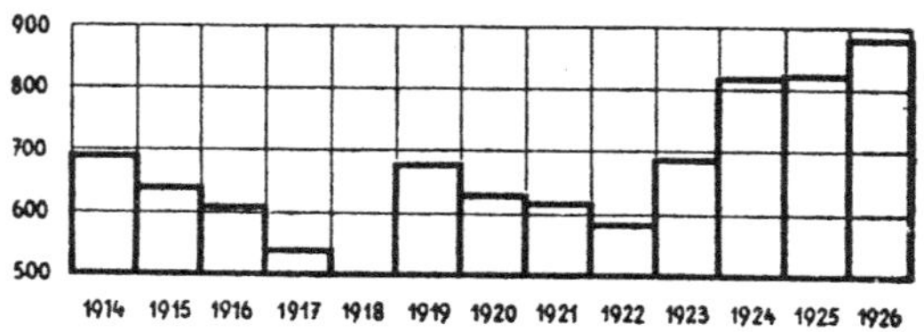

Tabelle 2. Selbstmorde in Wien in den Jahren 1914 bis 1926:

Aus der Gegenüberstellung der beiden Kurven kann man folgendes ersehen:

1. Zwischen 1939 und 1949 gab es in Wien um über 2000 Selbstmorde mehr als zwischen 1914 und 1924[2]). Dabei stand Wien (wie auch ganz Österreich) schon in der ersten Nachkriegszeit bis 1930 in der Spitzengruppe der selbstmordreichsten Städte, bzw. Länder (Weichbrodt).

2. Der erste Weltkrieg unterscheidet sich, was den Selbstmord betrifft, deutlich vom zweiten. Während des ersten Weltkrieges sank die Selbstmordziffer ständig, im zweiten schwankt die Kurve, erreicht aber stets hohe Werte, ja sogar absolute Gipfelpunkte. Durchschnittlich muß man eher von einer steigenden Selbstmordtendenz während des zweiten Weltkrieges sprechen. Die niedrigste Selbstmordziffer während des zweiten Weltkrieges (1943) entspricht jedenfalls ungefähr der höchsten im ersten Weltkrieg (1914).

3. Auch die beiden Nachkriegszeiten zeigen gewisse Unterschiede. Nach dem ersten Weltkrieg sinkt die Zahl der Selbstmorde zunächst von Jahr zu Jahr und beginnt erst seit 1923 steil anzusteigen, wobei sie 1926 einen ersten, 1932 einen zweiten Gipfelpunkt erreicht (rund 1220 Selbstmorde). Nach dem zweiten Weltkrieg sind zwar die Selbstmordziffern absolut gesehen niedrig (etwa so niedrig wie nach dem ersten Weltkrieg), jedenfalls bedeutend niedriger als während des zweiten Weltkrieges. Dafür aber macht sich diesmal sofort (ab 1947) eine gewisse steigende Tendenz bemerkbar. Gleichzeitig erfolgt in dieser Zeit ein rapides Ansteigen der Selbstmordversuche (siehe später), so daß

[1]) Die Großstadt ist ja immer der beste Gradmesser der Selbstmordtendenz. Im allgemeinen beginnt sich der krasse Unterschied, der diesbezüglich zwischen Stadt und Land bestanden hat, zwar etwas abzuschwächen. In Österreich aber, wo rund ¼ der Bevölkerung in der Hauptstadt lebt, bleibt diese das entscheidende Barometer. Mehr als ein Drittel der 1600 Selbstmorde, die durchschnittlich jetzt pro Jahr in ganz Österreich registriert werden, erfolgen in Wien.

[2]) Dabei ist die Einwohnerzahl praktisch die gleiche geblieben. Die Einbeziehung der sogenannten „Randgemeinden“ wurde durch die Zahl der Eingerückten, bzw. Gefallenen, bzw. Gefangenen zeitweilig mehr als ausgeglichen. (Derzeit hat Wien 1,750.000 Einwohner gegenüber 1,850.000 1926).

man insgesamt wohl folgendes sagen kann: Die Zahl der Selbstmorde ist unmittelbar nach dem zweiten Weltkriege ungefähr gleich hoch wie nach dem ersten. Die Selbstmord*tendenz* (Selbstmorde und Selbstmordversuche) aber ist nach 1945 *bedeutend stärker* als nach 1918 (wobei allerdings zu bemerken ist, daß in den ersten Jahren nach dem ersten Weltkrieg keine als wirklich exakt anzusehenden Zahlen über Selbstmordversuche vorliegen). Außerdem hat die Kurve direkt nach dem ersten Weltkrieg einen *sinkenden*, direkt nach dem zweiten Weltkrieg *steigenden* Charakter. Allerdings will es scheinen, als hätten wir mit dem Jahr, in dem unsere Untersuchung stattfand (1949), einen vorläufigen Wendepunkt erreicht; denn seither ist die Zahl der Selbstmorde und Selbstmordversuche, wenn auch nur geringgradig, so doch zurückgegangen. Und zwar: Selbstmorde von 640 (1949) auf 590 (1950) und Selbstmordversuche von 974 (1949) auf 902 (1950).

Jedenfalls können all diese Unterschiede durch den Hinweis, daß die Beanspruchung des einzelnen im letzten Krieg und in der ihm folgenden Zeit eine größere und härtere gewesen sei, nicht befriedigend erklärt werden.

Ziemlich übereinstimmend wird von vielen Autoren aus verschiedenen Ländern angegeben, daß die Selbstmorde in Kriegszeiten sinken. So gingen im ersten Weltkrieg — worauf *Gruhle* zusammenstellend hinweist — die Selbstmordziffern in allen europäischen Ländern, mit Ausnahme von Spanien, beträchtlich zurück. Diese Tatsache wurde auf verschiedene Art zu erklären versucht. *Delannoy* sprach die Vermutung aus, daß die Todesangst den Lebenswillen stärke. *Höffding* meint, daß das Absinken der Selbstmordzahl im Kriege durch die vermehrte Inanspruchnahme der Gemüter in „großen Zeiten“ bedingt sei. Sogar der Alkoholmangel im Kriege wurde in einen kausalen Zusammenhang mit dieser verminderten Selbstmordtendenz gebracht. Wir möchten hier auf eine viel zu wenig beachtete Parallelität aufmerksam machen: Im Kriege nimmt die Zahl der Neurosen und der Selbstmorde ab. Das stellt den ersten Hinweis auf die Richtigkeit jener These dar, die wir in diesen Ausführungen herausarbeiten wollen: *Daß nämlich Neurose und Suicid zusammengehören*, insoferne, als der Selbstmord den Abschluß einer neurotischen Entwicklung darstellt. *Lindemann* hat gesagt, der Suicid sei der fatale Ausgang einer Krankheit, für die wir noch keinen Namen haben. Die hier niedergelegten Ergebnisse unserer Untersuchungen an einem größeren Material ermöglichen es durchaus, die Bezeichnung dieser Krankheit zu finden: Es handelt sich dabei um die neurotische Haltung.

Gerade die Neurose aber wird in Kriegszeiten bei vielen abgeschwächt oder gar zum Verschwinden gebracht. Es ist eine alte Erfahrungstatsache, daß sich die Neurotiker, wenn sie einrücken müssen, subjektiv schlagartig besser fühlen. Die Verantwortung ist dann von ihnen genommen, sie haben zu tun, was man ihnen befiehlt, können sich auf den „Zwang“ berufen und so allen Entscheidungs- und Entschließungsschwierigkeiten ausweichen. Außerdem tritt das militärische

Zeremoniell an die Stelle der neurotischen Symptomatik. Schließlich aber darf eines nicht übersehen werden: Der Aggressionsausbruch ist in normalen Zeiten verboten und fällt unter das Gesetz. Der Krieg aber gestattet es dem Manne, die Aggression auszuleben. Er ist dann dazu berechtigt, ja sogar verpflichtet und findet dafür reichlich Gelegenheit.

Im Kriege fühlt sich der Neurotiker entlastet. Dementsprechend vermindert sich auch das schwerwiegendste neurotische Symptom: Der Selbstmord. Wie berechtigt die Annahme dieses Zusammenhanges ist, geht noch aus folgendem hervor: Im Kriege gehen vor allem die männlichen Suicide zurück, während die weiblichen kaum beeinflußt werden. Analog dazu verhalten sich die Neurosen: Der Krieg senkt die Zahl der männlichen Neurotiker, auf die Neurosen der Frauen hat er einen geringeren Einfluß [1]).

Nun erscheint es auffällig, daß die Selbstmordziffern während des zweiten Weltkrieges in Wien nicht zurückgegangen, teilweise sogar gestiegen sind [2]). Wenn das vorher Gesagte richtig ist, dann müßten in dieser Zeit auch die Neurosen nicht so abgenommen haben, wie sonst in Kriegszeiten. Das ist nun tatsächlich der Fall und wird durch die Beobachtungen der Nervenärzte während des letzten Krieges bestätigt. Wohl verschwanden in jener Zeit bei vielen die neurotischen Zeichen vorübergehend, bei anderen aber, die bis dahin psychisch gesund waren, traten sie dafür erstmalig auf. Im zweiten Weltkrieg ist im gesamten die Zahl der Neurotiker nicht gesunken, sondern eher gestiegen. Dies geht darauf zurück, daß in ihr die versuchte Entlastung von der Verantwortung durch eine Belastung mit mehr oder minder als schwerwiegend erlebten Gewissenskonflikten mehr als ausgeglichen wurde. Man darf nicht vergessen, daß die Zeit von 1938—1945 nicht nur Kriegszeit war wie andere vor ihr auch. Immer spielt in Kriegszeiten das Politische eine große Rolle. Selten aber mischte sich die Politik derart radikal ins Leben des einzelnen ein, machte den Menschen so abhängig, gefährdete ihn in solchem Maße. Jeder sah sich einer Umwertung aller Werte, einem verstärkten Druck und mannigfachen inneren und äußeren Konflikten gegenüber. So fallen auch die beiden Selbstmordgipfel 1939 und 1945 nicht nur mit Kriegsanfang und Kriegsende, sondern auch mit entscheidenden politischen Umwälzungen und Maßnahmen zusammen, die in das Leben vieler Menschen in unnatürlichem Maße eingriffen.

Während also dieser Krieg einerseits (wie jeder) vielen Menschen die Aggressionsentladung ermöglichte, bestand seine Eigenart darin, daß er auf der anderen Seite zahlreiche unter den Druck von besonderen gegen sie gerichteten Aggressionen setzte, ohne daß sie ihrerseits die Möglichkeit hatten, sich „abzureagieren".

---

[1]) Vor allem den Männern ist ja im Kriege die Gelegenheit zur Aggressionsentladung gegeben.

[2]) Die bisherigen Publikationen gestatten noch keinen klaren Überblick, ob die Selbstmordziffern in anderen Ländern während des zweiten Weltkrieges sich ähnlich verhielten.

Durch diese Besonderheit verstehen wir, daß im Gegensatz zu früheren Erfahrungen die Neurosen während des letzten Krieges zunahmen und daß demzufolge auch die Selbstmordtendenz angestiegen ist.

Aus dem Gesagten geht aber auch hervor, daß wir die jetzige Zeit nicht nur als eine typische Nachkriegszeit, sondern auch als eine Periode betrachten müssen, in der die Folgeerscheinungen der Terrorwirkung vielfach erst deutlich zu Tage treten.

Menninger-Lerchenthal hat recht, wenn er schreibt: „Die Ursache der Zunahme der Selbstmordversuche liegt sicher nur zum geringen Teil in der zunehmenden Härte des Kampfes ums Dasein, vielmehr dagegen in der seelischen Haltlosigkeit, von der in Jahrzehnten größter Umwälzungen im menschlichen Gesellschaftsleben immer mehr Menschen befallen werden." Jetzt erst werden die Folgen der umwertenden, jede einzelne Existenz gefährdenden Zeiten allmählich sichtbar. In ähnlicher Weise konnte man beobachten, daß die KZ-Insassen oft die Haft selbst ohne jede seelische Störung überstanden, nach wiedererlangter Freiheit aber vielfach zusammenbrachen. Als wichtigste Folgerung aus diesen Ausführungen soll festgehalten werden, daß diese Nachkriegszeit nur äußerlich mit den Jahren nach 1918 verglichen werden kann. Tatsächlich aber sieht sich heute der Mensch viel weiter- und tiefergehenden Problemen, vor allem intrapsychischer Natur gegenüber als nach dem ersten Weltkrieg.

Es ist Aufgabe der Psychiatrie, der Psychotherapie und der psychischen Hygiene, hier klärend, helfend und wenn möglich vorbauend einzugreifen. Als im November 1948 die Österreichische Gesellschaft für Psychische Hygiene wieder gegründet wurde, bezeichnete Kauders in seinem grundlegenden Einleitungsreferat die Bekämpfung des Selbstmordes als eines der wichtigsten Ziele in dieser Gesellschaft. Er wies gleichzeitig darauf hin, daß im Jahre 1946 190 Patienten wegen eines Suicidversuches der Psychiatrisch-Neurologischen Universitätsklinik überwiesen wurden, 1947 schon 257, und daß 1948 diese Zahl bereits in der ersten Jahreshälfte erreicht war. Seither ist diese Entwicklung noch weiter gegangen, 1948 wurden insgesamt 621, 1949 sogar 745 Patienten wegen Selbstmordversuch eingeliefert. Um auch eine Übersicht über den Anteil der Geschlechter an den Zahlen zu geben, sei diese ansteigende Kurve hier graphisch dargestellt. (Siehe die folgende Tabelle 3.)

Nun gelangt bekanntlich nur ein geringer Teil aller jener, die Selbstmord versuchen, auf die Nervenklinik. Vor allem sind es die ernsteren Suicidversuche und oft auch die psychisch auffälligeren Suicidanten, die dorthin überstellt werden. Aus der ansteigenden Zahl der Klinikaufnahmen kann daher nicht unbedingt auf eine Zunahme der Selbstmordversuche im ganzen geschlossen werden, eher schon auf eine Zunahme des ernstgemeinten Suicidversuches, möglicherweise auch darauf, daß sich die Einsicht, wonach jeder Suicidant von einem Nervenarzt gesehen werden sollte, (worüber später noch gesprochen werden wird), langsam durchzusetzen beginnt. Tatsächlich aber sind die Selbstmord-

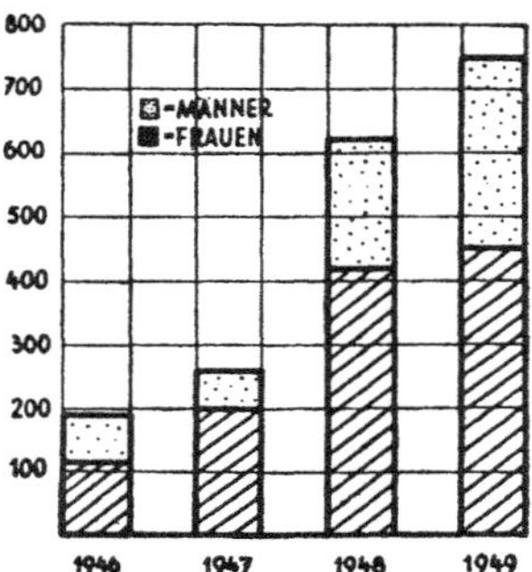

Tabelle 3. In die psychiatrisch-neurologische Klinik überwiesene Selbstmordversuche.

versuche auch absolut im Steigen begriffen. Die Lebensmüdenfürsorge der Caritas der Erzdiözese Wien, über deren Tätigkeit im Verlaufe dieser Ausführungen noch besonders berichtet werden wird, erhält ziemlich exakt und umfassend die Selbstmordversuche aus dem ganzen Wiener Gemeindegebiet durch Polizei, Rettungsgesellschaft und Spitäler gemeldet. Mit jedem Jahr wird nun die Zahl der dort gemeldeten Selbstmordversuche eine höhere.

In dieser Arbeit möchten wir uns aber vor allem auf die Angaben des statistischen Amtes der Stadt Wien stützen, die sicherlich den umfassendsten Überblick gestatten. Dieses meldet nun für die Jahre 1945 bis 1949 in dieser Reihenfolge die folgenden Zahlen: 280, 620, 718, 1063, 975 [1]).

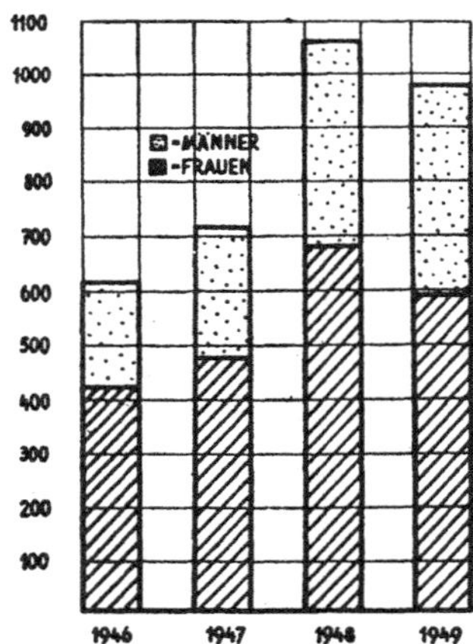

Tabelle 4. Selbstmordversuche in Wien.

[1]) Auch hier scheint, wie bereits erwähnt, das Jahr 1949 einen vorläufigen Wendepunkt gebracht zu haben.

Diese Tatsachen berechtigen nicht nur, sondern sie verpflichten sogar zu einer neuerlichen exakten Untersuchung über den Selbstmord. Trotz zahlreicher Publikationen über dieses Thema, gilt auch heute noch die Feststellung, die Redlich und Lazar im Jahre 1914 gemacht haben: „Das Problem des Selbstmordes hat noch nicht aufgehört, Problem zu sein und eine individuelle Erforschung jedes einzelnen Selbstmordfalles hat darum noch immer ihre volle Berechtigung".

Ziel dieser Untersuchung muß es sein, an Hand eines größeren Materiales, wie es hier und heute besteht, das Phänomen des Selbstmordes so weit als möglich zu klären, wobei man sich immer der begrenzten Möglichkeiten, die nur eine Beitragsleistung gestatten, bewußt sein muß.

Aber es gibt selbst innerhalb einer so fluktuierenden und oszillierenden Erscheinung, wie sie der Selbstmord darstellt, gewisse Gesetzmäßigkeiten und diese sollen dargestellt werden. Uns ging es hier darum, die Entwicklung zum Suicid zu besprechen, die in der Kindheit beginnt und durch eine typische Haltung fortgesetzt wird. Nicht weniger wichtig und charakteristisch scheint uns die Lebenssituation zu sein, in der sich suicidgefährdete Menschen dann befinden. So gilt es, möglichst weitreichend alle jene Faktoren zu erfassen, die zur bedrohlichen Vermehrung der suicidalen Handlungen in unserer Zeit geführt haben. Die Untersuchung müßte inkomplett bleiben, würden nicht zum Schluß auf Grund der gewonnenen Erkenntnisse jene Maßnahmen abgeleitet werden, die die geeignetsten wären, den Selbstmord zu verhindern. Wenn etwas prophylaktisch getan werden kann, so darf dies aber nicht nur theoretisch erläutert, sondern es muß praktisch durchgeführt werden. Gerade in der psychischen Hygiene ist Handeln viel wichtiger und notwendiger als Reden, wie Hoff — der gerade auch der tätigen Selbstmordprophylaxe große Bedeutung beimißt — immer wieder betont.

Unter diesen Voraussetzungen und mit diesen Zielsetzungen haben die Untersuchungen stattgefunden, deren Ergebnisse in dieser Arbeit festgelegt werden. Es wurden 745 Patienten, die im Jahre 1949 wegen eines Suicidversuches der Psychiatrisch-Neurologischen Universitätsklinik Wien überwiesen wurden, und zwar 454 Frauen und 291 Männer, eingehend untersucht. Die erste Grundlage dieser Untersuchungen stellten die mit den Suicidanten unmittelbar oder wenig später nach ihrem Selbstmordversuch geführten Gespräche dar; wo diese nicht ausreichend oder noch nicht zufriedenstellend waren, wurde nach Ablauf einer gewissen Frist, gewöhnlich erst nach Entlassung aus der Klinik, der Kontakt erneuert, was durch Vermittlung der Lebensmüdenfürsorge leichter möglich war. Diese späteren Gespräche, geführt in einem gewissen zeitlichen und wohl auch persönlichen Abstand von dem Suicidversuch, brachten oft bis dahin nicht bekannte oder nicht bewußte Zusammenhänge ans Licht, worauf aus untersuchungstechnischen Gründen besonders hingewiesen werden soll. Natürlich war bei all diesen Gesprächen, wie es in ähnlicher Weise Margarethe von Andics schildert, mitunter eine gewisse Ablehnung und Zurückhaltung, manchmal auch Mißtrauen, das bis zur Antwortverweigerung ging, zu überwinden. Aber die Zeit nach dem Selbstmordversuch stellt an und für sich eine günstige Situation für die Durchführung tiefergehender Forschungen dar, weil sich in ihr bei den Betroffenen eine gewisse Aufgeschlossenheit und Zuwendung zur Umwelt bemerkbar macht. Freilich braucht es öfters ein paar Tage, bis diese Wandlung deutlich wird; anfänglich verhindern Ratlosigkeit über die Zusammenhänge, Scham über das Vorgefallene und Trotz gegen die Internierung ein „Aus-Sich-Herausgehen". Später wird es bedeutend leichter, einen guten Kontakt herzustellen. Freilich gilt dies nicht ausnahmslos. Bei manchen Patienten war die Untersuchung auch dann äußerst schwierig, mitunter fast undurchführbar. Davon abgesehen, ist es dem Verfasser durchaus klar, daß es in vielen Fällen nicht gelungen sein kann, alle maßgeblichen Faktoren zu entdecken, in einigen wenigen Fällen blieb sogar der große Zusammenhang infolge des inneren Widerstandes oder der weitgehenden psychischen Veränderungen der Untersuchten unenträtselbar.

Selbstverständlich wurden, um eine möglichst breite Basis zu erreichen, auch die Außenanamnesen herangezogen, Angehörige und Bekannte zur weiteren Klärung wiederholt vorgeladen.

Im ganzen kann man sagen, daß es auf Grund dieser Untersuchungen möglich war, einige für die heutige Selbstmordsituation charakteristische und mit einer gewissen Variationsbreite allgemein gültige Erkenntnisse abzuleiten. Es geht hier nicht darum, die Analysen der einzelnen Fälle gesondert darzustellen, sondern vielmehr darum, das Gemeinsame aus der alle Einzelfälle betreffenden Prüfung abzuleiten, wenn auch dann nicht für jeden einzelnen Fall das hier Gesagte in ganz gleicher Weise gilt. Die Feststellung des Generellen wird uns für die Zukunft auch helfen, zu einer immer besseren Erkenntnis des Individuellen zu gelangen.

Wenn aus dem Material von 745 Patienten im Verlauf dieser Abhandlung einige Fälle besonders und eingehender dargestellt werden, so geschieht dies nur, um das Allgemeingültige durch einige besonders deutliche Beispiele zu illustrieren. Dabei wird man bei fast all diesen Beispielen die Beobachtung machen können, daß in der Schilderung der Entwicklungsgeschichte der Selbstmörder kaum eine Phase isoliert herausgegriffen werden kann. Die Linie dieser Entwicklung ist oft eine so folgerichtige und übereinstimmende (was gerade individualpsychologisch durchaus verständlich erscheint), daß viele unserer Beispiele ebenso gut an einem anderen Punkt der Darlegungen als Beweise herangezogen hätten werden können.

Eine Einschränkung muß noch gemacht werden: Die hier festgelegten Ergebnisse beziehen sich nur auf Selbstmordversuche, nicht auf Selbstmorde. Von den angeführten 745 Patienten sind nur 6 an den Folgen ihres Selbstmordversuches verstorben. Es erhebt sich hier die vieldiskutierte und verschieden beantwortete Frage, ob man aus der Beobachtung geretteter Selbstmordkandidaten auf den Selbstmord als solchen schließen dürfe. Selbstmord und Selbstmordversuch haben aber — wie immer man es betrachten mag — ein Gemeinsames: die Selbstmordtendenz. Der Unterschied zwischen beiden ist unseres Erachtens nicht so sehr ein qualitativer als vielmehr ein quantitativer. Auch beim Selbstmordversuch ist der Lebenswille ernstlich erkrankt, daß er mitunter nicht so stark erschüttert ist, wie beim Selbstmord, mag stimmen, fällt aber gerade für unsere Untersuchung nicht ins Gewicht. Denn wir haben es uns zum Ziele gesetzt, das Zustandekommen der Selbstmordtendenz zu erklären, also sozusagen das pathologische Substrat unter die Lupe zu nehmen. So gesehen ist es sicher gestattet, Erfahrungen, die an Selbstmordversuchen gewonnen wurden, ganz allgemein auf den Selbstmord anzuwenden. Wieweit die Selbstzerstörung im einzelnen Falle führt, ist eine zweite Frage, mit deren Gesetzmäßigkeiten wir uns zusätzlich beschäftigt haben. Freilich haben gerade die besten Kenner des Selbstmordproblems immer wieder betont, von wievielen unberechenbaren Faktoren das Gelingen oder Mißlingen eines Selbstmordes letztlich abhängig ist, ja, daß nicht selten sogar der Zufall darüber entscheidet.

Unter unseren Suicidanten finden sich einerseits solche, die nur durch einen Zufall oder durch die aufopfernden Bemühungen der Ärzte vor dem Tode bewahrt wurden, andererseits solche, die (aus welchen Gründen immer) untaugliche oder zu schwache Mittel verwendeten. Bei den ersteren wird niemand bestreiten, daß sie gelungenen Selbstmorden gleichzusetzen sind.

Hingegen werden die letzteren in der Literatur als teilweise „demonstrativ", d. h. nicht ernst gemeint, bezeichnet und mit Hinweis auf sie lehnen es manche Autoren ab, von Selbstmordversuchen auf den Selbstmord zu schließen. Abgesehen davon, daß also nur ein Teil der von uns untersuchten Patienten in diese Kategorie fällt, muß schon jetzt gesagt werden, daß sich der demonstrative Selbstmordversuch zwar in seiner Auswirkung, nicht aber in seiner Entwicklung und Aussage von den anderen Selbstmordversuchen unterscheidet (siehe S. 86 ff.).

Sicher kann man diese Suicidversuche als „Fehlleistungen" bezeichnen, muß dann aber auch daran denken, daß wir dank der tiefenpsychologischen Forschungen heute wissen, welche Bedeutung solchen Fehlleistungen zukommt und in welchem Maße sich durch sie wirklich „ernstzunehmende" Faktoren und Tendenzen verraten.

Schließlich aber darf noch darauf hingewiesen werden, daß gerade der Selbstmordversuch ein immer ernsteres Problem wird. Vergleicht man die Gegenwart mit vergangenen Jahren, so ergibt sich: Die Zahl der Selbstmordversuche ist in Wien viel stärker angestiegen als die der Selbstmorde[1]. Das Verhältnis von Selbstmord zu Selbstmordversuch in den Grundzahlen betrug 1906 noch etwa 1 : 1, 1926 bereits 1 : 1.7, 1948 gar fast 1 : 1.9. Dieses geänderte Verhältnis geht dabei — wie gezeigt — nicht auf ein Sinken der Selbstmorde, sondern vielmehr auf ein Steigen der Selbstmordversuche zurück. Schon deswegen erscheint es dringend nötig, die Grundlage aller Selbstmordhandlungen, eben die Selbstmordtendenz, näher zu untersuchen.

[1] Delannoy gab schon 1926 an, daß die Selbstmorde um 61%, die Selbstmordversuche aber um 194% (!) angestiegen sind.

VORAUSSETZUNGEN FÜR DIE BETRACHTUNGSWEISE.

Der Selbstmord stellt zweifellos eines der kompliziertesten und vielseitigsten Probleme dar. Eine Vielzahl von Faktoren, die oft auf ganz anderen Ebenen liegen, wirkt beim Zustandekommen der Selbstmordhandlung mit. Daher greift die Untersuchung des Selbstmordes auf die verschiedensten Gebiete über. G a u p p hat dies angedeutet, als er schrieb: „Der Selbstmord ist ein biologisches, soziales und psychologisches Problem."

Der Größe und vor allem der Vielseitigkeit der Aufgabe sollte nun auch eine möglichst weitreichende, umfassende, alle Faktoren berücksichtigende Betrachtungsweise entsprechen. Aber so intensiv dieses Ziel auch von zahlreichen namhaften Gelehrten angestrebt worden ist, es konnte bisher nicht ganz erreicht werden und vielleicht wird für alle Zeit etwas Geheimnisvolles, ein nicht restlos zu klärendes Rätsel über dem Selbstmord liegen.

Sicherlich aber bleibt es eine wichtige Forderung für alle Zukunft, das Selbstmordproblem nicht nur einseitig zu betrachten.

Deswegen werden wir aber alle jene Arbeiten, die sich nur mit einzelnen Selbstmordfällen beschäftigen und nicht an Hand eines größeren Materials zu zusammenfassenden Ergebnissen kommen, nicht geringschätzen. (In der Besprechung einzelner Fälle liegt freilich die Gefahr, daß es sich bei ihnen zufällig um Extreme handeln kann und daß an Hand von diesen dann Allgemeingültiges abgeleitet wird, was der Wirklichkeit nicht entspricht). Ebenso haben alle Publikationen ihre Berechtigung, die nicht die Gesamtheit des Selbstmordproblemes ins Auge fassen, sondern den Selbstmord von einem bestimmten, begrenzten Gesichtspunkt aus beleuchten. Auch die einseitige Betrachtung kann sicherlich einen gewissen Beitrag zur Erklärung des Selbstmordphänomens leisten. Es liegt uns nun fern, hier eine genaue Übersicht über die verschiedenen Betrachtungsweisen zu geben. Die schriftliche Zusammenstellung der Selbstmordliteratur erfordert ja immer wieder gesonderte Arbeiten (R o s t, d e B o o r usw.). Die beste Übersicht über die verschiedenen einseitigen Gesichtspunkte, die hier gemeint sind, findet man wohl in der Monographie von G r u h l e, wo auch die Namen der Autoren nachzulesen sind. Hier seien nur einige wichtige unter diesen begrenzten Fragestellungen angeführt. Es wurde im einzelnen versucht, zu klären: Die Verteilung der Selbstmorde auf die Kontinente, auf die einzelnen Staaten, auf Stadt und Land, auf die einzelnen Religionen, auf die Jahre, die Jahreszeiten, die Wochentage, die Tageszeiten; die Abhängigkeit des Selbstmordes von der geographischen Lage, vom Klima und vom gerade herrschenden Wetter; der Einfluß des Alters und des Geschlechtes auf den Selbstmord; die soziale Stellung der Selbstmörder (Familienstand, Bildungsniveau, Berufssituation, materielle Verhältnisse und dergleichen); der Einfluß von Kriegs- und Friedenszeiten auf den Selbstmord, sowie die besondere diesbezügliche Situation des Militaristen und des Strafgefangenen; die Wahl des Selbstmordmittels, die Bedeutung der letzten Aufzeichnungen. Schließlich seien auch noch die Erkenntnisse erwähnt, die Psychiater und Gerichtsmediziner aus den Sektionsprotokollen von Selbstmördern gewonnen haben.

Jede dieser Problemstellungen hat ihre Berechtigung. Dennoch muß aber auf zwei Tatsachen, die nicht übersehen werden können, hingewiesen werden:

1. Es handelt sich dabei teilweise um abstrakte, sozusagen rein theoretische Betrachtungsweisen. Sie stützen sich vielfach auf die Aufstellung mehr oder minder umfangreicher Statistiken. Nun ist die exakte Statistik gerade beim Selbstmordproblem sicher von Wichtigkeit. Andrerseits aber wird man einem Problem, das so weitgehend vom Leben und von der beseelten Persönlichkeit dirigiert wird — wie Kauders betont hat — damit allein nicht gerecht werden.

2. Wird in der großen Mehrzahl dieser Betrachtungsweisen nur ein Beitrag zur Motivierung des Selbstmordes geleistet.

Nun ist das Motiv eines Selbstmordes — wir verstehen darunter mit William Stern und anderen Autoren nur die unmittelbare Verursachung der Tat -- sicherlich von Wichtigkeit. Man darf aber die Bedeutung des Motives nicht überschätzen.

Sicherlich nämlich haben die äußeren Umstände, die sich erfassen lassen, zwar Einfluß auf den Selbstmord, im Grunde aber sind sie nicht imstande, zu erklären, wieso es zum Selbstmord kam. Sie sind wichtige auslösende Faktoren, aber sie können die gesamte menschliche Persönlichkeit in all ihren Schichten nicht determinieren. Der Selbstmord ist aber letztlich nur aus der menschlichen Persönlichkeit zu erklären. Das hier Gesagte gilt für die materiellen auslösenden Momente ebenso wie für die auslösenden psychischen Traumen.

Andrerseits muß man bei den letzteren schon froh sein, wenn es gelingt, die richtigen, die wirklichen Motive zu erfassen. Denn häufig werden bewußt oder unbewußt falsche Begründungen der Selbstmordhandlungen gegeben. Es sei hier an die diesbezügliche äußerst skeptische Beurteilung Gruhle's erinnert: „Die Motive der Selbstmorde in Form einer Statistik zu sammeln, begegnet schwersten methodischen Bedenken. Ob man im einzelnen Falle den zufälligen letzten Anlaß nennt oder die schon lange vorliegende Disposition — ob man das gelten läßt, was der gerettete Selbstmörder angibt, oder das, was man von ihm glaubt — ob man in vollendeten Fällen den Angehörigen dieses oder jenes Motiv glaubt — das alles ist von großer Willkür“ Im gesamten gestattet jedenfalls das Motiv nur den Überblick über einen kurzen Augenblick, eben über den des Selbstmordes, es beleuchtet das Geschehen nur nach Art einer Momentaufnahme. Und diese Betrachtungsweise kann dem Selbstmord niemals gerecht werden. Jedem Selbstmord geht — wenn auch noch so versteckt — eine lang dauernde Entwicklung zum Selbstmord voraus. Der Selbstmord ist keine bloße Reaktion auf irgendwelche Schwierigkeiten und Umstände, sondern er ist vielmehr der Abschluß einer allmählich sich entwickelnden und steigernden Verhaltensweise der gesamten Persönlichkeit. Diese Entwicklung erst bringt den Menschen in eine Verfassung, die es verschiedenen Faktoren gestattet, zum Motiv zu werden. Die gegenwärtige Zeit hat zur Genüge erneut bewiesen, daß das gleiche Schicksal; das viele gemeinsam erlebten, dem Erlebniswert nach durchaus nicht das Gleiche bedeuten muß. Diese Erkenntnis kann aber eine Forschung, die nur auf die Erfassung der Motive gerichtet ist, nicht berücksichtigen.

Man hat — um dem abzuhelfen — versucht, den Begriff des Motives zu erweitern und darunter auch die psychosomatischen Grundlagen der menschlichen Persönlichkeit zu erfassen. Dies ist sicherlich eine Möglichkeit. Genauer und richtiger scheint es jedoch zu sein, exakt Anlaß und Ursache zu trennen, wie dies Gaupp verlangt hat. Das Motiv wird als Anlaß zum Selbstmord erlebt und es ist klar, daß wir alles beachten und, wenn möglich, aus der Welt schaffen müssen, was Anlaß zum Selbstmord geben kann. Entscheidender und primärer aber ist es, die Ursache zu finden und zu beseitigen. Ist dies gelungen, kann wohl kaum irgendein exogener Faktor zu einer suicidalen Handlung führen, sich zum „Motiv" vergrößern.

Als Ursache des Selbstmordes kann man nun weder einen bestimmten Moment im bisherigen Leben anführen, noch eine bestimmte Schichte der Persönlichkeit. Es handelt sich vielmehr dabei um die gesamte Entwicklung der gesamten menschlichen Persönlichkeit. In ihr müssen wir die Ursache suchen und in ihr finden wir sie auch.

Diese präsuicidale Entwicklung genau zu verfolgen und festzuhalten, scheint uns dementsprechend der gültigste Weg zur Erforschung des Selbstmordes zu sein. Nur vom Leben her können wir zu einem Verstehen des Selbstmordes kommen, so wie ja Handlungen im allgemeinen nur dann verstanden werden können, wenn man sie in einem Zusammenhang sieht. Dazu aber haben wir nur ein Mittel: Die exakte und genaue Erforschung des Lebensweges jeder einzelnen, einmaligen, unverwechselbaren Persönlichkeit. Diese Forschungen müssen bis zur Kinderzeit zurückgehen, dann die weitere Entwicklung erfassen und schließlich auch jene Konstellation berücksichtigen, die unmittelbar vor dem Suicid und zur Zeit seiner Ausführung bestanden hat.

Diese Aufgabe haben wir uns hier gestellt. Daß es nicht gelang, sie bei allen Patienten durchzuführen, wurde bereits erwähnt. Außerdem sind wir uns aber darüber im klaren, daß auch diese Betrachtungsweise nicht allumfassend ist und manche Fragen unberücksichtigt lassen muß. Es wurde schon darauf hingewiesen, daß jeder Arbeit über den Selbstmord gewisse Grenzen gesetzt sind.

Es ging uns darum, allgemeingültige, zusammenfassende Erkenntnisse abzuleiten. Andererseits waren wir bemüht, auch einzelne Details festzuhalten, die ja mitunter von so großer Wichtigkeit sein können. Aber letzten Endes gibt es im menschlichen Leben nichts Einzelnes. Es gibt nur den Zusammenhang aller Vorkommnisse dieses einen Lebens als Erscheinungs- oder Darstellungsweisen der einen einmaligen Person. Was man daher fordern muß zur Lösung jeder menschlichen Frage und natürlich auch des Selbstmordproblems ist eine gesamtheitliche, universalistische (Niedermeyer) Betrachtungsweise. Wir waren bemüht, sie anzuwenden.

Dementsprechend wird man hier im Sinne Gaupp's neben den psychologischen Problemen, die dominieren, selbstverständlich auch die biologischen und die sozialen berücksichtigt finden. Im Zeichen der neuen Auffassung von der Medizin ist es ohne weiteres möglich, alle diese Gesichtspunkte bei einer ärztlichen Betrachtung der verschiedenartigsten Probleme zu berücksichtigen. Das Materielle wird dabei ebenso beachtet und geprüft werden wie das Geistige, das Somatische ebenso wie das Psychische.

Es muß noch etwas hinzugefügt werden: Wenn es feststeht, daß der Selbstmordversuch nicht von einem Moment, auch nicht von einer bestimmten Konstitution oder exogenen konkreten oder abstrakten auslösenden Ursachen her verstanden werden kann, sondern nur aus der Gesamtheit der menschlichen Persönlichkeit, ihrer Anlagen, ihrer Entwicklung, ihrer Haltungen, Handlungen und Erlebnisse, dann ist damit auch schon gesagt, daß die Tiefenpsychologie einen entscheidenden Beitrag zur Klärung des Fragenkomplexes leisten kann. Die ablehnende Haltung einiger Autoren gegenüber tiefenpsychologisch orientierten Suicidarbeiten ist daher nur schwer verständlich. Im Gegenteil, es darf gesagt werden, daß eine wirkliche Erfassung des Selbstmordgeschehens ohne Zuhilfenahme tiefenpsychologischer Erkenntnisse unmöglich erscheint. Wir haben dementsprechend die tiefenpsychologische Betrachtungsweise voll berücksichtigt.

Man kann nun dieses Leben, das es hier zu untersuchen gilt, von drei grundlegenden Gesichtspunkten aus betrachten:

1. Als Handlung.
2. Als Erlebnis, und
3. Als Werk.

Jede dieser drei Betrachtungsweisen ist, wie F. Birnbaum gezeigt hat, einem tiefenpsychologischen System zugeordnet. Die Individualpsychologie betrachtet das Leben als Handlung, gerichtet nach einem bestimmten Ziele. Die Psychoanalyse stellt das Erleben in den Mittelpunkt der Fragestellung: Was hast Du Dir erlaubt zu erleben und was hast Du Dir verboten? Die Jung'sche Analyse schließlich fragt vor allem nach der Sinnhaftigkeit des Lebenswerkes. Schon auf Grund dieser Fragestellungen erscheinen alle drei großen Systeme — ganz abgesehen vom Inhaltlichen — wohl die Berechtigung zu haben, einen Beitrag zu leisten zur Klärung der Selbstmordfrage: Denn der Selbstmord ist eine Handlung, die im wahrsten Sinne des Wortes zu einem Finis führt und von der letzten erlebten Finalität ins Infinale hinüberleitet. Er ist ein Vorgang, der den Kampf zwischen Erlaubtem und Unerlaubtem aufhebt und er ist letztlich ein abschließendes Werk, in dem der Mensch Bescheid gibt über die subjektiv erlebte Sinnlosigkeit des Daseins (nicht zufällig hat Andics ihre so wichtige Studie über diese Frage an Hand von Untersuchungen bei 100 geretteten Selbstmördern vorgenommen). Auch die Existenzanalyse Frankl's, die die Problematik des Menschen aus dessen „geistiger Not" erfaßt, kann hier wertvolle Erkenntnisse beisteuern, da, wie wir noch sehen werden, Selbstmörder fast immer einen solchen Notstand aufweisen.

Es ist nun durchaus möglich, alle Gesichtspunkte in konstruktiver Weise zu vereinigen, wie dies Birnbaum als Konvergenz der tiefenpsychologischen Lehrmeinungen bezeichnet und gefordert hat. Das Werk ist ja immer die sichtbare Spur einer Handlung und das Erleben immer dem Handeln als Kontrolle mitgegeben, worauf Weizsäcker besonders hingewiesen hat. Unter diesen vereinigenden, konvergierenden Gesichtspunkten wurde hier die Lebensgeschichte und Entwicklung der untersuchten Personen betrachtet. Gewiß wird man in der Darstellung ein Überwiegen individualpsychologischer Ansichten vorfinden, aber nie in einem Maße, das andere Betrachtungsweisen ausschließt. Die individualpsychologische Methode gibt die Möglichkeit, nicht nur rückschauend eine Kausalkette aufzuzeigen, die bis zur Geburt reicht, und dort noch immer nicht zu Ende ist, weil sie wieder auf die Eltern überspringt, sondern auch nach vorwärts blickend in finaler Betrachtung den Selbstmordversuch durch folgende Fragestellung zu verstehen: Welches Ziel wurde im Leben der Selbstmörder ohne Erfolg angestrebt? Welches Ziel versucht der Mensch durch den Selbstmord zu erreichen?

Somit gehen wir nicht voraussetzungslos an das gestellte Aufgabengebiet heran, jedoch gibt es keine vollkommen voraussetzungslose Wissenschaft. Eine rein deskribierende Methodik kann gerade den psychischen Problemen des Menschen nicht gerecht werden. Es fragt sich also nur, ob die Voraussetzungen geeignet sind, entsprechende Klärungen der gestellten Aufgaben zu bringen. Es darf hier vorweggenommen werden, daß die finale Betrachtungsweise, deren Berechtigung heute allgemein anerkannt ist, auch bei diesen Untersuchungen ihre Tauglichkeit voll unter Beweis gestellt hat.

Abschließend sei noch gesagt, daß wir eine Unterteilung in psychotische und nichtpsychotische Suicidanten vornehmen. In den folgenden Kapiteln berichten wir nur über die nichtpsychotischen Selbstmörder, also über 650 Patienten (davon 381 Frauen, 269 Männer). Über die 95 psychotischen Suicidanten (73 Frauen, 22 Männer) wird in einem gesonderten Kapitel abgehandelt.

DIE KINDHEIT.

Die Erzählungen der geretteten Selbstmörder führen immer sehr bald in ihre Kindheit zurück. Dabei kann man sich rasch davon überzeugen, daß dies nicht nur aus chronologischen, sondern vor allem aus thematischen Gründen geschieht. Es ist so, daß besonders jüngere Suicidanten auf den ersten Anhieb erklären: Meine Kindheit ist an allem schuld. Sie ziehen oft eine gerade Linie von der Kindheit zu ihrer Tat. Bei manchen erscheint die Kindheit anfänglich von Pubertätserlebnissen verdeckt, Reifezeit wird mit Kindheit gleichgesetzt und nicht selten wurde von männlichen Personen z. B. gesagt: „Meine Kindheit? Sie war schlecht. Ich mußte schon mit 17 Jahren einrücken." Immer konnte dann festgestellt werden, daß diese Gleichsetzung inhaltlich nicht zu unrecht erfolgte. Aber auch ältere, ja ausgesprochen senile Patienten kommen spontan, oft ohne besondere Umwege auf die Schwierigkeiten ihrer Kinderzeit zu sprechen. Dies ist tiefenpsychologisch — ganz unabhängig von der Richtung — nicht nur verständlich, sondern selbstverständlich, ist doch gerade durch tiefenpsychologische Betrachtungsweise die ungeheure Bedeutung der Kindheitserlebnisse aufgezeigt worden.

Für die Begründung und Entwicklung dessen, was wir Charakter nennen (Summe der Verhaltungsweisen), sind zwei Faktoren von Wichtigkeit: die Art und Weise der Person selbst und ferner die Art, in der sich die Umwelt in der Person darstellt und abbildet. Mit anderen Worten: Die Rolle der Umwelt ist eine große, gar nicht wegzudenkende. Die erste Auseinandersetzung mit der Umwelt nun findet in der Kindheit statt.

In jedem Menschen ist eine Grundtendenz wirksam, die allem Lebendigen innewohnt, und die als Selbsterhaltungstrieb bezeichnet wird. Sie versucht, den Bestand gegenüber von außen drohenden Gefahren zu erhalten und wirkt sich in allen vier Seinsbereichen aus: in dem der Natur, der unbelebten wie der belebten, im Reich der Personen und damit der Gemeinschaft, im Reiche des Geistes und schließlich auch im Reiche des Übernatürlichen. Wie jeden Trieb erlebt der Mensch auch den Selbsterhaltungstrieb und ist daher imstande, zu ihm Stellung zu nehmen.

Infolgedessen wohnt ihm die geheimnisvolle Freiheit inne, alle die genannten Seinsbereiche sowohl zu bejahen als auch zu verneinen, und es hat den Anschein, als ob die Verneinung nur möglich wäre, wenn die Selbsterhaltungstendenz eine beträchtliche Abschwächung erfahren hat. Offenbar ist diese Selbsterhaltungstendenz bei den Selbstmördern schon in der Kindheit gewissen nicht unbeträchtlichen schädigenden Einflüssen ausgesetzt. Wenn man bemüht ist, die diesbezüglich objektiv als schädigend nachweisbaren Faktoren nach Gruppen zu ordnen, so ergeben sich auf Grund der Berichte der geretteten Selbstmörder folgende fünf Gruppen:

1. Frühzeitiger Verlust eines oder beider Elternteile.
2. Zerrüttete Familienverhältnisse.
3. Nervöse Familientradition.
4. Die Stellung in der Geschwisterreihe.
5. Körperliche Schäden.

Es stehen also der Entwicklung des Menschen einerseits Hemmungen entgegen, die anlagemäßig bedingt sind (Teile von Punkt 5 und vielleicht von Punkt 3), andererseits, (und vor allem) solche, die aus der Umwelt stammen (Punkt 1, 2, 4, die Mehrzahl von Punkt 3, sowie Teile von Punkt 5).

Zu 1.: Frühzeitiger Verlust eines oder beider Elternteile.

Die in dieser Gruppe aufgezählten schädigenden Momente fanden sich bei insgesamt 123 Fällen.

Hier seien vor allem die Waisenkinder erwähnt, deren Stellung von Anfang an eine außergewöhnliche ist und denen das Elternhaus vollkommen fehlt. „Es wäre nicht so weit mit mir gekommen, hätte ich ein Elternhaus gehabt. Wenn wenigstens die Mutter nicht gleich nach meiner Geburt gestorben wäre“, sagte eine unserer Patientinnen. Der Weg dieser sozusagen ab origine oder doch frühzeitig allein gelassenen Menschen führt dann gewöhnlich in verschiedene Heime, die sehr oft gewechselt werden. In der Regel besteht dabei nirgends ein Gefühl des Zuhauseseins, der Geborgenheit. Mit einer Ausnahme sprachen sich alle Patienten beiderlei Geschlechts, die eine Zeit lang in Heimen verbracht hatten, ablehnend gegenüber diesen aus und bezeichneten ihren Aufenthalt in ihnen als freude- und sinnlos. In allen Fällen war es dabei zu keiner Gemeinschaftsbeziehung gekommen. Diesen Menschen fehlt die zärtliche Beziehung zur Umgebung in beträchtlichem Maße. Von dem Fehlen jeglicher Liebe in der Kindheit nun geht eine Fülle späterer Störungen aus [1]). Mit Recht sagt Schultz-Hencke: „Wer die Welt nicht zärtlich lieben kann, wer zu Niemand je diese besondere Nähe hat herstellen können, ist im Grunde lebensunfähig. Und wer dies im Grunde ist, lehnt auch irgendwann einmal das Leben vollbewußt ab.“

Nicht viel anders ist wiederholt die Stellung des unehelichen Kindes. Den Vater kennt es oft nicht einmal, von der Mutter wird es mehr oder weniger abgelehnt. Oftmals wird es von den Großeltern aufgezogen, denen im späteren Lebensbericht ebenso Vernachlässigung wie Verzärtelung, fast immer aber „Nichtverstehen“ vorgeworfen wird. Noch schlimmer ist es, wenn der Weg dieser Kinder zu fremden Leuten führt. Mehrmals hörten wir mit fast den gleichen Worten von den Patienten: Sie hätten eine schlechte Kindheit bei fremden

[1]) Nur das Vorhandensein von Idealfiguren, mit denen sich das Kind identifizieren kann, ermöglicht spätere libidinöse Beziehungen. Man muß zuerst geliebt werden, um dann selbst lieben zu können.

Leuten gehabt. Oder: Sie hätten ihren Vater nicht gekannt und ihre Mutter hätte sich nicht um sie gekümmert. Ein besonders charakteristisches Beispiel dafür (die Zitierung einzelner Fälle soll in möglichst knapper, zusammenfassender, die wichtigsten Faktoren herausgreifender Art geschehen):

Die 20jähr. Patientin gibt an: Ich bin ein uneheliches Kind. Mein Vater lebt in Wien, ich sah ihn nie, ich kenne ihn auch nicht. Bis zum 7. Lebensjahr befand ich mich bei Pflegeeltern, dann nahm mich die Großmutter zu sich. Die Großmutter und die Mutter wohnten gemeinsam, vertrugen sich nicht besonders gut, es entstanden besonders heftige Zwistigkeiten wegen mir. Ich stand zwischen beiden, der Mutter gegenüber bin ich immer schwer erziehbar gewesen. 1944 heiratete die Mutter und kümmerte sich von da ab überhaupt nicht mehr um mich. Mit 15 Jahren schon wurde ich vergewaltigt und dadurch vorübergehend geschlechtskrank (Go.). Ich wanderte von Heim zu Heim, ich versuchte vieles, jedoch mißlang mir alles, ich konnte mich gegen die absteigende Linie nicht mehr erwehren. Ursprünglich war ich von Beruf Strickerin, aber in dem Beruf fand ich kein Auslangen. Von zuhause fehlte mir jede Unterstützung oder Liebe. Ich kam immer mehr herunter. Irgendwie mußte ich doch leben, anderen helfen halt die Eltern, mir half niemand. Da mußte ich halt schließlich Prostituierte werden. Das bin ich nie gern gewesen, ich litt immer sehr darunter. — Selbstmordversuch durch Sprung in die Donau.

Später wird noch besonders darauf hinzuweisen sein, daß man in der näheren Umgebung von Selbstmördern mitunter auffallend viel Todesfälle findet. Schon in der frühen Kindheit beginnt der Verlust nahestehender Menschen. Ein Elternteil stirbt frühzeitig [1]), der andere ist verstärkten Lebensschwierigkeiten ausgesetzt, die er nur unter Aufbietung aller Kräfte meistern kann und die ihn zwingen, das Kind zu vernachlässigen, es zeitweilig allein zu lassen. Auch diese Kinder werden manchmal zu fremden Leuten gegeben. Besonders verbittert wird ihr Leben dadurch, daß sie wiederholt nicht imstande sind, die Notwendigkeit dieser Maßnahme zu erfassen; dementsprechend tragen sie oft ein ganzes Leben lang den Eltern „die Kindesweglegung" nach. Der Verlust des Vaters ist oft gleichzusetzen mit einem relativen Verlust der Mutter. Aus diesem Grund scheint der Verlust des Vaters für den Knaben oft ein ebenso großes Trauma zu sein, als der Verlust der Mutter, an die er an und für sich im allgemeinen mehr fixiert ist.

Der 24jähr. Patient gibt an: Ich trank mir einen Rausch an (etwas Wein, einige Stamperl Schnaps und eine Flasche Rum werden es wohl gewesen sein). Da kam wieder einmal der ganze Haß in mir hoch. — Der Vater war Kriegsinvalider und starb früh, die Mutter nahm sich bis dahin meiner an, aber von diesem Zeitpunkt an mußte sie auf dem Markt arbeiten und konnte sich um mich kaum kümmern. Die Schwester, die als ältestes Kind die Mutter vertrat, gab mir nichts zu essen, statt dessen schlug sie mich oft. Auch mit meinen übrigen Geschwistern vertrug ich mich schlecht. Mit 7 Jahren ging ich bereits betteln, statt die Familie zu besuchen. Später kam ich für drei Jahre in die Erziehungsanstalt, die Mutter gab mich gern her. Seit dem Tode des Vaters wollte sie mich nicht mehr. Mein jüngster Bruder, den ich in besonderem Maße nicht leiden kann, war auch in der Erziehungsanstalt. — Als Mischling ersten Grades wurde ich während der nationalsozialistischen Zeit sehr zurückgesetzt. Ich hielt mich 8 Monate

[1]) Auch Zilboorg hält den frühzeitigen Verlust eines Elternteils für besonders selbstmorddisponierend.

in verschiedenen Quartieren versteckt, schließlich mußte ich längere Zeit in der Wehrmacht dienen. Nach dem Krieg arbeitete ich eine Zeit lang als Dachdecker. Seit einiger Zeit jedoch kann ich diese Arbeit wegen eines Herzfehlers (leichtes Mitralvitium) nicht mehr ausüben. Ich wohne jetzt wieder bei der Mutter. Ich bin aber ihr und allen anderen zuwider und eine Last. Jetzt trinke ich öfter, verliere dann jedes Maß, kann nicht aufhören, wegen ungebührlichen Verhaltens in Lokalen erhielt ich bereits zwei Polizeistrafen. Mein ganzes Leben ist verpfuscht, mit dem Trinken kann ich nicht mehr aufhören. — Selbstmordversuch durch Aufschneiden der Pulsadern.

Es wäre noch zu erwähnen, daß im ganzen gesehen die Rolle der Mutter im Kindheitserleben beider Geschlechter eine größere ist. Bedeutet Verlust des Vaters wiederholt Verlust der achtunggebietenden, beherrschenden Autorität, so bringt der frühe Tod der Mutter fast immer eine gewisse Lieblosigkeit in das Leben des Kindes. Kann der Stiefvater mitunter die verlorengegangene Autoritätsperson wieder darstellen, so gelingt es der Stiefmutter nur in den seltensten Fällen, eine echte Beziehung zum Kinde herzustellen. Wir konnten uns bei einigen Fällen davon überzeugen, daß es die Stiefmutter nicht an Bemühungen verschiedener Art fehlen ließ. Die Kinder jedoch sind voreingenommen, mitunter auch durch da und dort aufgefangene Bemerkungen sensibilisiert und gehen dementsprechend nicht mehr aus sich heraus. In drei Sätzen umriß eine unserer Patientinnen (52jähr.) diese Situation: „Mit fünf Jahren bekam ich eine Stiefmutter, da war es nicht mehr gut zuhause. Man weiß ja, was eine Stiefmutter ist, das kann man nie vergessen. Als ich elf Jahre alt war, bin ich ganz einfach von zuhause durchgegangen."

Das gänzliche oder teilweise Fehlen des Elternhauses bedeutet jedenfalls eine schwere Behinderung der Entwicklung des jungen Menschen. Es führt wiederholt zu einer mehr oder minder ausgeprägten Verwahrlosung.

Der 21jähr. Patient gibt an: Ich habe drei Geschwister und bin selbst das jüngste Kind. Als ich 6 Monate alt war, starb der Vater an einer Tabes. Bis zum 14. Lebensjahr hielt ich mich in einem Kinderheim auf. Ich muß eigentlich sagen, daß ich seit den Kindertagen eigenwillig und schwer erziehbar war. Vielleicht hängt das damit zusammen, daß ich es nicht so gut gehabt habe wie die anderen, die anderen haben es leichter gehabt. Schon in der Kinderzeit äußerte ich oft, daß ich es ihnen schon noch zeigen werde. Als ich 14 Jahre war, da fiel es der Mutter wieder ein, mich herauszunehmen. Da wohnte ich wieder bei ihr. Sie aber mußte arbeiten, und konnte sich um mich nicht kümmern. Zu den Brüdern konnte ich keinen Kontakt finden. Dann begann ich mit „Gelegenheitsarbeiten". Mit 15 Jahren stellte ich eine Leutnantsuniform her und verborgte sie an Kriminelle. Deshalb erhielt ich 14 Tage Jugendarrest. Mit 18 Jahren wurde ich beim Versuch, eine Zigarette zu nehmen, ertappt, man glaubte, ich wollte die Zigarettendose stehlen und verurteilte mich zu 3 Tagen Arrest bedingt. Aus all dem machte ich mir nur wenig. Frühzeitig fing ich mit Frauenbekanntschaften an und zeitweilig bin ich darin ganz wahllos gewesen. Es schien mir nur wichtig, den großen Mann spielen zu können und mit dem Geld herumzuwerfen. Ich habe Geld ausgeteilt, solange ich konnte. Ich begann auch zu trinken. Wenn ich trinke, fühle ich mich großartig. Da bin ich jemand. In meinem Beruf als Dolmetscher bin ich eigentlich nicht ganz untüchtig, aber das Geld kann ich nicht halten, das vertrinke ich immer. Jetzt vertrank ich wieder einmal alles, ich wollte weiter trinken, obwohl das Geld ausgegangen war.

Es kam dann natürlich zu einer Rauferei, ich wollte mir dieses Eingreifen nicht gefallen lassen, das Ende vom Lied war wieder Strafe. Strafe, nichts als Strafe. Ich bin es nachgerade gewöhnt. Diesmal haben sie mir 20 S aufgebrummt. Sie können sich denken, daß am nächsten Tag meine Reue und Verzweiflung groß war. — Selbstmordversuch durch Leuchtgas.

In dieser Gruppe wurde eine wesentliche Schädigung der frühkindlichen Entwicklung aufgezeigt. Daß es sich um besonders schädigende Faktoren handelt, ging auch aus der Art hervor, in der die Patienten über diese Entwicklung berichteten. Das Fehlen des Elternhauses und der elterlichen Liebe ist ein besonders wunder Punkt der menschlichen Persönlichkeit und ihrer Entwicklung.

Zu 2.: Zerrüttete Familienverhältnisse:

In diese Gruppe fallen insgesamt 92 unserer Patienten.

Wenn das Urbild und erste Glied der gemeinschaftlichen Beziehung, die *Familie*, irgendwie geschädigt ist, leidet das Kind auch Schaden. Die Kinder *geschiedener* Eltern sind genau so gefährdet wie Kinder, die ihre Eltern kaum oder überhaupt nicht kennen. Es ist unvermeidlich, daß sie in die Konflikte der Eltern hineingeraten, gewöhnlich werden sie ja sogar zum Kampfobjekt. Einige unserer Fälle mußten einen Teil ihrer Kinder- und Jugendzeit beim Vater, einen anderen Teil bei der Mutter verbringen. Sie wurden jeweils gegen den anderen Partner beeinflußt, beide Elternteile wurden auf diese Weise herabgesetzt und entwertet. Die Kinder werden durch die divergenten Beeinflussungsversuche ganz verwirrt, hin- und hergerissen, wissen oft nicht mehr, wie sie sich einstellen sollen, zeigen deutliche Zeichen von Unsicherheit. Fast in allen Fällen wurde die Kindheit von Kindern geschiedener Eltern als freudlos bezeichnet.

Die 14jähr. Patientin gibt an: Ich mußte eine freudlose Kindheit verleben. Niemals lernte ich ein gutes Elternhaus kennen. Erst stritten und zankten sie herum, ich erinnere mich noch an ihr Toben und Schreien, auch Schläge setzte es öfters. Schließlich trennten sie sich und ich blieb bei der Mutter. Dort kamen immer mehr Menschen zusammen. Schließlich wohnten bei der Mutter in Zimmer, Küche und Kabinett nicht nur meine fünf Geschwister, sondern auch noch 4 Kleinstkinder, das waren uneheliche Kinder von zwei meiner Schwestern. Von dem ganzen Ameisenhaufen verdiente einzig und allein die Mutter. Eine Schwester bekam eine Unterstützung von ihrem Bräutigam, sonst wars mit dem Geld Essig. Anfang 1948, damals war ich 13, wurde ich in die Kinderübernahmestelle gebracht, weil ich um ½10 Uhr abends auf der Straße aufgegriffen wurde. Dann gings hinüber in ein Kinderheim, von dort besuchte ich auch die Hauptschule. Das war der einzige Lichtblick. Die Anstalt selbst konnte ich nicht leiden. Ich lief einige Male weg, da man mich dort nicht gut behandelte. Ich sehnte mich ganz einfach *nach einer liebevollen, mütterlichen Betreuung, die habe ich halt nie gehabt.* Ein paarmal sah ich den Vater, der hatte nichts anderes zu tun, als auf die Mutter zu schimpfen, aber die Mutter hat das auch können. Diesen beiden war es um alles andere zu tun, nur nicht um mich. Jetzt hielt ich mich der Reihe nach in verschiedenen Kinderheimen auf und lief immer wieder davon. In einem Heim halte ich es nicht aus, denn ich suche die Freiheit. Oftmals bat ich, zur Mutter zurückgestellt zu werden, doch man erlaubte es mir nicht. In letzter Zeit bin ich widerspenstig geworden, *man hat mich ja wie ein Tier behandelt*, einmal dahin, einmal dorthin. Zum Schluß hat man mir sogar den Vorwurf der geheimen Prostitution gemacht. Das stimmt wirklich nicht. Bis zu meiner vor kurzer Zeit erfolgten Verlobung wußte ich nicht einmal, was Geschlechtsverkehr ist. Wissen Sie, mein Fenstersprung war ein Sprung in die Freiheit, mehr ein Fluchtversuch als ein Selbstmordversuch. Mir kam der Gedanke so im Moment, ich dachte mir nichts besonderes dabei.

Auch in jenen Fällen, wo die Eltern der Kinder trotz heftiger Zwistigkeiten von der Scheidung absehen, berichten diese vielfach über ungünstige Eindrücke. Kinder haben ein sehr feines Organ für Harmonie oder Disharmonie bei den Eltern [1]). „Sie haben sich nie vertragen", „Es gab ständigen Streit", „Was der Vater wollte, das war der Mutter nicht recht" heißt es dann in den Berichten. Es war mir in einigen Fällen möglich, auch die Eltern diesbezüglich zu befragen, ungefähr die Hälfte von ihnen war überrascht, daß die Kinder die Differenzen bemerkt hatten, sie seien doch ängstlich bemüht gewesen, alles zu verbergen, nur damit es die Kinder ja gut hätten.

Interessant ist, daß einige unserer Patienten den Eltern zum Vorwurf machen, daß sie v o r e h e l i c h e Kinder seien. Die Eltern hätten sich gewiß sehr um sie bemüht, aber man habe „doch immer etwas bemerkt". Besonders leiden Kinder, die ihre Existenz einem S e i t e n s p r u n g e ihrer Mutter verdanken. Unter unseren Fällen sind zwei, denen diese Tatsache bekannt geworden ist, übereinstimmend berichteten sie, daß ihnen das seltsame Verhalten des Vaters lange ein Rätsel war, unter dem sie furchtbar litten, bis sie schließlich die Wahrheit erfahren hätten. Sie könnten das ihrer Mutter niemals verzeihen. (Ähnlich schwierig auch die Situation des u n g e w o l l t e n Kindes).

D i e B e z i e h u n g z u d e n E l t e r n i n d e r F a m i l i e i s t f ü r d a s K i n d e i n e r d e r w i c h t i g s t e n B a u s t e i n e s e i n e s L e b e n s. Die Berichte unserer geretteten Selbstmörder bestätigen, daß die E n t w i c k l u n g d e s K i n d e s w e i t g e h e n d v o n e i n e r w i r k l i c h i n t a k t e n, s i t t l i c h e i n w a n d f r e i g e f ü h r t e n E h e a b h ä n g i g i s t. D a s k l e i n s t e A b w e i c h e n d a v o n k a n n s c h o n e i n e s c h w e r e S c h ä d i g u n g d e s K i n d e s m i t s i c h b r i n g e n.

Noch ein Faktor trägt zur Zerrüttung der Familienverhältnisse wesentlich bei: Es ist die s o z i a l e N o t. Die Erfahrung lehrt, daß die besten Vorsätze und Absichten dahinschwinden, wenn die Familie in ständiger Bedrängnis und Angst vor dem finanziellen Zusammenbruch lebt. Es entsteht dann eine verzweifelte Stimmung, man macht sich gegenseitig für die schlechte Situation verantwortlich, die Gereiztheit steigt. Dazu ist die Not oft vergesellschaftet mit dem zwangsweisen engeren Zusammenrücken, so daß oft acht und mehr Personen in einem Raum wohnen müssen. Unsere Berichtspersonen sprachen dann von engen, bedrückten Verhältnissen. Die Kinder sind diesen Dingen gegenüber anfänglich oft vollkommen hilflos, verstehen ihre Bedeutung nicht. Wohl aber bemerken sie die Feindseligkeiten des Lebens und dieser Eindruck ist ein sehr tiefer. Rückschauend machen sie oft mit Recht das ständige „Aneinanderkleben" für wiederholte Affektausbrüche verantwortlich, unter denen sie gelitten haben.

---

[1]) Ohne die Vorgänge wirklich zu verstehen, verspüren sie doch die Atmosphäre der Unsicherheit, was zu heftigen Angstgefühlen führt.

Die Enge vermehrt die Explosionsgefahr. Außerdem wird dadurch die sexuelle Traumatisierung, auf die die Psychoanalyse besonders hingewiesen hat, sehr gefördert. Das Milieu ist also selbstverständlich ebenfalls für die kindliche Entwicklung von großer Bedeutung. Geordnete Familienverhältnisse können nur dort bestehen, wo eine ausreichende Existenzbasis gesichert erscheint.

Zu 3.: Nervöse Familientradition:

Sicherlich spielt sie eine große Rolle und nimmt leider in ihrer Bedeutung noch stets zu, weil in der heutigen Zeit immer mehr Menschen „nervös" werden. Nicht weniger als 441 Patienten berichteten teils spontan, teils erst auf Befragung, daß die Eltern (oder ein Elternteil) sehr nervös gewesen seien. Es muß dabei natürlich in Rechnung gestellt werden, daß ein sicher nicht geringer Teil der Befragten den Selbstmordversuch damit erklären, beschönigen oder entschuldigen wollte. Trotzdem aber finden sich neben diesen rein subjektiven Berichten noch genug objektivierbare Tatsachen, die diese Angaben bestätigen.

Es geht über den Rahmen des gestellten Themas hinaus, auch eine Untersuchung der Eltern durchzuführen und daraus Schlüsse auf das konstitutionell Vererbte zu ziehen. Nur in relativ wenigen Fällen hatten wir Gelegenheit, mit den Eltern näheren Kontakt zu gewinnen, und in den meisten waren wir auf die Schilderung der Patienten selbst angewiesen.

Die von den Kindern berichtete „Nervosität" der Eltern stellt natürlich nur einen Sammelbegriff dar. Mitunter gelingt es, eine sich unter diesem Namen verbergende Geisteskrankheit zu verifizieren. In einigen Fällen konnten bei einem Elternteil eine Schizophrenie, eine Psychose des manisch-depressiven Formenkreises oder eine Epilepsie festgestellt werden. Auf die Bedeutung dieser Tatsache wird noch später hingewiesen werden. Es fällt auch auf, daß man relativ oft hört, der Vater oder die Mutter sei an einer Tabes, bzw. Progressiven Paralyse gestorben. Da aber die Erbforschung mit überwiegender Mehrheit eine Keimschädigung, wenn keine Übertragung der Erkrankung auf die Kinder stattgefunden hat, ablehnt, kann aus diesen anamnestischen Angaben kein besonderer Schluß gezogen werden. (Unter unseren Patienten war kein einziger mit Lues congenita). Recht häufig wird von den Patienten angegeben, daß ein Elternteil (oder gar beide) chronischer Potator war. Hier liegt der Gedanke einer Keimschädigung im Sinne Wagner-Jauregg's sehr nahe und man wird vielleicht einen Teil der verminderten Widerstandskraft im Leben darauf zurückführen dürfen. Aber schon die Kinder von Trinkern zeigen, daß sie nicht nur unter den Erbanlagen, sondern auch unter den ungünstigen Verhältnissen, die in Trinkerfamilien herrschen, sehr zu leiden haben, so daß sich hier zwei schädigende Faktoren, die eine bedeutende Rolle spielen, vereinigen.

In der Mehrzahl der Fälle ist die über die Eltern ausgesagte „Nervosität" offenbar Ausdruck für neurotische Mechanismen. Wieweit vererbt sich nun diese Nervosität? Jedenfalls lassen die hier gesammelten Erfahrungen nicht den Schluß zu, daß die Kinder nervöser Eltern zwangsweise nervöse Anlagen haben müssen. Die aufmerksame Verfolgung der Entwicklungsgeschichte und das genaue Aufdecken der Zusammenhänge zeigt, wie erst das nervöse, oft völlig widersinnige Verhalten der Eltern die Kinder nervös macht, bis schließlich die Kinder die gleichen Eigenheiten haben wie die Eltern. Was auf den ersten Blick als Folge von Vererbung erscheint, erweist sich schließlich als durch das lange Zusammenleben mit nervösen Eltern, von denen man abhängig ist, erworben und erlernt. Die Berichte der geretteten Selbstmörder bestätigen im wesentlichen und soweit die Zusammenhänge rekonstruierbar sind, die Ansicht von Allers: „Sieht man zu, in welcher Weise ängstliche Eltern ihre Kinder erziehen, so wird klar, daß bei solcher Handlungsweise und unter dem Eindruck solchen Gehabens und Redens der Eltern ein Kind gar nicht anders als ängstlich werden kann." In der Mehrzahl der Fälle ist die Neurose der Kinder durch die Neurose der Eltern bedingt und entsteht nicht durch die Erbanlagen, sondern durch das Verhalten der Eltern.

So berichtet ein Großteil unserer Patienten über entscheidende Fehler, die in ihrer Erziehung begangen worden seien. Es wird im wesentlichen über zu große Härte, seltener natürlich über zu große Milde geklagt. Über letzteren Punkt wird noch bei der Stellung des einzigen und des jüngsten Kindes besonders zu sprechen sein.

Die übertriebene Strenge in der Erziehung scheint nun nach den Berichten unserer Patienten folgende drei Hauptgründe zu haben:

1. falsche Auffassung des Autoritätsbegriffes,
2. Ichhafte neurotische Einstellung der Eltern, die das Kind nicht als neue, eigene Persönlichkeit, sondern als Fortsetzung des eigenen Ich auffaßt und dementsprechend eine ständige Beeinflussung vorzunehmen sucht,
3. falsche Zielsetzung der Erziehung, nämlich: den Willen des Kindes zu brechen.

Am meisten klagen die Betroffenen über allzu harte, oft sinnlose, mitunter sogar als ausgesprochen ungerecht empfundene Bestrafung. Die Art, wie der Vorwurf ungerechter Strafe oft ein ganzes Leben lang festgehalten wird, zeigt, daß bei jeder Strafe, die als gerecht empfunden werden soll, das Bewußtsein subjektiver Schuld vorhanden sein muß [1]. So erzählte uns z. B. ein 62jähr. Patient: „Zuhause bin ich immer der Ausgestoßene gewesen, wenn die anderen etwas getan haben, bekam ich die Strafe dafür."

Während diese Art der Bestrafung verängstigt und entmutigt, lassen es die Eltern auf der anderen Seite völlig an ermutigenden Worten fehlen. Die Kinder sehen dann alles in pessimistischem Lichte. „Alles, was ich machte, war falsch, nie bekam ich auch nur die kleinste Anerkennung zu hören", sagte eine unserer Patientinnen und andere äußerten sich ähnlich. Zärtlich zu sein, ist bei derartigen Erziehungsplänen oftmals verpönt und auch diesen Mangel registrierten unsere Fälle wiederholt: „Vater und Mutter haben keine Wärme gezeigt. Wärme zu zeigen, war bei uns verboten. Ich habe keine inneren Beziehungen zu meinen

[1] In jedem Kinde sind an und für sich starke Schuldgefühle. Es wäre verhängnisvoll, wollte man durch Strafen und Abschreckungsmittel Schuldgefühle als Reaktion auf schuldlos aufgetretene Regungen noch aktivieren und verstärken. Welche Rolle gerade die Schuldgefühle beim Selbstmord später spielen, wird noch gezeigt werden.

Eltern gehabt." (Vergleiche dazu Emma, 28jähr., bei Andics: „Irgendwelche Liebesbezeigungen, wie Küssen oder ans Herz drücken, das war bei uns nicht. Ich habe mich immer gesehnt nach Liebe.")

Diese Erziehungsmethode vergrößert die Kluft zwischen Erwachsenen und Kindern in beträchtlichem Maße, macht das Kind unsicher, verängstigt es. Das Kind bricht die inneren Beziehungen zu den Eltern entweder sehr bald ab, oder es versucht durch besonders enge Bindung an einen Elternteil seine Lage zu verbessern. Es scheint, daß auf diese Weise ein nicht unbeträchtlicher Teil aller pathologisch gesteigerten Elternbindungen, die später kaum zu lösen sind, entsteht, wobei das Kind eher immer Anschluß bei der Mutter sucht. Daher sind die Anklagen wegen liebloser Behandlung, wenn sie gegen die Mutter gerichtet sind, besonders heftig (vor allem bei Mädchen).

Oft kommt den durch solche Erziehung Geschädigten ihre Situation gar nicht voll zu Bewußtsein und es besteht ein absoluter Widerspruch zwischen subjektiven Angaben und den Tatsachen.

Die 19jähr. Patientin gibt an: „Meine Familienverhältnisse sind gute, ich habe zwei kleine Geschwister im Alter von 4 und 5 Jahren, die ich sehr lieb habe. Vater und Mutter sind gut zu mir. — Mit 18 Jahren lernte ich einen Polizeibeamten kennen, ich verliebte mich in ihn, ich kann nicht ausdrücken, wie ich an dem Menschen hänge. Leider ist er verheiratet, er steht jetzt in einem Scheidungsverfahren, aber dieses zieht sich sehr in die Länge. Der Vater erfuhr von meiner Bekanntschaft und auch davon, daß es sich um einen verheirateten Mann handelt. Er verbot mir den weiteren Umgang. Dennoch wagte ich gelegentliche Zusammenkünfte, merkwürdigerweise wußte aber der Vater immer davon (später erfuhr ich, daß er mich durch ein Detektivbüro überwachen ließ) und züchtigte mich nachher immer regelrecht. Auch eine Aussprache zwischen meinem Vater und meinem Freund führte zu keiner Besserung. Der Vater setzte es schließlich dank seiner Beziehungen durch, daß mein Freund seinen Posten verlor. Aus diesem Konflikt habe ich keinen Ausweg gesehen, deswegen meinen Selbstmordversuch unternommen. (Leuchtgas).

Zwei Tage später erscheint der Vater der Patientin, erweist sich als querulatorische Persönlichkeit, fängt sofort zu schreien an, er könne mit seiner Tochter machen, was er wolle, er habe das Recht, sie zu schlagen, wann er wolle. Es werde seiner Tochter auch nichts nützen, sich an die Mutter zu klammern, als Familienvater habe er das Recht, auch über diese zu herrschen.

Eine derartige Diskrepanz zwischen subjektiver Aussage und objektivem Befund wird nicht allein durch Verängstigung, sondern vor allem durch Verdrängung ins Unbewußte erklärt werden müssen.

Diese hier geschilderte Erziehungsmethode wird weit über die Kindheit bis in die späte Jugendzeit, ja manchmal sogar noch darüber hinaus fortgesetzt. So werden die Kinder in Berufs- und Gattenwahl beeinflußt, unter Druck gesetzt, und wiederholt in verhaßte Bindungen hineingepreßt. Ihr eigener Wille wird nicht anerkannt und weitgehend gebrochen. Eine Anzahl unserer Patienten sagten, daß sie nie nach ihrem eigenen Willen hätten leben können und daß sie für vieles nicht verantwortlich seien, da man es ihnen aufgezwungen hätte. Vielfach wäre es also notwendig, erst die Erzieher zu erziehen, aufzuklären und psychotherapeutisch zu behandeln, damit eine gesunde junge Generation heranwachsen kann.

Zu 4: Die Stellung in der Geschwisterreihe:

In diese Gruppe fallen 164 Patienten, das Geschwisterproblem ist also in einer relativ großen Anzahl Ursache beträchtlicher Schwierigkeiten geworden. In der Mehrzahl handelt es sich dabei um einzige oder jüngste Kinder.

Es kann kein Zweifel darüber bestehen, daß nicht nur vermehrter, verstärkter Widerstand von außen, sondern auch zu geringer Widerstand Kinder schädigt. Natürlich wird die Härte viel rascher und deutlicher als Schädigung erlebt, während die Verzärtelung, Verweichlichung und Verwöhnung anfänglich als angenehm und auch später nicht unbedingt als Fehler empfunden wird. Während also die Mehrzahl der Patienten ihre Verwöhnung kommentarlos, geradezu wie etwas Selbstverständliches erwähnte, gab sie ein anderer Teil oft erst auf sehr präzise Befragung zu, als ob dies eine Tatsache wäre, derer man sich schämen müsse. Einige Patienten allerdings brachten ihre diesbezüglichen Berichte gemeinsam mit heftigen Vorwürfen gegen die Eltern und meinten, es sei bei solcher Verwöhnung kein Wunder, daß man für das Leben zu schwach sei."

Die Sonderstellung des einzigen Kindes besteht nun darin, daß ihm diese Verwöhnung, die andere Kinder nur gelegentlich und bei besonderer Familienkonstellation [1]) betrifft, auf alle Fälle, sozusagen automatisch zuteil wird. Das einzige Kind steht konkurrenzlos da. Alle Liebe gilt ihm, man sorgt für es in besonderem Maße, man nimmt ihm jede Sorge ab. Es gerät immer mehr in Unselbständigkeit hinein und unterliegt der größten Gefahr, die der verminderte Widerstand von außen mit sich bringt: Wem alles sozusagen von selbst gegeben wird, wer sich dazu nicht anstrengen muß, der lernt nie, seine Kräfte zu entfalten, der kommt nur sehr schwer zur Selbständigkeit. Andererseits fehlt dem einzigen Kind in der Mehrzahl der Umgang mit Gespielen, besonders dem anderen Geschlecht gegenüber zeigt es oft eine Scheu. Dabei ist es natürlich für die Stellung des einzigen Kindes (dies gilt für jede Stellung innerhalb der Geschwisterreihe) nicht gleichgültig, ob die Ehe der Eltern eine glückliche oder eine unglückliche ist.

Das einzige Kind hat späterhin einerseits oft nicht die entsprechende Durchschlagskraft, andererseits steht es dem Mißerfolg beleidigter und hilfloser gegenüber. Unsere Untersuchungen haben eindeutig ergeben: in der Regel müssen viele Enttäuschungen, Rückschläge und Mißerfolge zusammenkommen, um den Selbstmord herbeizuführen (siehe Seite 34 u. 82). Bei einzigen Kindern aber genügen durchschnittlich bedeutend weniger Traumen, um den gleichen Effekt zu erzielen. Dieser Unterschied ist dabei nicht nur ein quantitativer, sondern auch ein qualitativer, d. h. es sind häufig Nichtigkeiten, die von einzigen Kindern als unüberwindliche Traumen erlebt werden. So beging einer unserer Patienten den Suicid-

[1]) Hier seien vor allem jene Eltern erwähnt, für die Erziehen im Grunde nichts anderes als Ausleben der eigenen Affekte bedeutet. Unter dem Motto: „Ich habe eine harte Jugend erlebt, mein Kind soll es besser haben", wird oft kritiklos alles erlaubt. Auch dafür finden sich einige Beispiele in unserem Material.

versuch, weil er bei einer völlig nebensächlichen Prüfung keine Auszeichnung bekommen hatte, ein anderer, weil er durch eine vorübergehende Grippe einige Wochen gehindert war, sich sportlich zu betätigen! Diese beiden Patienten , die übrigens auch vorher keine wirklich nennenswerten Schicksalsschläge erlitten hatten, waren einzige Kinder: Der Zusammenhang mit der Fehlhaltung des verwöhnten einzigen Kindes liegt auf der Hand. Es dürfte daher wohl kein Zufall sein, daß der perzentuelle Anteil von einzigen Kindern in unserem Material so hoch ist (81 einzige Kinder).

Ähnlich kann die Situation des jüngsten Kindes sein, wenn es, statt den älteren Geschwistern nachzueifern, versucht, eine gesicherte und verbesserte Stellung durch auffällige Darstellung seiner Schwäche zu erreichen. Die Untersuchungen an unserem Material ergeben, daß dies durchaus nicht immer der Fall ist. Wenn es aber dazu kommt, dann wird die Schwäche ein unbewußtes Mittel im Lebenskampf und dementsprechend wird alles vermieden, was diese Schwäche aufheben könnte. Was sich also bei einzigen Kindern oft von selbst einfach durch die Tatsache ihres „Einzigseins" ergibt, wird vom jüngsten Kind mitunter mit Eifer betrieben, um seine Position zu erhalten. Man findet bei unseren Patienten einen ziemlich auffälligen Zusammenhang: Jüngste Kinder sind in der Jugend sehr oft krank, berichten, daß sie „immer sehr zart, schwächlich und besonders schonungsbedürftig gewesen seien". Man wird sich nicht wundern, daß auch sie, ähnlich wie die einzigen Kinder, Schwierigkeiten gegenüber späterhin recht hilflos sind.

Die Einstellung zu den Geschwistern ist in allen Fällen von Wichtigkeit. Wenn die Familie das erste Bild der Gemeinschaft und Modell für spätere Gemeinschaftsbeziehungen des aufwachsenden Menschen darstellt, so gehören zu dieser Familie unbedingt nicht nur die „Großen", die Erwachsenen, sondern auch Geschwister. Die Beziehung zu den Geschwistern ist sicher mehr noch als die zu den Eltern ein entscheidender Prüfstein für die Einordnungsbereitschaft und -fähigkeit des Kindes. Es ist klar, daß mit den Berichten über das Verhältnis unter den Geschwistern besonders viel Subjektives in die Erzählungen einfließt[1]). Hier ist oft keine so objektive Feststellung möglich, wie beim Fehlen eines Elternteiles, bei Zerrüttung der elterlichen Ehe, bei drückenden finanziellen Verhältnissen, bei familiärer Belastung. Und doch dürfen wir diesen Punkt nicht übersehen: Denn Kindheit ist nicht nur das, was sich objektiv nachweisen läßt, sondern auch die Gesamtheit aller subjektiven, in der Erinnerung bewußt oder unbewußt festgehaltenen Eindrücke.

---

[1]) Zahlenmäßig erfaßt wurden nur jene Fälle, wo offenbar eine besondere Situation innerhalb der Geschwisterreihe (einziges, jüngstes, „entthrontes" Kind, besondere Bevorzugung, besondere Zurücksetzung) zur psychischen Fehlentwicklung beigetragen hatte, nicht aber jene, wo das Gefühl der Zurücksetzung bereits ein Symptom der Fehlhaltung war. Aber auch dieses Symptom scheint von großer Wichtigkeit zu sein, da es häufig die ganze Kindheit entwertet und verbittert.

Die Situation in der Geschwisterreihe ist ein getreues Abbild des Lebens: einer ist älter, ist voraus, der andere jünger und zurück. Es kommt nun darauf an, wie das Kind mit diesen physiologischen Tatsachen fertig wird. Die Berichte unserer Suicidanten weisen darauf hin, daß die Mehrzahl von ihnen von frühester Jugend an mit diesem Problem nicht fertig wurde. Nur selten findet man wirkliche Beziehungen zu den Geschwistern. Im allgemeinen werden sie kaum erwähnt. Wenn man selbst darauf aufmerksam macht, versuchen die Patienten das Ganze zu bagatellisieren, sprechen wiederholt von „Auseinanderleben" oder bemerken, sie hätten sich mit den Geschwistern von Kindheit auf nicht vertragen. Die wenigsten wollen von einer Hilfe durch die Geschwister etwas wissen. Einige Patienten aus kinderreichen Familien betonten sogar ausdrücklich ihre Einsamkeit. Eine 25jähr. Patientin sagte: „Ich habe zwar neun Geschwister, bin aber trotzdem ganz allein".

Selbstmörder assoziieren sehr häufig zu dem Begriff der Geschwister den Begriff der Zurücksetzung. Geschwister stellen die erste Möglichkeit dar, zu vergleichen, sich zu messen. In den Fällen einer ungünstigen Entwicklung führt dieser Vergleich zum Gefühl der Zurücksetzung, zu mehr oder minder ausgeprägter Ablehnung. Besonders gefährdet ist hier das bis dahin einzige Kind, das sich plötzlich durch ein zweites Kind entthront sieht, und damit nicht fertig werden kann. „Von frühester Kindheit an", sagte einer unserer Patienten, „hat man mich nicht so mit voller Aufmerksamkeit behandelt, fühlte ich mich zurückgesetzt. Als meine jüngere Schwester geboren wurde, war es mit meiner Herrlichkeit aus. In der Schule setzte sich dies fort. Es kam mir immer so vor, als ob den anderen alles viel leichter von der Hand gehe und vor allem, als ob sie viel mehr Erfolg hätten bei gleichem Arbeitseinsatz." Verstärkt wird dieses Gefühl des Zurückgesetztseins natürlich besonders dann, wenn die Eltern tatsächlich Unterschiede in der Behandlung der Kinder machen. Dies wirkt sich sowohl für die Zurückgesetzten als auch für die Bevorzugten ungünstig aus.

Noch eine Tatsache spielt sicherlich bei der Stellung innerhalb der Geschwisterreihe eine große Rolle: Das Geschlecht des Kindes. Alfred Adler hat schon im Anfang dieses Jahrhunderts darauf hingewiesen, daß Männlichkeit immer mit Stärke, Weiblichkeit immer mit Schwäche gleichgesetzt wird. Das Erleben der eigenen Weiblichkeit werde daher wiederholt zu einem Trauma, das man durch Betonung männlicher Eigenschaften auszugleichen versuche (unter völlig anderer Begründung nimmt die Psychoanalyse ähnliches an). Adler nannte dies den „männlichen Protest", und konnte ihn bei vielen Frauen, die eine Fehlentwicklung genommen hatten, aufzeigen. Es scheint nun, daß unsere Zeit, die ja doch nicht nur die Frauenemanzipation, sondern praktisch auch die Frauengleichstellung brachte, hier eine gewisse Änderung herbeigeführt hat. Nur bei relativ wenigen Patientinnen konnten wir Zeichen einer Ablehnung der weiblichen Rolle im Leben finden. Erschwert wird die Situation freilich überall dort, wo die Eltern z. B. einen Buben erwarteten und ihre Enttäuschung dem Mädchen zu fühlen geben. Dieses Vorgehen kann die ganze Kindheit vergiften, wie drei unserer Fälle beweisen.

Zusammenfassend kann gesagt werden, daß die Stellung des Kindes in der Geschwisterreihe, das Vorhandensein oder Fehlen von Geschwistern, schließlich auch das Geschlecht des Kindes zu einer entscheidenden negativen Beeinflussung seiner Kindheit und seines Lebensweges führen kann. Das Zustandekommen dieser Beeinflussung im einzelnen Falle könnte natürlich nur eine länger dauernde Analyse klären, die über den Rahmen unserer Untersuchung hinausgeht.

Zu 5.: Körperliche Schäden.

Während in den ersten vier Gruppen jene in der Kindheit wirksamen schädigenden Einflüsse zusammengefaßt sind, die direkt auf die psychische Entwicklung wirken, soll hier auf Faktoren hingewiesen werden, die den Menschen somatisch hemmen. Man wird auch diesen einen gewissen ungünstigen Einfluß auf das psychische Verhalten oft nicht absprechen können. Dabei macht es wenig aus, ob diese Defekte konstitutionell bedingt oder durch Krankheit erworben sind. Auffallend ist jedenfalls, daß viele unserer Patienten in der Kindheit schon unter besonderen körperlichen Beschwerden zu leiden hatten. Es ist nun klar, daß die Stellung des Kindes gegenüber den Erwachsenen schon an und für sich infolge seiner Kleinheit und Schwäche eine unsichere ist. Wenn nun die körperliche Entwicklung durch Krankheiten, Fehler oder Mißbildungen gehemmt wird, muß sich diese Unsicherheit verstärken und einen Schatten auf die Kindheit werfen. Wir gehen dabei von der immer wieder bestätigten Erkenntnis aus, daß sich das Körperliche im Seelischen spiegelt, daß der Zustand des Körpers *erlebt* wird. Ungünstige somatische Entwicklung kann so Anlaß zu ständiger psychischer Traumatisierung sein.

Das bestätigen vor allem jene unserer Patienten, die körperlich zurückgeblieben sind. Es fanden sich in unserem Material 23 auffallend kleine Menschen, die bezeichnenderweise ihren körperlichen Defekt mit keinem Worte erwähnten. Hingegen berichteten neun Patienten, daß sie bis in die späte Jugend sehr klein gewesen seien, daß man sie deswegen oft verspottet, daß sich aber ihre Stellung grundlegend gebessert habe, als sie schließlich normale Größe erreichten. Drei Patienten gaben an, seit der Geburt schwerhörig zu sein. Sie erwähnten im Zusammenhang damit, daß sie wegen ihres Fehlers immer verspottet worden seien. Das Mißtrauen und Unsicherheitsgefühl der Schwerhörigen ist ja samt seinen Auswirkungen hinlänglich bekannt, so daß darüber nichts weiter ausgesagt werden muß. Einem unserer Patienten wurde das Gesicht durch eine frühzeitige Lupuserkrankung nicht unbeträchtlich entstellt. Er wollte seitdem nicht mehr unter Menschen kommen und entwickelte Angstzustände. Einige Patienten gaben an — vielleicht auf Grund irgendwelcher über sie gemachter Bemerkungen —, sie seien seit der Kindheit häßlich gewesen. Es ist klar, daß solche Erlebnisse besonders auf Mädchen traumatisierend wirken und daß im Zusammenhang damit eine ständige Benachteiligung erwartet wird.

Vier unserer Patienten waren tatsächlich durch Verkrümmung der Wirbelsäule stark entstellt. Einige Fälle hatten verschiedene somatische Degenerationserscheinungen. Wir erwähnen hier besonders: Status dysraphicus (Spina bifida, Wolfsrachen) 6, einseitigen Kryptorchismus 2, angeborene Phimose 4, angeborene Leistenbrüche 4, frühzeitig sich entwickelnde hochgradige Kurzsichtigkeit 10 Patienten. Andere (11) wußten aus Berichten ihrer Angehörigen, daß sie auffallend spät gehen oder sprechen lernten, ebenfalls bei 11 Patienten fanden sich leichte Sprachfehler, die sich schon in der Kindheit ausgebildet hatten und unter denen sie sehr litten.

Oft ist die Kindheit der Selbstmörder (insbesondere, wie schon erwähnt, bei jüngsten, aber auch bei einzigen Kindern und anderen) gekennzeichnet durch eine Reihe von einander folgenden Erkrankungen, die sich häufig auf dasselbe Organsystem beziehen. Es überwiegen hier Erkrankungen des Magen-Darm-Traktes, des Augenapparates, der Drüsen mit innerer Sekretion und des Mittelohres. W i e w e i t dieses ständige Kranksein die Entwicklung des Kindes beeinflußt, muß natürlich dahingestellt bleiben, wir dürfen aber doch wohl auch hier psychophysische Wechselwirkungen annehmen. Bei einigen Fällen gelang es nachzuweisen, daß auch die Eltern dieser Kinder Erkrankungen mitgemacht hatten, die das gleiche Organsystem betrafen. Diese Beobachtung könnte eine Bestätigung der Organminderwertigkeitslehre von Alfred A d l e r darstellen, nach der sich die Minderwertigkeit einzelner Organsysteme vererbt. A d l e r versuchte auch den Großteil der Kinderfehler, wie Daumenlutschen, Nägelbeißen, Hautkitzeln, Lippensaugen u. dgl., die F r e u d durch Tendenzen, das Lustbetonte festzuhalten, erklärte, in Zusammenhang zu bringen mit Organminderwertigkeit. An die hier aufgezählten Kinderfehler konnten sich unsere Patienten fast nie erinnern, umso mehr aber an häufige Enuresis nocturna. Insbesondere weibliche Patienten gaben an, deswegen verspottet, beschimpft und manchmal sogar geschlagen worden zu sein.

In diese Gruppe fallen insgesamt 157 Patienten. Die körperlichen Erscheinungen und Schäden, die sie boten, waren grundlegend verschiedene. Es handelte sich um wiederholte Erkrankungen, um Degenerationserscheinungen, um auf körperlichem Gebiet liegende Kinderfehler, um verspätete bzw. mangelhafte Entwicklung des Körpers oder einzelner Organsysteme. Ihnen allen gemeinsam war eine sicher zum Teil durch den körperlichen Schaden erworbene psychische Struktur, die die spätere Fehlentwicklung erleichterte. Auch die körperliche Schädigung in der Kindheit wird man also i n e i n i g e n F ä l l e n i n e i n e n g e w i s s e n Z u s a m m e n h a n g m i t d e m S e l b s t m o r d v e r s u c h b r i n g e n m ü s s e n.

Man muß jetzt noch bedenken, daß sich bei einem beträchtlichen Teil unserer Patienten sicher mehrere dieser fünf festgehaltenen schädlichen Einflüsse summiert haben. Jedenfalls hörten wir in der überwiegenden Mehrzahl der Fälle von denkbar ungünstigen Umständen und Hemmnissen während der Kindheit.

Demzufolge setzt auch die Fehlentwicklung frühzeitig ein. Fast immer berichten die Angehörigen über unsere Patienten „diese seien immer schon sehr nervös gewesen“. Forscht man näher, kann man mühelos feststellen, daß diese „Nervosität“ bis in die Kindheit zurückreicht. Den frühen Schädigungen entsprechen frühzeitige Folgeerscheinungen. Es soll nun der Versuch gemacht werden, die wichtigsten davon festzuhalten:

1. „Es gibt keinen, wie immer gearteten abwegigen Charakter, bei Kindern wie bei Erwachsenen — sagt Allers — es gibt keinen Fall innerer Zwiespältigkeit, wie sie in der Neurose offenbar wird, keinen Fall von Schwererziehbarkeit oder Kinderfehler, bei dem nicht, ohne weiteres sichtbar oder hinter mannigfachen Masken versteckt, die Angst ihr Unwesen triebe.“ Tatsächlich wird auch von unseren Patienten Angst als die häufigste Folge der erschwerten Entwicklung in der Kindheit angegeben. Sie tritt mitunter bei ganz bestimmten Gelegenheiten erstmalig auf und wird von da an stets festgehalten. So berichteten einige unserer Patienten über ständige Angstzustände seit dem Tode eines Elternteiles in der Kindheit; zwei Patienten hörten nach dem Tode des Vaters ein eigentümliches Klopfen, bzw. Geräusch, vor dem sie sich jahrelang fürchteten und weswegen sie sich oft nicht umzuschauen wagten; andere erzählten über tödlichen Schrecken und rasendes Herzklopfen beim Betreten eines dunklen Zimmers, beim Überqueren einer finsteren Gasse. Besonders manifestieren sich bereits latente Angstzustände bei Schulanfang, bei Prüfungen und bei der ersten Beichte. Diese häufig angegebenen Erscheinungsformen der Angst weisen eindringlich darauf hin, daß die richtige Anpassung und Einordnung in die Gemeinschaft schon frühzeitig nicht gelungen war. Man darf nicht vergessen, daß die Angst ein Urphänomen ist und anfänglich jedes Kind — schon infolge seiner Hilflosigkeit den Erwachsenen gegenüber — von ihr erfaßt wird. Es kommt aber nun darauf an, ob das Kind diese Angst überwinden lernt, oder ob sie durch falsches Verhalten der Erwachsenen noch verstärkt wird. Die Angst ist sowohl Ursache vieler Fehlentwicklungen als auch ihre Folge. Man kennt zur Genüge jene Kinder, die vollkommen verschüchtert sind, sich kein Wort zu sprechen trauen, in ständiger Angst vor den Eltern leben. Man weiß auch, daß in solchen Fällen dringendst Abhilfe notwendig ist, wenn das Kind nicht dauernden Schaden nehmen soll. So ähnlich eingeschüchtert und verängstigt scheint nun ein Teil unserer Selbstmörder in seiner Kindheit gewesen zu sein.

Aus der wiederholt erlebten Angst entwickelt sich dann eine ängstliche Haltung, die Ängstlichkeit. Sie drückt einerseits die Hilflosigkeit und Ausgesetztheit aus. Einer unserer Patienten gab an, mit zwölf Jahren von einem Wachmann angeschrien worden zu sein, da habe er sich so erschreckt, daß er nicht ein noch aus gewußt habe; ein anderer sagte, er habe vor vielen, ja fast allen Dingen Furcht gehabt und sei deshalb von den anderen teils verlacht, teils aus der Gemeinschaft ausgeschlossen worden. Andererseits scheint die Angst ein Schutzmechanismus zu sein, ein unbewußtes Mittel, die Aufmerksamkeit der anderen auf sich zu lenken. So ist zum Beispiel der pavor nocturnus, über den einige unserer Fälle berichten, aufzufassen. Auch die Tatsache erscheint erwähnenswert, daß sich einige Patienten (sowohl weibliche als auch männliche) bitter darüber beklagten, sie hätten in der Nacht allein schlafen müssen, sie seien bei Versuchen, zu den Eltern ins Bett zu kommen, zurückgewiesen worden. Die von ihnen regelmäßig entwickelte Ängstlichkeit dürfte wohl mit ein Mittel zur Erreichung ihres Zieles gewesen sein. Wir dürfen nicht vergessen, daß in jedem Kind ein Lebensplan entsteht, eine zurechtgelegte Methodik, mit der es die Lebensschwierigkeiten zu meistern versucht. Die Angst scheint im Lebensplan eines Teiles unserer Fälle einen festen Platz erhalten zu haben und auf diese Weise fixiert worden zu sein. Daß der spätere Selbstmord oft mit Angstaffekt einhergeht und immer Ausdruck von Lebensangst ist, dürfte wohl bekannt sein. Von der frühen Angst der Kinder zur späteren Lebensangst scheint eine ziemlich gerade Linie zu führen.

2. Der Angst nahe verwandt ist das verstärkte Unsicherheitsgefühl. Die Welt und alle weiteren Vorkommnisse des Lebens imponieren dem Kinde durch ihre Unberechenbarkeit, durch das stete Überraschungsmoment. So kann das Unsicherheitsgefühl stark gesteigert werden. Aus dieser Unsicherheit heraus traut man sich nichts zu, meidet man alles, was Gefahren bringen könnte. Man fragt wegen jeder Kleinigkeit, um kein Risiko einzugehen. Bei einigen unserer Patienten war die sogenannte Frageperiode der Kindheit offenbar aus diesem Unsicherheitsgefühl wesentlich verlängert, einer berichtete von sich, er sei wegen seines ständigen Fragens das „wandelnde Fragezeichen" genannt worden. Es scheint, daß dieses Unsicherheitsgefühl auch schuld ist an der pessimistischen Betrachtungsweise aller Dinge, die sich einige unserer Patienten seit der Kindheit zu eigen gemacht hatten. Sie gaben an, oft Dinge unterlassen zu haben, weil sie sicher gewesen seien, daß alles schlecht ausgehen werde. Bei einigen dürfte die Selbstsuggestion der ungünstigeren Möglichkeit eine Schutzmaßnahme sein: wenn das Ungünstige wirklich eintrifft, sind sie darauf vorbereitet und können es leichter ertragen. Dieser pessimistischen Einstellung, die bereits oft an den Begriff der „tendenziösen Apperzeption" A. Adlers erinnert, entspricht auch ein ständig schwankendes Verhalten. Die Unsicherheit drückt sich in oftmaligem Wechseln der Taktik und deutlicher Ambivalenz den wichtigsten Personen gegenüber aus. Wir hören oft von kraß divergentem Verhalten der Kinder in der Schule und im Elternhaus. Dieses ist wohl ein Vorläufer des typischen neurotischen „Hin und Her", über das später noch zu sprechen sein wird. Ein wesentliches, bei unseren Patienten sehr häufig vorkommendes Symptom der Unsicherheit ist auch die gesteigerte Empfindsamkeit, die Hypersensibilität.

3. Wenn die Kinder durch längere Zeit den Eindruck gewinnen „Ich bin hier nichts, ich gelte nichts, man sieht über mich hinweg" so setzen sie sich im allgemeinen dagegen zur Wehr, zeigen eine mehr oder minder deutliche Trotzhaltung. Wir fanden sie besonders deutlich ausgeprägt bei den des Elternhauses beraubten, in Heimen aufgewachsenen Kindern, aber auch bei solchen, die ihre

Erziehung als ungerecht und ungerechtfertigt hart bezeichneten. Erste Anzeichen dafür sind Nahrungsverweigerung, Ungehorsam, Schwererziehbarkeit, die bereits erwähnte Enuresis nocturna, sowie nicht selten heimliches Durchführen verbotener Dinge[1]). Von einigen unserer Patienten erfuhren wir, daß sie schon als Kinder wegen irgendeiner Kleinigkeit Skandal gemacht hatten, dabei behaupteten, benachteiligt zu werden, herumschrien, auf den Tisch hauten und im Anschluß an solche Szenen durch einige Tage das Essen verweigerten. Es wird uns nicht wundern, wenn die Patienten diesen „Anfallstyp" oft durch das ganze Leben festhalten. In den meisten Fällen führt die Trotzhaltung, wenn sie nicht rechtzeitig überwunden wird, zur Auflehnung gegen die Eltern und die Großen überhaupt, zu ihrer systematischen Entwertung. Durch ständige Kritik werden die Eltern herabgesetzt, später dehnt sich diese Tendenz auf die weitere Umgebung aus. Fehlen die Eltern, so trifft die entwertende Tendenz Erzieher, Aufsichtspersonen oder andere Träger der Autorität. Diese Form der Trotzhaltung ist einer nihilistischen nahe verwandt. Einige unserer Patienten hatten offenbar diese Entwicklung mitgemacht, nur wenige jedoch sprachen sich darüber aus. Einer sagte, daß er nie Respekt vor den Großen gehabt habe. Er hasse diese unnatürliche Anbeterei. Die Großen seien schlechter als die Kinder, er habe nie verstanden, warum man zu ihnen aufsehen solle. Ehre und ähnliche Begriffe gäbe es nicht für ihn.

4. Die physiologische Minderwertigkeit des Kindes kann sich unter ungünstigen Bedingungen — wie hinlänglich bekannt — zu pathologischen Minderwertigkeitsgefühlen entwickeln. In allen diesen Fällen pflegt alsbald ein Kompensationsmechanismus in Form einer Überkompensation einzusetzen. Dies äußert sich in abnormalem Geltungsstreben, oft in einem Ehrgeiz um jeden Preis. Die wichtigste Folge dieser Entwicklung ist eine Absolutsetzung des eigenen Ichs. Alle Dinge und Handlungen werden ein Mittel zu dem Zwecke, das eigene Ich zu erhöhen, ihm Geltung und Anerkennung zu verschaffen. Die Vorgänge des Lebens werden aus der Atmosphäre der Sachlichkeit in die der Ichhaftigkeit gezogen, (um diese beiden Ausdrücke Künkels zu verwenden).

Wir haben diesen theoretisch noch einmal kurz angedeuteten Vorgang bei zahlreichen Patienten praktisch bestätigt gefunden. Folgende Hauptkennzeichen dieser Entwicklung seien hier festgehalten:

a) Entwicklung krankhaft anmutenden Ehrgeizes.
b) Anstreben von unnatürlichen, überhöhten Zielen. Oft geradezu Versuche, als „gottähnlich" anerkannt zu werden.
c) Verstärktes Messen und ständiges Vergleichen mit der Umgebung.
d) Das Bemühen, die anderen zu verkleinern und zu unterdrücken.
e) Ausprägung von Charakterzügen, die im Grunde im Dienste dieser Entwicklung stehen: Unduldsamkeit, Rechthaberei, Neid, Schadenfreude und Prahlerei.

---

[1]) Hier wären vor allem kleine Diebstähle zu erwähnen.

f) Ein starkes Überhandnehmen und Wuchern der Phantasie (auf deren Rolle beim Selbstmordversuch wir noch zurückkommen werden).

g) Damit im Zusammenhang häufiges Lügen, das in einigen Fällen bis zu angedeuteter Hochstapelei geht. (Siehe bereits Seite 18.)

Die Pubertät verstärkt häufig alle diese Symptome, besonders die Angst und den Trotz. Die erwachende Sexualität wurde wiederholt von unseren Patienten von Anfang an in ichhafter Weise erlebt und besonders zur Bestätigung des Selbstwertgefühles ausgenützt. (Darüber später mehr.)

Die Schilderungen unserer Patienten über die Pubertät sind relativ dürftig, weisen aber darauf hin, daß die Zusammenfassung aller Kräfte, die in dieser Zeit stattfinden soll, sich bei ihnen oft stark verspätete. Dadurch erfolgen manche Lebensentscheidungen, die das Älterwerden automatisch mit sich bringt (Beruf, Liebe u. dgl.), ohne daß der Betreffende schon die Reife oder auch nur ein gewisses Verständnis dafür erlangt hat. Dementsprechend kommt es zu groben Fehlern, oder — was ebenso kritisch ist — die Ergebnisse werden später, selbst wenn sie objektiv günstig sind, abgelehnt, da sie ohne den eigenen Willen zustande kamen und als aufgezwungen erlebt werden.

Die hier angeführten schädigenden Einflüsse in der Kindheit und ihre Folgeerscheinungen erheben durchaus nicht Anspruch auf Vollständigkeit. Hier ging es nicht um theoretische Erwägungen, sondern darum, das festzuhalten, was die untersuchten geretteten Selbstmörder angaben. Dementsprechend wurden nur jene Tatsachen und Mechanismen wiedergegeben, die diese Patienten objektiv und subjektiv erlebt hatten, bzw. die sich in ihrem Erleben deutlich erfassen ließen.

Das Kapitel Kindheit läßt sich ungefähr folgendermaßen zusammenfassen:

Die Tatsache, daß bei einem nicht unbeträchtlichen Teil von Patienten mit Suicidtendenz negative Kindheitserlebnisse dominierten, ist einigen Autoren aufgefallen. Die daraus gezogenen Schlußfolgerungen aber waren äußerst vorsichtig. Am weitesten ging diesbezüglich Andics, die feststellte, „daß durch lieblose Kindheit eine Art Selbstmorddisposition geschaffen wird."

67 von den 100 Patienten, die Andics untersuchte, verbrachten eine ungünstige Kindheit. Dabei hatten 11 dieser 67 Patienten ihre Kindheit als gut bezeichnet, obwohl schädigende Faktoren objektiv eindeutig nachweisbar waren. Man ist nun sicher berechtigt, ja sogar verpflichtet, die subjektiven Aussagen zu korrigieren, wenn Tatsachen bekannt werden, die dies verlangen.

Auch wir konnten neben jenen Patienten, die von sich aus ihre Kindheit als ausgesprochen ungünstig bezeichneten, bei vielen anderen zumindestens schädigende Einflüsse feststellen, und haben sie in einer gesonderten Rubrik festgehalten. Vergleichen wir nun die Ergebnisse von Andics mit den unseren:

	ungünst. Kindheit	schädig. Einflüsse	gute	ungeklärt	Summe
Andics	67		15	18	100
unsere Ergebnisse	322	172	70	86	650

Die Gegenüberstellung ergibt, daß wir auf Grund des größeren Materiales berechtigt sind, die Bedeutung der ungünstigen Kindheit für den Selbstmord noch stärker zu betonen, als dies Andics getan hat. Einem Teil unserer Patienten war, wie gesagt, dieser Zusammenhang selbst aufgefallen. Aber auch bei jenen, denen er subjektiv nicht bewußt geworden war, können wir ihn als sicher gegeben annehmen. Denn hier ist die objektive Prüfung letzter Maßstab und das Zusammentreffen so vieler schädigender Faktoren in der Kindheit gerade von Selbstmördern kann kein Zufall sein.

Durch die ungünstige Kindheit erleidet der Mensch Einbußen und Verluste, die oft nicht mehr gut zu machen sind. Vermehrter und verminderter Widerstand der Umgebung können sich dabei gleichermaßen schädigend auswirken. Als Folge davon setzt eine Fehlentwicklung ein, deren wesentliche Kennzeichen während der Kindheit hier beschrieben worden sind und an deren Endpunkt oft mit grausamer Konsequenz der Selbstmordversuch steht [1]).

Vergessen wir nicht: Der Lebensplan eines Großteils unserer Patienten entstand unter erschwerten Bedingungen. Dementsprechend findet man Zeichen des „Sichzurückziehens", des „Sichzurückgesetztfühlens", die bis zu mehr oder minder latentem Haß reichen auf der einen Seite, Zeichen eines verstärkten Geltungsbedürfnisses und das Anstreben unnatürlich überhöhter Ziele, die zwangsläufig nicht erreicht werden können, auf der anderen Seite. Noch vor dem Eintritt in das „große Leben" erzwingen Hemmungen das Aufgeben gewisser Lebensbereiche. Der Lebenswille ist oft zu dieser Zeit bereits geschädigt und demzufolge erscheint die psychische Belastbarkeit gering [2]).

[1]) Die überwältigende Mehrzahl unserer Patienten zeigte bereits in der Kindheit deutliche Symptome der beginnenden Neurose. Diese rechtzeitig zu erkennen und zu behandeln, stellt somit eine wichtige Aufgabe der SM-Prophylaxe dar (siehe später).

[2]) Man kann bei genauer Untersuchung nachweisen, daß die spätere Überempfindlichkeit gegenüber gewissen Traumen, wodurch diese zum Motiv des SM werden, darauf zurückgeht, daß ähnliche Traumen in der Kindheit erlitten und als besonders schwer empfunden wurden. Siehe z. B. den von mir publizierten Fall zweier Brüder, die beide in ihrer Kindheit von den Eltern in Heime gegeben („ausgesperrt") wurden, und später beide voneinander unabhängig einen SMV unternahmen, als ihre Gattinnen sie aus dem gemeinsamen Zimmer sperrten.

Diese Tatsache stellt einen besonders eindringlichen Beweis für den Zusammenhang zwischen Kindheitserlebnissen und SM dar. Umgekehrt gäbe sie uns prophylaktisch die Möglichkeit, aus der spezifischen Art der Kindheitstraumen darauf zu schließen, welche Geschehnisse bei dem Betreffenden besonders leicht zu SM-Motiven werden könnten.

DIE TRAUMATISIERUNG.

Es ist eine alte Erfahrungstatsache, daß keinem Menschen hier auf Erden Enttäuschungen erspart bleiben. Niemand kann alle Möglichkeiten, die in ihm schlummern, im Verlaufe des Lebens realisieren. Immer wieder kommt es zu Situationen, Konstellationen und Schicksalsschlägen, die uns enttäuschen und zurückwerfen. So erscheint es geradezu als eine Hauptaufgabe der einzelnen Persönlichkeit, mit all diesen Rückschlägen fertig zu werden und gegebenenfalls von neuem anzufangen. Besonders oft wird man in unruhigen Zeiten vor diese Aufgabe gestellt werden, und es kann kein Zweifel darüber bestehen, daß die Gegenwart eine solche Periode darstellt.

Sicher erlebt also jeder Mensch die Traumatisierung im Verlaufe seines Daseins, sicher erlebt heute sie jeder in verstärktem Maße. Aber dennoch bleibt es auffällig, daß die Lebensgeschichte der Selbstmörder in der Mehrzahl der Fälle eine Aneinanderreihung und Häufung von traumatisierenden Erlebnissen aufweist, die man selbst in diesen Zeiten als außergewöhnlich bezeichnen muß. Unsere Patienten erkannten dies selbst, hatten sich zum Teil mit dieser Tatsache wiederholt auseinandergesetzt und fanden verschiedene, jedoch stets dasselbe meinende Wort dafür. Einige Beispiele: „Ich bin vom Schicksal verfolgt, was ich anfasse, geht schlecht aus", „ich bin so verzweifelt, weil mir in letzter Zeit alles schief gegangen ist, ich kann anpacken, was ich will, es geht nicht gut", „seit Jahren erlebe ich immer wieder Enttäuschungen, seit Jahren bin ich allein, verbringe jeden Abend daheim, und grüble über mein Schicksal nach" usw.

Hier muß etwas ganz Wesentliches vorausgeschickt werden. Man gewinnt nämlich in sehr vielen Fällen den Eindruck, daß nicht zufällig, nicht wie von ungefähr eine Summation von traumatisierenden Erlebnissen aus der Anamnese der Selbstmörder hervorgeht. Hier wird oft der Mensch nicht nur von den Umständen geformt, sondern der Mensch formt auch die Umstände. Dies kann auf mannigfache Art geschehen. Meistenteils geschieht es unbewußt, und der Betroffene hat schließlich keine Ahnung, wieso gerade ihm „nichts erspart bleibt." In einer ganzen Reihe von Fällen konnten wir beobachten, daß die Patienten seit frühester Zeit mit vorgefaßten Meinungen durch das Leben gingen, die dieses stark und im allgemeinen äußerst ungünstig beeinflußten und zwangsläufig zu Enttäuschungen führen mußten. Das häufigste von diesen „Dressaten" im Sinne Künkels war — oft seit der Kindheit wirksam: Es wird alles schief gehen, alles wird Unglück bringen. Aber auch andere kamen öfter vor: Ich traue mir gar nichts zu, ich bin ein hilfloser Mensch, ich bin sehr ungeschickt, ich kann nicht lieben, ich werde immer betrogen, ich kann niemandem „wehe tun", alle

Männer sind schlecht, ich kann nur ältere Männer lieb haben, ich bin zu schwach für das Leben, bin einer Arbeit nicht gewachsen. Es war interessant zu beobachten, wie diese Ansichten, die oft als zusammenfassende Bilanz des bisherigen Lebens gebracht wurden, in Wirklichkeit a priori gefaßt waren und so einen entscheidenden Beitrag zu der ungünstigen Entwicklung und Bilanz geleistet hatten.

Bei manchen Fällen findet sich eine versteckte Tendenz, von einem Unglück ins andere zu geraten. Wir haben gesehen, daß die meisten unserer Patienten sich selbst als „nervös"bezeichneten, oder von anderen so bezeichnet wurden. Nun verhindert diese „Nervosität" (die in der Hauptsache mit neurotischen Mechanismen identisch ist) die einheitliche Verfolgung eines Zieles und verlangsamt die Entschlußfähigkeit (in extremen Fällen kann es bis zur völligen Aufhebung derselben kommen) durch ständiges Zweifeln und Schwanken. Bei manchen Patienten, — oft klagten gerade sie besonders über ihr Unglück, das zu starker Vereinsamung geführt hatte — wurde deutlich, daß sie selbst sich Enttäuschung auf Enttäuschung bereitet hatten, indem sie mit einer stets konstanten, starren Einstellung immer wieder einander ähnliche Situationen herbeiführten, die dann auch stets in gleich ungünstiger Weise ein Ende fanden. Sie waren sozusagen, um es in den Worten Adlers auszudrücken „ihren Ohrfeigen nachgelaufen", rechtfertigten ihr späteres, völlig passives Verhalten mit den „vielen Mißerfolgen", so daß es nicht schwer fällt, die Zweckhaftigkeit solchen Tuns zu durchschauen; es soll eine Begründung und Entschuldigung für die mangelnde Aktivität und gleichzeitig eine Sicherung gegen das Übernehmen verantwortungsvoller Aufgaben und Bindungen gefunden werden.

Außerdem ist nicht zu übersehen, daß sich in einer solchen ungünstigen Entwicklung — wenn sie längere Zeit andauert — die Traumen besonders leicht häufen, weil eines schon wieder leichter das nächste bedingen kann (freilich nicht muß). Viele unserer Patienten waren durch Fehler in kritische Situationen gekommen. Bei dem Versuch, die Lage zu ändern, begingen sie meistens neuerlich Fehler. Oft scheint dabei den Betroffenen ihre Situation so hoffnungslos zu sein, daß sie sich an jeden Strohhalm klammern, wobei sie die Situation in der Regel noch beträchtlich verschlimmern. Es darf also nicht übersehen werden, daß die Traumatisierung — wenn sie einmal im Gange ist — auch eine eigene dynamisch-verstärkende Wirkung in sich trägt.

Die Tatsache, daß sich soviele traumatische Erlebnisse in der Lebensgeschichte der Selbstmörder vorfinden, wird man also z. T. durch folgende Erwägungen verstehen können:

Oftmals ist die Anhäufung von Traumen eine unbewußt herbeigeführte und steht mit der Gesamthaltung der Persönlichkeit, ihrer Leitlinie und ihrem Lebensplan durchaus im Einklang.

Ferner ist die Traumatisierung bei einer falschen Haltung dem Leben gegenüber — wie sie bei den Selbstmördern fast immer zu finden ist — unvermeidbar.

Schließlich ist es — wenn die Traumatisierung bereits reale Verhältnisse ungünstiger Art geschaffen hat — sehr schwer, eine solche Entwicklung abzubrechen, weil dann diese Not gewöhnlich immer zum Anlaß für neue Fehler und damit für neuerliche Traumatisierung wird.

Nach diesen einleitenden wichtigen Feststellungen müssen folgende zwei Punkte geklärt werden:

1. Was wird eigentlich als ein Trauma erlebt und als solches bezeichnet?
2. In welchem Zusammenhang steht die Traumatisierung mit dem Selbstmordversuch?

I. Was wird als Trauma erlebt?

Die Antwort wird — zunächst ganz allgemein gehalten — lauten: Einerseits Erlebnisse und Geschehnisse, die tatsächlich schwere Rückschläge bedeuten und deren traumatisierender Charakter daher absolut einfühlbar ist. Andererseits aber auch Vorgänge, die im Grunde vollkommen harmlos und ohne jede Bedeutung sind und nur von den Betroffenen zu wichtigen Dingen hinauflizitiert und dann als schwere Traumen erlebt werden.

Im gesamten überwogen bei unserem Material die wirklichen Traumen. Zu wiederholten Malen aber sahen wir, daß sich im Lebensweg eines Menschen objektive und nur subjektive Traumen mischten. Bei manchen Patienten waren die letzteren sogar deutlich in der Überzahl.

Auch hier zeigt sich der Zusammenhang mit der Fehlhaltung: Denn man kann sagen: Je unbedeutendere Dinge als Traumen erlebt werden, desto ausgeprägter die Fehlhaltung. Es ist (abgesehen von der Debilität) immer die Überempfindlichkeit — ein typisches Kennzeichen des nervösen Charakters — die dazu führt, daß man „aus einer Mücke einen Elefanten macht". Auch die falsche Zielsetzung führt leicht zum Erlebnis von „Rückschlägen", ohne daß solche vorhanden sind. Ein besonders typisches Beispiel dafür:

Der 39jähr. Patient gibt an: „Ich habe immer schon von Kindheit auf starke Minderwertigkeitsgefühle gehabt. Meine Eltern waren schwierige Menschen, ich habe mich niemals so richtig getraut, das zu sagen, was ich sagen wollte. Ich weiß gar nicht, ob alles, was geschah, mein Wille war. Ich machte nur automatisch mit. Nach der Schule kam ich ins Geschäftsleben, jetzt bin ich Manipulant, aber ich kann das nicht leisten, was man von mir verlangt." — Der Geschäftsführer bezeichnet den Patienten als tadellosen, gut verwendbaren Arbeiter. — Eine weitere Exploration des Patienten bestätigte gesteigerten Ehrgeiz, er wollte unbedingt besonders rasch Karriere machen, kam natürlich nicht so schnell voran, wie er es erhoffte und glaubte deshalb, er sei unfähig..

Die falsche Zielsetzung hatte die Traumatisierbarkeit erleichtert und zum Erlebnis von „Rückschlägen" geführt, ohne daß solche vorhanden waren.

Jene Ereignisse, die den Selbstmord auslösen, das heißt, die von den Suicidanten als Motive bezeichnet werden, sind besonders häufig nur subjektiv erlebte Traumen und durchaus nicht so schwerwiegend, wie sie im Moment der Tat empfunden werden. Die geretteten Selbstmörder sehen das wiederholt selbst später ein und können dann gar nicht verstehen, daß sie sich „wegen einer solchen Geringfügigkeit das Leben nehmen wollten". Dazu ist noch zu bemerken: Je länger die Fehlentwicklung andauert, je fortgeschrittener die Fehlhaltung ist, desto leichter können unbedeutende Dinge traumatisierend wirken.

Um nun sowohl objektiven, als auch subjektiven Gesichtspunkten gerecht zu werden, gilt es einerseits, das zu beachten, was die Patienten als „ihr Unglück" bezeichnen, andererseits sachlich die Lebenssituation zu prüfen, in der sie sich tatsächlich befanden. So wird man die Frage, was als Trauma erlebt wird, am ehesten beantworten können.

Hier zeigt es sich nun, wie recht Adler hatte, als er sagte, daß sich das Leben des einzelnen hauptsächlich auf die zwei Grundpfeiler Familie und Beruf stützt. Auf diesen beiden Gebieten vor allem versucht der Mensch, die in ihm angelegten Möglichkeiten zu realisieren und diese Realisierung erlebt er als Glücksgefühl. Jeder Rückschlag in den genannten beiden großen Bereichen, wird als Unglück, als Trauma empfunden. Schon Andics hat nun gezeigt, daß der Selbstmord unmittelbar mit dem Verlust von Lebensbereichen, und zwar vor allem mit Verlusten in diesen beiden grundlegenden Bereichen zusammenhängt. Unsere Untersuchungen bestätigen diese Ansicht und beweisen neuerlich, daß die meisten und zugleich die eingreifendsten Traumen diese beiden Gebiete betreffen.

1. Familie.

Zuerst ein Überblick über den Familienstand unserer Patienten.

Männer:				
ledig (unter 30 Jahren)	ledig (über 30 Jahre)	verheiratet	geschieden	verwitwet
48	50	133	24	14
Frauen:				
ledig (unter 27 Jahren)	ledig (über 27 Jahre)	verheiratet	geschieden	verwitwet
96	52	157	38	38

Das Erleben des anderen Geschlechtes zielt über verschiedene Zwischenstufen und -lösungen, im letzten darnach, sich mit einem Menschen des anderen Geschlechtes zu einem festen, immerwährenden Bund zu vereinen. Die Ehe stellt die Krönung und Vollendung dieses Strebens dar, und sie ist zugleich bestimmt, Quelle des größten Mysteriums zu werden: der Fortpflanzung des Menschengeschlechtes. Der neue Mensch, das Kind soll Aufnahme finden in der Ehegemeinschaft, die sich so zur Familie entwickelt. Der Wille zu Ehe und Familie wird stets der entscheidende Maßstab sein, an dem die Einordnungsfähigkeit und die Bereitschaft des Menschen, seine Lebensaufgabe zu erfüllen, gemessen werden kann.

Der größte Teil der untersuchten Selbstmörder zeigte zweifellos diese Bereitschaft, erlebte aber dabei durch mannigfachste Umstände schwere, oft wiederholte Mißerfolge [1]). Es gibt nur ganz wenige Selbstmörder, die die gestellte Aufgabe für längere Zeit zu lösen imstande waren, die Mehrzahl erlitt in der Ehe irgendwie Schiffbruch. Bei einem anderen, wesentlich kleineren Teil erscheint der Wille zur Ehe und Familie schon frühzeitig so ungünstig beeinflußt und geschädigt, daß es von vornherein niemals zu einer dauernden oder längerwährenden Beziehung mit dem anderen Geschlechte kommt. Mit diesen letzteren wollen wir uns zuerst beschäftigen:

a) Die Ehe wird niemals angestrebt oder nicht rechtzeitig erreicht (52 Frauen über 27 Jahre alt und noch nicht verheiratet, 50 Männer über 30 Jahre alt und unverheiratet).

Die Grenze von 27, bzw. 30 Jahren scheint auf den ersten Blick etwas willkürlich gewählt. Und tatsächlich muß man allen statistischen Angaben gegenüber wegen ihrer „Starrheit“ vorsichtig sein. Ferner muß an und für sich die Tatsache, daß die Ehe zu einem bestimmten Zeitpunkt noch nicht erreicht ist, noch lange keine Ablehnung derselben bedeuten. Man muß in einzelnen Fällen verschiedene Faktoren berücksichtigen, die die Heirat z. B. verzögern können. Auch den empfindlichen Männermangel, der der Frau gegenwärtig die Realisierung des Ehewunsches erschwert, soll man einkalkulieren.

De facto aber zeigt es sich, daß die Mehrzahl der hier Erfaßten tatsächlich bewußt oder unbewußt einer Ehe auswich. Dies gilt auch für diejenigen Patienten, die von einem Lebensgefährten oder einer Lebensgefährtin sprachen. Wir können darin keine „eheähnliche“ Beziehung sehen. Hier wird eine wirkliche und für immer währende Bindung als ein Risiko abgelehnt. (Ausgenommen natürlich jene Fälle, bei denen schwerste finanzielle Schwierigkeiten die Ehe verhindern). Als das stärkste „Ehehindernis“ erweist sich dabei die bereits erwähnte, ins Pathologische gesteigerte Bindung an einen Elternteil. Viel häufiger ist es dabei (auch bei Mädchen) die Mutter, an die diese Menschen dann fixiert erscheinen. Häufig sehen wir diese Bindung dann, wenn der andere Elternteil bereits gestorben ist oder besonders abgelehnt wird. Auffallend ist, mit welcher Selbstverständlichkeit die Patienten über diese vollständige Fixierung berichten. Das Gebot, Vater und Mutter zu verlassen und dem Ehegefährten zu folgen, scheint oft völlig unbekannt oder verdrängt. Drei Beispiele dafür: „Heiraten? Nein. Kein Mann könnte mir das geben, was mir meine Mutter gibt.“ (42jähr. Patientin), „Meine Aufgabe ist, mich um die Mutter zu kümmern“ (51jähr. Patient), „Ich konnte den Tod meines Vaters nicht überwinden, ich war ihm zuliebe mein Leben lang allein geblieben“ (68jähr. Patient). Manchmal freilich klingt ein gewisser Vorwurf mit: „Die Mutter machte mir Schwierigkeiten bei jeder weiblichen Beziehung, schließlich gab ich alles auf“ (32jähr. Patient); oder: „Als ich 35 Jahre alt war, sagte die Mutter zu mir: Jetzt wird es Zeit, daß du dich um einen Mann umsiehst, ich werde nicht ewig leben. Da war es aber schon

[1]) 1926 waren die Verheirateten bei den Selbstmorden erstmalig stärker vertreten als die Ledigen, wurde aber noch mehr als die Hälfte aller Selbstmordhandlungen von Ledigen begangen. Heute überwiegen die Verheirateten auch bei den Selbstmordhandlungen: ein eindringlicher Hinweis auf die Ehekrise unserer Zeit.

zu spät für mich ...". 19 unserer Patienten haben infolge dieser starken Fixierung Ehe und Familie offenbar niemals ernstlich angestrebt.

Andere hatten seit der Pubertät mit hartem Widerstand und verzweifelten Versuchen der Eltern zu kämpfen, die Kinder nicht zu verlieren. „Sie wollten mich um keinen Preis der Welt hergeben", heißt es dann. „Ich konnte meine Braut nicht besuchen fahren, weil es der Vater verboten hat und ich finanziell von ihm abhängig war", sagte einer unserer Patienten und andere schilderten in ähnlicher Weise „Verhinderungsversuche" der Eltern. Manchen Patienten, die davon betroffen waren, gelang es schließlich, die Schwierigkeiten zu überwinden. Aber eine gewisse Schädigung ließ sich auch bei ihnen feststellen, Schuldgefühle, den Eltern „getrotzt zu haben", „durchgegangen zu sein", „ihren Willen vernachlässigt zu haben". Nicht selten wirkt sich dieses Schuldgefühl in der Ehe sehr ungünstig aus, mitunter zerstört es sie sogar. Eine andere, ebenso schwerwiegende Folge des Widerstandes der Eltern gegen die Ehe des Kindes ist oft das Schwanken desselben zwischen zwei Objekten, ohne sich für eines entscheiden zu können, oder eine Objektwahl, die bei genauer Prüfung des Sachverhaltes keine erfolgreiche Realisierung erwarten läßt. Wo immer das Schwanken in der Objektwahl oder die falsche Objektwahl zu einer festen Haltung wurde, die der Erreichung der Ehegemeinschaft im Wege stand, konnte eine besondere Fixierung an einen Elternteil nachgewiesen werden.

32jähr. Patientin, seit 8 Jahren im wesentlichen zwischen zwei Männern schwankend, ohne sich entscheiden zu können. Patientin ist uneheliches Kind, der Vater unbekannt. Die Mutter wird vergöttert (der Vater hat sie ja im Stich gelassen, das muß ich doch gutmachen).

27jähr. Patientin schwankt zwischen zwei Männrn, konnte sich jahrelang nicht entscheiden. Setzte sich den „falschen" in den Kopf, glaubte, er würde sie heiraten, wofür nicht der leiseste Anhaltspunkt bestand. Patientin hat den Vater früh verloren, liebt die Mutter ganz besonders.

36 unserer Fälle zeigten Schädigung der Liebesfähigkeit infolge des hier geschilderten, vermehrten Widerstandes ihrer Eltern.

Schließlich aber muß noch auf 30 Patienten hingewiesen werden, bei denen durchaus keine besondere Elternbindung nachzuweisen war, und die dennoch eine weitgehende Ablehnung einer dauernden Beziehung mit dem anderen Geschlecht aufwiesen. Innerhalb dieser Gruppe gibt es verschiedene Typen. Vor allem sind es aber die Schüchternen, Ängstlichen, die sich an das andere Geschlecht nicht herantrauen und die ihre zögernden Versuche gleich wieder abbrechen: „Ich versuchte die Einsamkeit zu durchbrechen, es gelang aber nie" (54jähr. Patientin), „Ich habe kein Glück in der Liebe, wollte mich lange schon verheiraten, aber es gelingt mir nicht" (38jähr. Patientin). „Muß ehrlich zugeben, daß ich lange Zeit von einem Mann zur Ehe aufgefordert wurde, er hat mir auch ganz gut behagt. Ich habe aber letztlich die Ehe stets abgelehnt, weil ich mich doch nicht getraue, mich mit einem Menschen auf ein Leben zu verbinden" (44jähr. Patientin). Diese Entwicklung wird vor allem bei der Frau sehr gefördert durch frühzeitige sexuelle Konflikte. Angesichts einer weitgehenden Sittenverderbnis ist es heute zur Überzeugung der Frau geworden, daß „nur die einen Mann bekommt, die bereit ist, sich sexuell hinzugeben“. Es wird also wiederholt angenommen, daß es nur zwei Möglichkeiten gebe: Erreichen der Ehe durch sexuelle Hingabe oder Verzicht auf das andere Geschlecht. Das sittliche Empfinden erlaubt das erstere mitunter nicht (auch wird den Eheversprechungen nur selten Glauben geschenkt). Diese Problematik spielt schon in jungen Jahren eine Rolle. So berichtete eine 15jähr. Patientin: „Der Freund verlangte den Verkehr, ich verweigerte es. Jetzt bereue ich das, denn dadurch habe ich ihn verloren.“ Eine 21jähr. Patientin sagte: „Der Bursch verlangte von mir etwas, das ich nicht gewähren konnte. Daraufhin hat er mich stehen lassen.“ — Es wird dann manchmal die sexuelle Enthaltsamkeit gewählt, und fast mit Verzicht auf den Mann für alle Zeit gleichgesetzt. Ist diese Haltung einmal genügend weit fortgeschritten, ist sie kaum mehr änderbar, das Männliche wird ängstlich abgelehnt. Einige Patienten (6) hingegen zeigten ihre Angst vor einer dauerhaften Bindung durch ausgesprochen wahlloses Ausleben des sexuellen Triebes, kamen also dem „Messalina“- bzw. „Don Juan-Typ“ sehr nahe. In zwei Fällen brach sie erst nach übereilt und unüberlegt geschlossener Ehe aus und führte natürlich zu vollkommener Zerstörung derselben.

11 Patienten schließlich dokumentierten ihre Ablehnung des anderen Geschlechtes durch Manifestwerden einer Homosexualität, andere hatten Zeichen einer latenten Homosexualität. Es kann hier nicht näher auf die Bedeutung der Homosexualität eingegangen werden [1]), jedoch wird man sie, abgesehen von der Triebkomponente, zum Teil auf Angst vor der Lebensaufgabe zurückführen und als einen Abwehrmechanismus infolge schwerer Entmutigung auffassen können. Auch hier liegen die schädigenden Einflüsse in der Kindheit, in der Elterbeziehung, aber auch in mannigfachen sexuellen Traumen gegenüber dem anderen Geschlecht.

b) Scheitern der Ehe.

Die Selbstmordstatistiken zeigen, daß der verheiratete Mensch gegenüber dem geschiedenen, verwitweten oder ledigen weniger am Selbstmord beteiligt ist. Das ist durchaus begreiflich, ist der Verheiratete doch in eine Summe von Beziehungen, Verpflichtungen und Aufgaben eingebaut, die ihn in stärkerem Maße an das Leben binden. Es muß aber hier gesagt werden, daß die Ehe auch ohne Scheidung eine solche Zerstörung von innen her erleiden kann, daß sie nicht mehr als entsprechender Halt erlebt wird. Die Statistik also, die nur Ledige, Verheiratete, Geschiedene und Verwitwete nebeneinander stellt, ohne nach dem inneren Gehalt und der Intaktheit der Ehe zu fragen, geht teilweise an dem

[1]) Die manifeste Homosexualität bedingt immer Erniedrigung, verstärkte Lebensschwierigkeiten, oft auch Bestrafung, befriedigt also die Selbstbestrafungstendenz weitgehend. Deshalb sind auch im Ganzen gesehen Selbstmorde bei Homosexuellen nicht so häufig, wie man annehmen müßte. Bei latenter Homosexualität reicht die fast immer mit ihr verbundene Neurose zur Bestrafung für das übermächtige Schuldgefühl oft nicht aus, weswegen hier Selbstmorde und Selbstmordversuche häufiger vorkommen.

Problem vorbei. Man wird sich vielmehr so ausdrücken müssen: Wird die Ehe richtig und ihrem tieferen Sinn entsprechend geführt, ist die Gefahr eines Selbstmordes sicher abgeschwächt. Die schlechte, zerbrechende Ehe hingegen wird oft als unüberwindliches Trauma erlebt und dann sind alle Sicherheiten, die ansonsten die Ehe gegen den Selbstmord bietet, aufgehoben. Der überwiegenden Mehrzahl unserer Patienten (404) gelang das Eingehen einer „dauernden" Beziehung, aber mehr als drei Viertel (356) erlitten in dieser Beziehung Schiffbruch, einige sogar mehrere Male. Addiert man zur Zahl 356 noch jene Fälle, in denen der Tod eines Ehepartners die Ehe löste, (diese sind in der Zahl 356 nur soweit enthalten, als die Ehe bereits vor dem Tode des einen Partners innerlich zerstört war), so kommt man zu der Erkenntnis, daß nur ein verschwindend kleiner Teil unserer Patienten in einer dauerhaften, wirklich glücklichen Ehe lebte. Nur in 62 Fällen war es dabei zu einer Scheidung gekommen [1]), in 84 Fällen drohte die Scheidung, in den restlichen (also in der Mehrzahl) war zwar die Ehe bereits leck oder zerstört, ohne daß aber (vorläufig) die Scheidung erwähnt wurde. Die Scheidung ist also nicht das alleinige Kennzeichen der zerstörten Ehe.

Unsere Untersuchungen zeigen, daß eigentlich beide Geschlechter in ziemlich gleichem Maße durch die Zerstörung der Ehe betroffen und erschüttert werden. Dieses Trauma ist für Mann und Frau und in jedem Alter ein schweres. Wir haben uns nun zu fragen, durch welche Umstände die Ehe unserer Patienten gescheitert ist und können dabei folgende Einteilung treffen (natürlich fanden sich bei einer Vielzahl von Fällen mehrere Faktoren gemeinsam. In der Einteilung figurieren sie dort, wo unserer Ansicht nach die entscheidende Ursache für das Scheitern lag):

1. Durch zu frühes Heiraten. (29 Patienten). Davon sind vor allem Mädchen (eine unserer Patientinnen heiratete mit 16 Jahren) und nur in geringerem Grade Burschen betroffen. Wiederholt findet man dabei denkbar schlechte Familienverhältnisse, so daß man direkt von einem überstürzten Verlassen des Elternhauses, von einer „Flucht in die Ehe" sprechen kann [2]). In diesem Zusammenhang sei besonders auf die Feststellung von Schwarz hingewiesen, daß zwar Verheiratete seltener Selbstmord begingen als Ledige, daß dies aber nur für Verheiratete vom 20. Lebensjahr aufwärts gilt, während Eheleute, die jünger als 20 Jahre sind, eine ausgesprochen hohe Selbstmordtendenz zeigen. Tatsächlich konnten wir feststellen, daß alle unsere Patienten, die vor dem 20. Lebensjahr heirateten, in ihrer Ehe Schiffbruch erlitten [3]), daß aber

[1]) Hier ist nur die Zahl derjenigen festgehalten, die im Zeitpunkt ihrer Einlieferung geschieden waren. Darüber hinaus finden wir bei manchen Patienten in der Vorgeschichte traumatisierende Scheidungen, sie hatten sich aber inzwischen neuerlich verehelicht.

[2]) Eine Patientin sagte: „Als ich heiratete, dachte ich mir, schlechter kann es in der Ehe auch nicht werden."

[3]) Allerdings scheiterten ja fast alle unsere Patienten in der Ehe. Die wenigen intakten Ehen waren aber ausnahmslos keine Frühehen.

die Selbstmordgefahr bei diesen durchaus über das 20. Lebensjahr hinausreicht. Wieviel Prozent aller Menschen vor dem 20. Lebensjahr heiraten, und wieviel von ihnen in der Ehe scheitern, ist uns allerdings nicht bekannt. Erst dann natürlich könnte Endgültiges über die Gefahr der „Frühehen" gesagt werden. Unsere Beobachtungen weisen aber auf ihre Gefahren (Unreife, frühzeitige Enttäuschungen) eindringlich hin. Der Zeitpunkt des Selbstmordversuches ist oft ein viel späterer, ursächliche Zusammenhänge mit der zerstörten Ehe lassen sich aber nachweisen.

2. Durch unzureichende Grundlagen der Ehe (53 Patienten). Die Prognose einer Ehegemeinschaft ist natürlich niemals mit völliger Gewißheit zu stellen. Man muß immer überraschende Entwicklungen und Zwischenfälle ins Kalkül ziehen. Aber ebenso wie wir berechtigt sind, bei gefestigten, sich der Bedeutung dieses Schrittes bewußten Menschen, auf eine harmonische dauerhafte Gestaltung der Ehe zu hoffen, muß man oft bei anderen bereits im Momente der Eheschließung sagen, daß alle Voraussetzungen zur Ehe fehlen. Das ist vor allem dort der Fall, wo die Größe und der Ernst der Aufgabe niemals bewußt geworden ist [1]), wo weder die eigene Eignung, noch die des Partners oder das Zueinanderpassen entsprechend genau geprüft wurde. Das Ergebnis ist eine ziemlich bald einsetzende Enttäuschung und Ernüchterung, die Erkenntnis von „Überhaupt-nicht-zueinander-passen", die unsere Patienten verschieden ausdrückten: „Er war ein lieber, anständiger Mensch, aber so ganz das Gegenteil von dem, was ich mir immer wünschte", „ich habe sie kaum gekannt, später erlebte ich erst, wie sie war, das war eine Überraschung für mich", „er war so berechnend und hart, ich dagegen bin weich und brauche viel Wärme, es ging ja so rasch, als wir heirateten, das konnte ich damals gar nicht bemerken", „wir hatten in allem und jedem verschiedene Interessengebiete, sie wollte auf meine Sachen nicht eingehen", „wir waren so verschieden, daß man kaum mehr ein vernünftiges Wort miteinander sprechen konnte".

Wie kommen nun diese Ehen zustande? Oft in einer oberflächlichen Stimmung, sozusagen im Vorübergehen, aus einem augenblicklichen Gefühl, oft auch in der Erwägung: Hält es nicht, so macht es auch nichts; mitunter in einem Überschwang der Gefühle, der den „blinden Fleck der Seele" bis zur völligen Kritiklosigkeit erweitert (besonders bei jungen Menschen). Die in Kriegszeiten, z. B. während eines Fronturlaubes geschlossenen Ehen sind allgemein bekannt. Den Mann beeinflußte dabei die nach den erlebten Schrecknissen besonders gesteigerte Sehnsucht nach Geborgenheit, die Frau fühlte sich oft verpflichtet, dem Mann Heimat zu geben, auch spielte die Angst vor dem „Sitzenbleiben" eine große Rolle. Die Nachkriegszeit hat diese Situation nur unwesentlich verändert. Der Mann steht heute noch vielfach unter dem Eindruck der Kriegserlebnisse,

---

[1]) Besonders schwerwiegend ist unserer Ansicht nach die Tatsache, daß diese Menschen nur das affektive Stadium der Liebe kennen, und die Liebe für erloschen halten, wenn die Affekte abklingen. Sie wissen nichts davon, daß dann erst durch Arbeit am Ich und am Du die dauernde Liebe beginnt.

der Männermangel ist jetzt noch fühlbarer geworden. Wir werden uns nicht wundern, wenn wir diese Ehen oft ebenso rasch scheitern sehen, wie sie geschlossen wurden. Im allgemeinen entbehrt die übereilt geschlossene Ehe der zu einem dauerhaften Bestand notwendigen Grundlagen.

Aber auch die verfehlte Elternbeziehung spielt in dieser Gruppe eine Rolle. Mehrere Patienten gaben an, von den Eltern in eine ihnen unerwünschte Bindung hineingetrieben worden zu sein. Bei anderen beeinflußte die Trotzhaltung gegen einen Elternteil die unüberlegte und rasche Gattenwahl. Ihre Zuneigung zu dem anderen Menschen steigerte sich in dem Maße, in dem ihn die Eltern ablehnten. Später erkennen sie zum Teil selbst den Mechanismus dieses Vorganges.

Vor allem ist es aber das neurotische Minderwertigkeitsgefühl und Geltenwollen, das zur falschen Partnerwahl führt. Ein Teil der hier erwähnten Patienten war dem anderen Geschlecht gegenüber so mutlos und ängstlich, daß er „den ersten Besten" gerne nahm, in der Überzeugung, glücklich sein zu müssen, überhaupt jemanden zu bekommen. Wie der Partner war, trat zurück gegenüber der Tatsache, d a ß er war. Eine 35jähr. Patientin sagte: „Ich war ganz erstaunt, daß jemand bereit war, mich zu heiraten". Ein 33jähr. Patient: „Sympathisch war sie mir nie, eigentlich eher unsympathisch. Aber ich war so glücklich, daß mich jemand liebte. Sie kam mir vor wie meine einzige Chance. Ich liebte nie, ich wollte immer geliebt werden." Dieser letzte Satz ist kennzeichnend für die Art, wie solche Ehen zustande kommen. Die entmutigten Menschen trauen sich keine Aktivität zu, sie hüten sich, von sich aus zu handeln, sie l a s s e n sich lieben, und liefern sich dem aus, der da kommt, gleichgültig, ob dieser Mensch ihren Wünschen entspricht oder nicht.

Unzureichende Grundlagen der Ehe sind auch überall dort vorhanden, wo sich ein Partner eine zu schwierige Aufgabe vornimmt, die er bei bestem Willen nicht zu vollbringen vermag. So heirateten einige unserer Patientinnen wissentlich Männer, die keine Eignung als Ehepartner besaßen, und schon wiederholt in ehelichen oder eheähnlichen Beziehungen gescheitert waren. (Eine Patientin fühlte sich zu einem Manne unwiderstehlich hingezogen, der bereits fünfmal geschieden war.). Ungünstigste Schilderungen über den Partner, wie, daß er unerträglich, Trinker, ja selbst bereits mehrmals vorbestraft sei, verhindern die Eheschließung nicht, im Gegenteil, man gewinnt oft den Eindruck, daß sie einen wesentlichen Anteil am Heiratsentschluß haben. So erzählte eine

31jähr. Patientin: „Ich wurde gewarnt, daß mein künftiger Mann unausstehlich und bereits zweimal geschieden sei. Ich war aber überzeugt, daß ich es besser machen würde als die zwei vor mir. Ich glaubte schon, was man mir erzählte, aber ich traute mir mehr zu als den anderen. Jetzt bin ich umso mehr enttäuscht."

Hier spielt ein sehr vager und nicht bewußter, n e u r o t i s c h e r E r l ö s u n g s w u n s c h (es sei hier an den „Angelismus" oder „Engelkomplex" erinnert, den Charles B a u d o u i n beschrieben hat)[1]), wiederholt eine große Rolle, wobei immer übersehen wird, daß die Kräfte zur Bewältigung der ge-

[1]) Der letztere Ausdruck stammt von C a r u s o.

stellten Aufgabe gewöhnlich nicht reichen. Das Elend, die Not des anderen veranlaßt das Aufbieten aller Kräfte, verhilft auch zum Gefühl der eigenen Güte („ich bin ein Engel“), der eigenen unbeschränkten Möglichkeiten, das Selbstwertgefühl wird gesteigert. Fast immer finden sich bei diesen Menschen überhöhte, durch eine gesteigerte Phantasie bedingte Ziele. Haben sie mit ihren Erlösungsbemühungen längere Zeit keinen Erfolg, erlahmen ihre Kräfte. Dies geschieht aber auch dann, wenn sie Erfolg haben. Es scheint, daß ihre Liebesfähigkeit von der Notlage des anderen abhängig ist. Nicht dessen Person interessiert sie, sondern seine Situation. Bessert die sich, erlischt auch ihr Interesse. Dies sahen wir besonders deutlich bei jenen drei Patienten, die Frauen geheiratet hatten, die einen mehr als fragwürdigen vorehelichen Lebenswandel führten. Als sie die Änderung erreicht hatten, waren ihnen die Frauen mehr oder minder lästig. Ein Kennzeichen dieser und überhaupt aller auf falscher Grundlage geschlossenen Ehen ist das rasche Erlöschen des Interesses, frühzeitig einsetzende Gewöhnung, in deren Folge Lieblosigkeit und Vernachlässigung auftreten. Die Sehnsucht nach Zärtlichkeit und Geborgenheit, die vor allem Frauen besonders empfinden, bleibt unerfüllt.

Verhängnisvoll ist es auch, wenn zwei Neurotiker in der Ehegemeinschaft zusammenstoßen und man muß sich wundern, mit welcher Sicherheit oft Neurotiker einander finden, um sich dann gegenseitig zu beweisen, „daß es in der Ehe nicht geht“. Mit ihrer eigenen Elternbeziehung nicht fertig Gewordene wählen besonders gern Partner, die ihrerseits eine verstärkte Bindung an einen Elternteil zeigen, Überempfindliche stoßen ebenfalls oft auf Gleichgeartete.

Auch die durch die voreheliche Schwangerschaft herbeigeführte Ehe entbehrt oft der nötigen Festigkeit. Sie kann später als erzwungen empfunden werden, zumindestens besteht mitunter von beiden Teilen aus die Tendenz, bei auftauchenden Differenzen recht kräftig auf den Zwang bei der Eheschließung hinzuweisen. Eine unserer Patientinnen warf es ihrem Mann ständig vor, daß er sie mit Ribiselwein betrunken und willfährig gemacht habe. Deswegen habe sie dann geheiratet, aber verziehen habe sie es dem Manne nie.

Auch ein allzu krasser Altersunterschied beider Partner kann zur Zerstörung der Ehe führen. So ist unter unseren Fällen ein 40jähr. Patient, der mit einer 71jähr. Frau verheiratet war.

Zum Abschluß möchten wir noch auf zwei Patienten hinweisen, deren Eheschließung durch bewußte Lüge, bzw. Vorspiegelung falscher Tatsachen zustande kam. So hatte sich ein debiler, analphabetischer Patient seine Liebesbriefe von jemandem schreiben lassen, ein anderer Patient hatte seiner Frau vorgeschwindelt, er sei Medizinstudent. Beide Ehen zerbrachen, als die Wahrheit ans Tageslicht kam. Eine mehr oder minder unbewußte Vorspiegelung falscher Tatsachen vor der Eheschließung kommt ja an und für sich recht häufig vor und hat als solche auch ihren Anteil an der späteren Ehezerrüttung.

3. Durch übertriebene Eifersucht (82 Patienten). Gemeint ist damit natürlich nur jene Eifersucht, die als eine Grundeinstellung, unabhängig von

Tatsachen, die Ehe zerstören kann. In einem geringen Teil der Fälle (acht) war sie zweifellos eine endogene konstitutionelle Eigenschaft, wie man sie im Rahmen der Schizoidie findet. Bei der Mehrzahl jedoch entsprang sie einer tiefen, neurotischen Lebensunsicherheit. Auf dem Grunde der Eifersucht findet sich ja immer der Zweifel, und wir haben schon gehört, wie oft er von unseren Patienten bis zur ständigen Unentschlossenheit gesteigert wurde. Die pessimistische, entmutigende Lebensbetrachtung kann nicht glauben, daß etwas gut geht. Immer wieder kommt der Gedanke „da stimmt etwas nicht“, der schließlich zur Eifersucht führt. Mit dieser Eifersucht quälen vor allem Frauen so sehr und so lange, bis sie wirklich Grund zur Eifersucht bekommen.

Eine 34jähr. Patientin war immer im Zweifel über die Treue ihres Mannes, fühlte sich sexuell minderwertig, glaubte, der Mann müsse andere Frauen haben. Schließlich verweigerte sie sich ihm und verbrachte eine Reihe von Jahren (offenbar mit hysterischen Leiden) im Spital. Tatsächlich betrog sie dann der Mann und sie erfuhr es. Sie produzierte Jucken und Brennen am Genitale, glaubte, infolge des außerehelichen Geschlechtsverkehres des Mannes angesteckt zu sein. Sie ließ sich mehrmals untersuchen, hielt die Untersuchung für eine Schande, die sie nicht überleben könne, und beging Suicid mit Schlafmitteln.

Das Gefühl der eigenen Schwäche führt zum Eindruck „unterlegen zu sein“, dieser wieder zu ständiger Angst und zum Zweifel, die sich beide in der gesteigerten Eifersucht ausdrücken. Die Eifersucht ist zugleich immer das Zeichen der Ichhaftigkeit, da sie alles von der Angst aus sieht, dem Ich könnte etwas genommen, etwas angetan werden.

Die wahre und aufrichtige Liebe können wir als die sachliche, richtig gesehene und erlebte Ich-Du-Beziehung auffassen. Wenn wir nun in der Eifersucht die Hauptform der unsachlichen, ichhaften Ich-Du-Beziehung erkennen, wird es uns nicht schwer fallen, in ihr eine Erkrankung der Liebesfähigkeit des Menschen zu sehen. In der Tat ist diese Erkrankung wiederholt eine so schwere und tiefgreifende, daß sie auf längere Sicht die Liebesbeziehung unmöglich macht und auf diese Weise das unbewußt angestrebte Ziel der Traumatisierung und das daraus folgende „Sich-zurückziehen“ erreicht.

Auch in allen jenen Fällen, wo der „Schwiegermutterkomplex“ eine Rolle spielt, ist die Eifersucht am Werke. Wenn sich kein anderes Objekt findet, richtet sie sich eben gegen die Schwiegermutter. Es ist dies nun vielfach zumindestens zum Teil begründet. Das Zusammenleben der jungen Eheleute mit den Schwiegereltern bringt große Gefahren mit sich, ist aber bei der heutigen Wohnungsnot sowie der finanziellen Situation oft unvermeidlich. Dazu kommt noch, daß mitunter ein Ehepartner tatsächlich eine zu starke Elternbindung zeigt, die dann einer glücklichen Ehe im Wege steht. Hier ein Beispiel, wo diese beiden Faktoren zur Zerrüttung der Ehe führten.

Die 33jähr. Patientin gibt an: „Seit drei Jahren bin ich jetzt mit ihm verheiratet. Der Mann ist gut, er hat auch eine schöne Stellung, aber wir wohnen Tür an Tür mit der Schwiegermutter und mit dieser ergeben sich ständig Schwierigkeiten. Sie kommt ohne anzuklopfen in unsere Wohnung, auch ins Schlafzimmer, wenn wir zusammen im

Bett liegen und macht dann Bemerkungen darüber. Wir essen bei den Schwiegereltern. Erst bieten sie uns das Essen an, dann sagen sie, wir essen ihnen alles weg. Wissen Sie, solange der Mann zu mir hielt, war der Konflikt erträglich. Doch ist seine Stellungnahme da sehr schwankend und zuletzt hat er sogar ausgesprochen zu seiner Mutter gehalten. Das ging so weit, daß er mir die Scheidung nahelegte." (Selbstmordversuch mit Luminal).

Die Frau will zumindestens in einem Bereich Alleinherrscherin sein und darin als solche von ihrem Manne anerkannt werden. Eine unserer Patientinnen bezeichnete die Tatsache, daß ihr die Schwiegermutter ständig beim Wäschewaschen habe helfen wollen, als entscheidenden Eingriff in ihre Bereiche.

Einerseits bestehen sicherlich oft viele reale Gründe für die Eifersucht gegenüber den Schwiegereltern, andererseits werden diese oft grundlos eben aus der neurotischen Einstellung heraus attackiert (wobei gewöhnlich die Beziehung zu den eigenen Eltern irgendwie gestört ist).

29jähr. Patient, einziges Kind, als Kind vor allem von der Mutter erzogen, sehr verwöhnt, an die Mutter fixiert. Intellektuell gut begabt; nach der Matura begann er Jus zu studieren, wurde jedoch durch den Krieg an der Vollendung des Studiums gehindert. Immer Einzelgänger, niemals wirkliche Freunde gehabt. Im Kriege eingerückt, und sehr an die damals herrschende Weltanschauung fixiert. Den Zusammenbruch Deutschlands schwer ertragen. Dazu aus der Heimat (Sudetenland) vertrieben, und von seinen Eltern getrennt. 1944 heiratete der Patient und zog nach dem Kriege mit seiner Frau zu deren Familie (Schwiegermutter, Schwager). Obwohl eine größere Wohnung zur Verfügung stand, kam es bald, vor allem mit der Schwiegermutter, zu Reibereien. Der Patient fühlte sich benachteiligt, wollte unbedingt im Mittelpunkt stehen, was sich so äußerte, daß er in regelmäßigen Abständen, in charakteristischer, gleichbleibender Weise Krach schlug, dann fortlief und schließlich reumütig zurückkehrte. Patient war auch auf seine beiden Kinder eifersüchtig, denen gegenüber er sich ebenfalls benachteiligt fühlte. Selbstmordversuch mit Schlafmittel. Patient sagte von sich selber: „Ich habe lange vorher nachgegrübelt, um einen Sinn des Daseins zu bekommen, ich kann mich aber nirgends verankern, außerdem habe ich eingesehen, daß meine weltanschauliche Fixierung falsch gewesen ist. Ich glaube nicht, daß durch den Tod eines Menschen, wie ich es bin, eine Störung im kosmischen Gleichgewicht eintreten könnte, die Menschen überschätzen die Wichtigkeit ihres Daseins." — Deutlicher kann man die Angst und das Minderwertigkeitsgefühl, das diese Eifersucht auslöst, nicht beschreiben. Bezeichnenderweise berichtete der Schwager über sein Verhalten im Beruf folgendes: Dort sei er eher „linkisch", mehr das „Bummerl", sehr gutmütig, ließe sich ausnützen, werde als Lückenbüsser für alle dummen Sachen verwendet.

Auch alle seltsamen Überempfindlichkeiten, an denen manche Ehe scheitern kann, gehen, wie die Eifersucht, auf Angst und Unsicherheit zurück. So glaubte einer unserer Patienten, die Gattin liebe ihn nicht mehr so, weil sie beim Mittagstisch Zeitung las. Eine Patientin wiederum hatte ängstlich auf ihren Mann gewartet, der sich stark verspätete. Als er schließlich „fröhlich" heimkam, war ihre Verbitterung über die Diskrepanz zwischen ihrer Angst und seiner Fröhlichkeit so groß, daß sie einen Selbstmordversuch (sicherlich demonstrativen Charakters) unternahm. Bei drei Patientinnen hatte die Tatsache, daß der Mann den Hochzeitstag vergaß, nach ihren Angaben einen gewissen Einfluß auf den Selbstmordversuch.

4. Durch Kinderlosigkeit (40 Patienten):

Dieser Punkt erscheint im Zusammenhang mit unserem Thema besonders interessant. Allgemein bekannt und anerkannt ist der Satz: Je mehr Geburten, desto geringer die Selbstmordneigung. Durkheim zeigte in folgender Gegenüberstellung der Selbstmordziffer 1889/91 in Frankreich die Bedeutung des Kinderbesitzes auf (zitiert nach Gruhle):

	Männer	Frauen
Verheiratete mit Kindern	33,6	7,9
Verheiratete ohne Kinder	64,4	22,1
Verwitwete mit Kindern	93,7	18,6
Verwitwete ohne Kinder	125,8	32,2.

Man sieht also: Sowohl bei Verheirateten als auch bei Verwitweten und bei beiden Geschlechtern ist die Selbstmordtendenz der Kinderlosen eine bedeutend größere. In den hier angeführten Zahlen steht das männliche Geschlecht im Vordergrund, bei Einbeziehung des Selbstmordversuches gleicht sich dies bis zu einem gewissen Grade aus. Eines bleibt klar: die Kinderlosigkeit kann für den Mann ein ebenso großes Trauma bedeuten wie für die Frau.

Daß die Frau die Sehnsucht nach dem Kinde in sich trägt, ist leicht verständlich, ist sie doch ihrem ganzen Wesen nach zur Mutter bestimmt, stellt doch die Mutterschaft die Krönung ihrer Lebensaufgabe dar. Das Verhältnis zwischen Mutter und Kind ist auch deswegen die innigste Form der mitmenschlichen Beziehung, weil die Gemeinsamkeit in den ersten Monaten nach der Zeugung eine körperliche ist. Von all dem liegt eine Ahnung in jeder Frau, und deshalb strebt jede nach diesem Ziele.

Bedeutet für die Frau das Kind ein ganz ihr gehörendes, aus ihrem Körper entsprungenes Lebewesen, so erlebt der Mann das Kind zwar anders, aber nicht weniger stark. Ja, man gewinnt sogar mitunter den Eindruck, daß der Mann das Kinderlosbleiben noch härter empfinden kann als die Frau. Die Bezeichnung „mein Kind" hat in seinem Munde eine besondere Bedeutung. Es ist der männliche Stolz, der Wunsch, den eigenen Namen fortzusetzen und dem Kinde eine bessere Zukunft zu bauen, ein schöneres Leben, als man selbst es gehabt hat, der im Manne die Sehnsucht nach Nachkommenschaft auslöst. Beiden Geschlechtern ist aber in der Stellung zum Kinde gemeinsam: daß dieses eine Aufgabe bedeutet, und zwar in der Regel eine, der man sich gerne unterzieht, zu der man anders, freudiger ja sagt, als zu verschiedenen anderen Aufgaben des Lebens, die oft als mehr oder minder aufgezwungen empfunden werden. Unter unseren Patienten fanden wir 62, deren Ehe trotz langjährigen Bestehens kinderlos geblieben und wo teilweise aller Wahrscheinlichkeit keine Änderung mehr zu erwarten war. In einigen Fällen waren die Betroffenen damit einverstanden, drei betonten sogar ausdrücklich, daß sie nie Kinder gewollt hätten. In 16 Fällen wurde das Fehlen des Kindes als Mangel empfunden und bedauert, doch bestand offenbar Einigkeit unter den Eheleuten, daß man sich mit der Tatsache abfinden müßte (ungünstige finanzielle Verhältnisse erleichterten teilweise dieses Sichhinein-finden).

In 40 Fällen aber führte die Kinderlosigkeit zu einer schweren Beeinträchtigung der Ehe. Teilweise war sie so indirekt (weil die Ehe deshalb unglücklich verlief), teilweise als auslösendes Motiv sogar direkt am Selbstmordversuch beteiligt. Die Frauen waren dabei ganz knapp in der Mehrzahl (22). Eine 33jähr. Patientin war von Frauenarzt zu Frauenarzt gelaufen, um ihre Sterilität zu beheben. Als kein Erfolg eintrat, beging sie in momentaner Verzweiflung Selbstmord mit Leuchtgas. Einer 18jähr. Patientin, die bereits verheiratet war, blieben dreimal die Menses aus, sie glaubte jedesmal, schwanger zu sein, hielt die dann auftretenden Blutungen für einen Abortus. Als dies sich dreimal wiederholte, kam sie zur Überzeugung, daß ihr sehnlichster Wunsch, nämlich Mutter zu werden, nicht in Erfüllung gehen könnte und beging deshalb einen Selbstmordversuch mit Leuchtgas.

Interessant ist, daß von den hier erwähnten 22 Frauen ungefähr die Hälfte das Fehlen des Kindes von sich aus als Trauma empfand, während die anderen dies im Hinblick auf den Mann taten. „Er wünsche sich so sehr einen Nachkommen“, hieß es da zum Beispiel, „und wenn sie ihm den nicht geben könne, werde er sich eine andere nehmen.“ Es spielt also die Angst vor dem Manne und vor der eigenen „Minderwertigkeit“ auch eine Rolle bei der Beurteilung der Kinderlosigkeit durch die Frau.

Unsere männlichen Patienten sahen hingegen ausnahmslos das Problem von einem egozentrischen Standpunkt. Ob die Frau darunter leidet oder nicht, erschien gleichgültig gegenüber der Tatsache, daß der eigene Wunsch nicht in Erfüllung ging. Man täuscht sich aber, wenn man glaubt, daß der Mann sich in solchen Fällen über seine Haltung eindeutig ins klare kommt. Sein Verhalten wird — so zeigen es zumindesten unsere Fälle — in der Regel ein ambivalentes, er versucht, „der Frau zu verzeihen“, benützt freilich die Tatsache mitunter zur Rechtfertigung von Seitensprüngen und macht der Frau bei Affektausbrüchen ihre Kinderlosigkeit zum Vorwurf. Da ihm die Stärke zum Ertragen der Situation fehlt, zerstört er gewöhnlich mit seinem Verhalten langsam die Ehe und beklagt sich am Ende darüber, daß „alles verpfuscht sei“. Es ist uns aufgefallen, daß es außerdem für Männer immer feststeht, daß die Frau an der Kinderlosigkeit schuld ist.

Später, im Kapitel „Einengung“ wird noch besonders darauf hingewiesen werden, daß die Selbstmörder mitunter mehrere oder einzige Kinder durch Krankheiten oder Unglücksfälle verloren haben. Hier möchten wir nur auf den traumatisierenden Einfluß des Abortus nachdrücklich aufmerksam machen, insbesondere auf den des arteficiell eingeleiteten. Es finden sich im Anschluß daran wiederholt Selbstvorwürfe, die besonders gesteigert erscheinen, wenn dann keine Gravidität mehr eintritt. Eine unserer Patientinnen bezeichnete ihre Kinderlosigkeit als Strafe für einen seinerzeitigen künstlichen Abortus.

Andererseits kann auch neben der Kinderlosigkeit die unerwünschte Schwangerschaft ein Trauma sein, das sogar unmittelbar mit dem Selbstmordversuch in Zusammenhang steht. Vor allem muß hier auf die große Bedeutung der unehelichen Gravidität hingewiesen werden, die in der Literatur bereits wiederholt erwähnt wurde. Auch bei unserem Material finden sich acht unehelich schwangere Frauen.

Unter gewissen Umständen aber wird auch die eheliche Gravidität als schwere Belastung erlebt. In vier Fällen gaben männliche Suicidanten als Grund für ihre Tat die Schwangerschaft ihrer Frauen an, dreimal war dies bei Frauen selbst der Fall. Fünf dieser Patienten erklärten, daß die Schwangerschaft aus finanziellen Gründen für sie eine Katastrophe sei, in den restlichen zwei Fällen waren die Ehepaare bereits soweit auseinandergerückt, daß sie das Kind als unerwünschte „Verewigung" der Bindung ablehnten.

Bei der Mehrzahl der schwangeren Suicidantinnen [1]) (gleichgültig, ob verehelicht oder nicht) war die Finalität (= Erwirkung einer Interruptio) ihres Tuns sehr deutlich und ihnen selbst zumindestens teilweise bewußt. So sagte eine Patientin: „Wenn keine Unterbrechung stattfindet, werde ich es wieder tun" [2]).

5. Durch den Alkohol (50 Patienten). Schon durch die Trunksucht der Eltern wurden manche unserer Patienten, wie wir bei der Besprechung der Kindheit erwähnt haben, in doppelter Weise geschädigt. Nun sehen wir, daß ein Teil unserer Patienten selbst zu Trinkern geworden ist, und daß ihnen diese Tatsache die Ehe zerstören und dadurch zum Selbstmord beitragen kann. Dabei sind zahlenmäßig (soweit sich das trennen läßt) hier nur jene Fälle erfaßt, wo die Trunksucht primär die Ehe zerstörte. Unberücksichtigt blieben jene Fälle, wo die Trunksucht nur eine sekundäre Reaktion auf eine bereits vorher nicht intakte Ehe zu sein schien. Ferner wurden auch jene ausgeschieden, wo wissentlich ein schwerer Trinker zum Ehepartner genommen worden war.

Einerseits gefährdet die Trunksucht die Existenzgrundlage der Familie. Der Lohn wird oft im Alkoholkonsum verbraucht, später kommt noch oft der Verlust des Arbeitsplatzes und damit der Entlohnung hinzu. Außerdem zerstört die nach und nach zunehmende Charakterveränderung des chronischen Trinkers die Grundlagen des guten Einvernehmens der Eheleute und macht eine Beeinflussung in fortgeschrittenen Fällen fast unmöglich. So hat die Not diese Familien oft völlig umstellt (die Frauen leben in ständiger Angst und Sorge, die Kinder verwahrlosen). Manchmal sind es die Trinker selbst, die sowohl im Rausch (besonders in der Phase seines Ausklingens) oder auch im freien Intervall das ganze Elend erfassen und Hand an sich legen, manchmal aber entfliehen ihre Frauen

[1]) Es sei noch ergänzend erwähnt, daß bei keiner unserer Patientinnen eine Schwangerschafts- oder später eine Laktationspsychose bestand.

[2]) Es versteht sich wohl von selbst, daß ein Depressionszustand während der Schwangerschaft, auch wenn er mit heftiger Selbstmordtendenz einhergeht, niemals eine sogenannte „Indikation" zur Unterbrechung darstellt.

durch den Selbstmord einer Situation, die durch ihre Ständigkeit und Hoffnungslosigkeit zermürbt und die sie nicht länger aushalten wollen.

In einigen Fällen sahen wir, daß die Alkoholsüchtigkeit in einer Familie geradezu ansteckend wirkt. Mag sein, daß der Haltlose mitunter schon eine Haltlose als Partnerin wählt, die der Versuchung dann nur wenig Widerstand entgegensetzen kann. Wenn beide Partner dem Trunke verfallen, ist jede Hoffnung auf Rettung oder Sanierung der Ehe im allgemeinen aufzugeben. In einigen Fällen wiederum, die hier zahlenmäßig nicht angeführt sind, blieb die Ehe trotz der Trunksucht eines Teiles halbwegs im Gleichgewicht. (Besonders wenn der nicht trinkende Teil eine starke und intakte Persönlichkeit war.)

In der Mehrzahl unserer Fälle scheiterte die Ehe durch das Trinken des Mannes, die Trunksucht der Frau kommt in unserem Material bedeutend seltener vor. Andererseits leidet die Frau unter der ehezerstörenden Wirkung des Alkohols als Beteiligte ebenso wie der Alkoholiker selbst: Beiden kann die in Brüche gehende Ehe zu einem unüberwindlichen Trauma werden.

Wir möchten abschließend betonen, daß wir hiemit nur das Situationsmäßige des Trinkers erfaßt haben, nicht aber seine Persönlichkeit. Die psychische Störung, deren Symptom der Alkoholismus ist, disponiert an und für sich schon zum Suicid (darüber später mehr). Die Zerstörung der Ehe aber trägt mit zur Verstärkung der Suicidtendenz bei.

6. Durch Betrügen und Betrogenwerden (102 Patienten). Schon allein die Zahl weist auf die Wichtigkeit dieses Punktes. Dabei sind sicherlich nicht alle Patienten bereit gewesen, diese Tatsache zu erwähnen, die wirkliche Ziffer ist also aller Wahrscheinlichkeit nach eine noch höhere. Zum Teil handelt es sich dabei natürlich um Folgeerscheinungen der in den Gruppen 1 bis 5 geschilderten, die Ehe zerstörenden Faktoren. Hier brach die Ehe erst innerlich zusammen und dann kam es zum Betrügen. Bei einem anderen Teil (und nur dieser ist hier zahlenmäßig erfaßt), gewinnt man jedoch den Eindruck, daß die Treulosigkeit das Primäre war und daß daran ursächlich die Ehe scheiterte. Im allgemeinen bemüht sich ja fast jeder, der die Ehe bricht, Gründe dafür zu bringen. Einem Teil unserer Patienten ist dies aber nur in sehr bescheidenem Maße gelungen, andere versuchten es erst gar nicht.

Bei der Klärung, wer der Betrüger und wer der Betrogene ist, verwirren und widersprechen sich natürlich die Angaben, wenn man nach dem Grundsatz verfährt: „Audiatur et altera pars." Wir haben darum absichtlich hier Betrügen und Betrogenwerden zusammengekoppelt, weil oft eine eindeutige Klärung, wer der Betrogene war, nur schwer möglich ist. Jedenfalls konnte man mit gutem Grunde annehmen, daß es zum Ehebruch gekommen war.

Es zeigt sich, daß die Menschen in erschreckend zunehmendem Maße keine Ehrfurcht vor der Bindung der eigenen oder fremden Person haben. Sie brechen wiederholt in fremde Ehen ein und zerstören bedenkenlos die eigene. Acht männliche Patienten, die verheiratet waren, brachen die Ehe wiederum mit verheirateten Frauen. Eine unserer Patientinnen hatte ein Verhältnis mit dem besten

Freund des Mannes, der seinerseits verheiratet war. Nur in den allerseltensten Fällen herrscht der Wille zu bedingungsloser Treue. Jede Verfehlung (oft geringster Art) des Partners wird so zum Vorwand der eigenen Untreue, wobei man oft das Gefühl hat, der Betreffende habe schon lange auf diesen Vorwand gewartet. Das hier Gesagte gilt in gleichem Maße für beide Geschlechter. Die Begründung der Untreue und die Einstellung zu ihr ist eine verschiedene. Viele schildern Ursachen, die die Ehe zerstörten und erklären damit auch den Ehebruch (vor allem Frauen). Andere (vor allem Männer) finden es nicht einmal für notwendig, irgendeine Begründung zu geben. Sie hätten es einfach getan, es sei sowieso nicht oft vorgekommen, sie hätten damit niemandem etwas genommen, hin und wieder müsse man einen Seitensprung machen, jeder Mensch habe das Recht des Sich-auslebens, Abwechslung sei mitunter nötig und dergleichen wird dann geäußert. Einige Patienten wiesen auf die langen Jahre des Krieges, des Entbehrens und der Enthaltsamkeit hin. Vereinzelt wurde gesteigertes sexuelles Bedürfnis, öfter schlechtes sexuelles Verstehen in der Ehe und als Folge davon Unbefriedigtsein angegeben. A n d i c s glaubte, an ihren Fällen nachweisen zu können, daß die Sexualität der Selbstmörder im Durchschnitt eine herabgesetzte sei. Unsere Untersuchungen konnten dies (soweit man darüber überhaupt zuverlässige Äußerungen erhält) nicht bestätigen. Wir fanden wohl Patienten mit unterdurchschnittlicher Libido (stark verspätetes Einsetzen oder frühzeitiges Aufhören der sexuellen Funktionen, herabgesetzte Funktionen). Die Mehrzahl zeigte jedoch hier durchschnittliche Werte. Größeres Gewicht möchten wir aber auf das Erleben der sexuellen Sphäre bei unseren Patienten legen. Frigidität und psychische Impotenz (besonders erstere fand sich öfters) sind ja keine Beweise für fehlende Libido oder sexuelle Interesselosigkeit, sondern für neurotisches Erleben und Verarbeiten der Sexualität. Auch wo sexuelles Desinteressement angegeben wurde, war der Arrangementcharakter einer solchen Haltung — Sicherung vor Enttäuschungen — mitunter leicht zu durchschauen. Andererseits fanden sich in unserem Material auch Patienten beiderlei Geschlechtes, die über ihren „gesteigerten" Geschlechtstrieb berichteten. Teilweise erklärten sie damit, warum sie sich von Anfang an besonders beherrschen mußten, (rechtfertigten also ihre tatsächliche völlige Passivität auf diesem Gebiete), teilweise entschuldigten sie dadurch das ständige Wechseln des Liebesobjektes, in dem sich ihre Neurose verriet. Denn der Partner wird dabei nicht mehr sachlich aufgefaßt, sondern als Mittel zur Bestätigung und Erhöhung der eigenen Person. Bald genügt er nicht mehr und neue „Bestätigungen" werden gesucht.

Es sei hier ausdrücklich erwähnt, daß wir neben Bagatellisierungs-, Abschwächungs- und Erklärungsversuchen in einigen Fällen eine andere Einstellung zur eigenen Untreue fanden. Einige Patienten waren sich gar nicht bewußt, durch den Ehebruch etwas ethisch Falsches getan zu haben. So sagte uns ein Patient, der knapp zuvor von mehreren Seitensprüngen erzählt hatte, in seiner Ehe sei alles in bester Ordnung. Andererseits kann nicht nur das Betrogenwerden, sondern auch das Betrügen als Trauma erlebt werden. Dies geschieht einerseits dann, wenn die Ehe dadurch zerstört wird und in Brüche geht, andererseits durch plötzlich einsetzende Gewissensbisse und Vorwürfe, die durchaus nichts mit einer endogenen Depression zu tun haben müssen. Wir haben an mehreren Patienten (nicht nur nach dem Tode des betrogenen Ehepartners, sondern auch noch zu dessen Lebzeiten) Selbstbestrafungsmechanismen feststellen können, die in unmittelbarem Zusammenhang mit dem Ehebruch standen. Dadurch sind die traumatisierenden Möglichkeiten desselben hinlänglich bewiesen. So glaubte eine unserer Patientinnen an Tuberkulose zu leiden, und diese Überzeugung hatte einen beträchtlichen Einfluß auf den Selbstmordentschluß. Die genaue Exploration ergab, daß sie ihren Mann mit einem an Tuberkulose Leidenden betrogen hatte. Bei einem männlichen Patienten von 52 Jahren, der an seit Jahren bestehender Impotenz und Obstipation litt, und dessen Überzeugung, daß dies nicht mehr zu ändern sei, zum Selbstmordversuch beigetragen hatte, stellte sich folgendes heraus: Er hatte vor Jahren ein längerdauerndes außereheliches Verhältnis gehabt. Seine damalige Partnerin war ebenfalls verheiratet, und zwar mit einem infolge eines Organfehlers dauernd impotenten Mann. Auch der unverheiratete Mensch (besonders die Frau), der eine Beziehung zu einem bereits Verheirateten eingeht, wird in der Regel seelisch geschädigt: nicht nur wenn er das Ziel der eigenen Verheiratung nicht erreicht, sondern auch durch immer wieder auftretende Gewissenskonflikte.

Das größte Trauma stellt der Ehebruch dann dar, wenn der Mensch durch ihn in eine neue Bindung gerät und zwischen ihr und der alten schwankt. Hier erreichen Schwäche, Unsicherheit und Entschlußunfähigkeit Gipfelpunkte. Man gewinnt dabei den Eindruck, daß diese Situationen einerseits gefürchtet, andererseits aber als Möglichkeit, die eigene Ambivalenz auszuleben, erwünscht sind. Einer unserer Patienten sagte: „Meine Frau opfert sich für mich auf, meine Lebensgefährtin nicht minder. Ich schäme mich so, aber ich kann keiner von beiden weh tun.“ Ein anderer: „Ich habe eine ausgezeichnete Freundin, aber auch meine Frau hat jetzt ihre Fehler weitgehend korrigiert.“ Wieder ein anderer: „Ich gehöre zu keiner mehr ganz, ich bin hier und dort nur halb.“

Daß das Betrogenwerden ein schweres Trauma darstellt, braucht nicht besonders betont zu werden. Es fanden sich in unserem Material zwar einige Fälle, die behaupteten, dies hätte ihnen nicht soviel ausgemacht, und es sei nicht der Hauptgrund für das Scheitern der Ehe. Wenn man jedoch näher forschte, so entdeckte man gerade bei diesen heftige verdrängte Vorwürfe wegen des Ehebruchs. In einer Reihe von Fällen war diese Verdrängung Ursache zahlreicher häuslicher Konflikte, deren tiefere Gründe den Beteiligten verborgen geblieben waren. In der großen Mehrzahl aber wird das Betrogenwerden bewußt als schwerer persönlicher Schlag erlebt. Oft verstärkt eine lebhafte, sich alles noch schrecklicher ausmalende Phantasie die Wucht des Traumas. Man kann es andererseits vor allem der Frau, die tagelang vom Mann alleingelassen und nicht beachtet wird, kaum verargen, wenn sie in der Einsamkeit verschiedenen Gedanken nachhängt, die oft alles noch finsterer sehen, als es in Wirklichkeit ist. Oftmals wurde der Versuch gemacht „wieder von vorne anzufangen", alles zu vergessen, zu verzeihen. In der Regel ist aber der Wille hier größer als die Fähigkeit und spätere Konflikte bringen immer auch Vorwürfe und Anschuldigungen aus der Vergangenheit mit sich. Ein Beweis dafür, daß im Grunde weder verziehen noch vergessen wurde und daß die Untreue im allgemeinen eine stets wieder aufbrechende Wunde zurückläßt. Es kommt zu einer Einstellung, die am besten durch die Worte „einerseits — andererseits" gekennzeichnet ist.

Sie ist auch das wichtigste Merkmal aller in Scheidung stehenden Ehen. Man kann sich nicht endgültig und restlos entscheiden. Ursprünglich liegt die Finalität eines solchen Verhaltens wohl in dem Erhalten eines Schwebezustandes, in dem man zu nichts verpflichtet ist, und wo alles erlaubt erscheint. Auf längere Sicht bedeutet jedoch das stete Schwanken, das Hin- und Hergerissenwerden eine unerträgliche Belastung der Persönlichkeit. Die Unentschlossenheit, das Hinausziehen jeder Entscheidung, das etwa, was schon der heilige Augustinus in seinen „Confessiones" definierte: „Zum Teil wollen und zum Teil nicht wollen ist kein unbegreiflicher Sachverhalt, sondern eine Krankheit des Geistes" und was später Adler die „zögernde Attitude" nannte, ist es, was diesen Konflikten eine so verwirrende und traumatisierende Bedeutung verschafft. Sie äußert sich in hochgradiger Ambivalenz, die so weit geht, daß der Mensch überhaupt nicht mehr weiß, was er eigentlich will. Monate-, ja jahrelang kann so die Entscheidung in die Länge gezogen werden. Man äußert, der andere solle doch schon endlich fortgehen und hofft dann wieder, daß er bleibt. Man reicht die Scheidung ein, zieht sie dann wieder zurück. Man verzeiht und beschimpft, bzw. droht im nächsten Moment. Eine unserer Patientinnen (23jähr.) verbot ihrem Lebensgefährten, weiter in der gemeinsamen Wohnung zu verweilen. Als er tatsächlich ausblieb, irrte sie planlos auf der Straße umher und ging mit einem fremden Mann schließlich zum Heurigen. Als sie nachher heimkam, schämte sie sich sehr und fühlte sich vollkommen allein (Selbstmordversuch durch Leuchtgas). Eine andere (30jähr.) Patientin schlug dem Mann durch vier Jahre die Scheidung vor. Als der Mann des fortwährenden Kampfes müde, endlich darauf einging, beging die Patientin Suicid, ebenfalls mit Leuchtgas.

In all diesen Fällen wird ein doppeltes Trauma erlebt: Das ständige Schwanken, das einen Entschluß kaum zuläßt und daher einer beträchtlichen Einengung der Persönlichkeit sehr nahe steht, sowie das endlich daraus resultierende Zerbrechen der Ehegemeinschaft.

Diese beiden Faktoren wirken sich auch oft noch nach der Scheidung aus.

Einige unserer Patienten (beiderlei Geschlechtes) blieben auch nach vollzogener Scheidung sehr stark an den Partner fixiert und dies allein schon bedeutet eine nicht zu übersehende Schwierigkeit. Die konfliktuöse Situation wurde aber besonders aktuell und verstärkt, wenn die geschiedenen Eheleute weiterhin in einer Wohnung lebten, was ja bei den heutigen Wohnungsverhältnissen öfter unvermeidlich ist (12 Fälle).

Faßt man das Kapitel Familie zusammen, so darf man sagen: Dieses weite Bereich, das Liebe, Leidenschaft, Gemeinsamkeit und Fortpflanzung, damit also Gegenwart und Zukunft in sich schließt, und das einen entscheidenden Beitrag zum Erleben der Sinnhaftigkeit des Daseins leistet, war in der großen Mehrzahl der Fälle geschädigt. Sei es, daß es niemals zur Realisierung der Ehegemeinschaft kam, sei es, daß diese innerlich oder äußerlich zerbrach, immer waren die Betroffenen einer wesentlichen lebenserhaltenden Stütze beraubt. Besonderen Wert möchten wir hier nochmals auf die Feststellung legen, daß nicht nur das Erdulden, sondern auch das Begehen von Unrecht in der Ehe dem Menschen diesen Pfeiler seiner Existenz wertlos erscheinen lassen kann.

2. Beruf.

143 Patienten (82 Männer, 61 Frauen) hatten schwere Enttäuschungen und Rückschläge auf diesem Gebiet erlitten. Also fast ein Drittel aller untersuchten Männer und weniger als der sechste Teil aller Frauen. Während das Verhältnis weiblicher Selbstmordversuche zu männlichen Selbstmordversuchen 381 : 269, also ungefähr 1,5 : 1 beträgt, erscheint die Relation, was die Traumen auf dem Berufsgebiet betrifft, jedenfalls umgekehrt, und zwar so wie 1 : 1,3. Dies läßt uns den deutlichen Unterschied zwischen Traumatisierung in Familie und in Beruf erkennen: Von der ersten sind beide Geschlechter in gleichem Maße betroffen (wie bereits gezeigt wurde), von der letzteren vorwiegend der Mann. Ungefähr die Hälfte der untersuchten Frauen war im Haushalt tätig, sie hatte also keinen eigenen Beruf, Liebe und Arbeit fielen innerhalb der Familie zusammen. Aber auch wenn die Frau — wie das im Zeitalter der Frauenemanzipation und des Männermangels oft der Fall ist — einen Beruf ausübt, so gewinnt dieser selten jene Bedeutung, jenen Stellenwert im Leben, den er beim Mann in der Regel hat. Für den psychisch gesunden Mann bedeutet der Beruf die Erfüllung wichtigster Wunschtendenzen, für die Frau ist er in der Mehrzahl der Fälle vor allem eine Quelle Geld zu verdienen[1]), bzw. eine gewisse Unabhängigkeit zu erreichen. Demzufolge ist auch die Traumatisierbarkeit vom Beruf her bei der Frau eine geringere. Nur in besonderen Berufen, bei bestimmten Konstellationen erlebt die Frau im Beruf Traumen so nachhaltig wie der Mann. Ansonsten liegt

[1]) Freilich fanden sich auch viele Männer unseres Materiales, bei denen keine innere Beziehung zur geleisteten Arbeit bestand, und wo die Berufsausübung nur aus finanziellen Gründen stattfand. Jedoch ist dies beim Mann im Gegensatz zur Frau bereits als pathologisches Zeichen zu werten. Sicher kann der Mann bei dieser Art von Berufsauffassung im Beruf nicht so leicht traumatisiert werden, es besteht aber auch hier ein gewisser Zusammenhang zwischen Beruf und Suicid, weil jene Lebensfreude, die eine wirkliche Berufserfüllung gewährt, völlig fehlt. Wir möchten darauf hinweisen, daß hier nur die im Beruf Traumatisierten zahlenmäßig erfaßt sind.

die Schädigung, die vom Beruf ausgeht, bei der Frau häufig darin, daß sie der doppelten Verpflichtung von Beruf und Haushalt oft körperlich nicht gewachsen ist und dementsprechend mitunter Erschöpfungszustände zeigt.

Ganz anders verhält sich hier der Mann. Für ihn ist das Zufriedensein mit dem Beruf, das Ausfüllen eines Postens, das Vorwärtskommen und Aufsteigen ein Kardinalpunkt seiner Existenz. Dementsprechend haben Rückschläge im Beruf eine nachhaltige, oft zu schweren Depressionen führende Wirkung. Voraussetzung dafür, daß der Beruf die Bedeutung im Leben des Mannes gewinnen kann, die ihm zusteht, ist, daß er wirklich bejaht wird und mit den Interessen des Betreffenden übereinstimmt. Der richtigen Berufswahl kommt daher entscheidende Bedeutung zu. 12 unserer Patienten hatten einen Beruf ergriffen, zu dem sie keine wie immer geartete Beziehung entwickeln konnten. Fünf von ihnen handelten dabei offenkundig unter dem Einfluß ihrer Eltern, die sie in eine bestimmte Richtung drängten. Hier spielt der Ehrgeiz der Eltern mit, die aus den Kindern „etwas Großes" machen möchten, aber auch der Wunsch, ein Geschäft oder dergleichen in die Hand des Kindes übergehen zu sehen. Einer unserer Patienten erbte von den Eltern ein größeres Kleidergeschäft, verdiente dabei reichlich und hatte wenig zu tun — aber er bezeichnete seinen Tag als sinnlos vertan und betonte, daß er sich immer für Elektrotechnik interessiert habe.

Im Beruf selbst gibt es, auch wenn es sich um den erwünschten Beruf handelt, mannigfache Schwierigkeiten für den einzelnen. Fünf Patienten zeigten ständigen Zweifel, ob dieser Beruf auch der richtige für sie sei. Sie dokumentierten ihren Minderwertigkeitskomplex besonders im Berufsleben und meinten fortwährend, sie seien zu ungeschickt, zu langsam für ihren Beruf, sie seien der Arbeit und der Konkurrenz nicht gewachsen. Andere hatten Kämpfe mit ihren Vorgesetzten zu bestehen und rückten ihrer Meinung nach nicht schnell genug vorwärts. Besonders bitter und schwer wird die Zurückstellung oder gar das Abgleiten in einen sozial tieferstehenden Beruf empfunden, der soziale Abstieg ist für den Mann eines der schwersten Traumen. Einer unserer Patienten war früher Firmenbesitzer, und mußte die Firma 1939 überschreiben lassen. Von da an war er Prokurist in der Firma, die einst ihm gehörte. Schon dies war ein schwerer Schlag für ihn. Als er aber 1949 aus der Firma entlassen wurde, unternahm er mit seiner 68jähr. Frau einen Selbstmordversuch. Die Entlassung bedeutet allgemein eine schwere Demütigung. Wenn man nur die finanzielle Einbuße ins Kalkül zöge, ginge man an der Hauptsache des Problems vorbei. Das Abgeschnitten- und Ausgestoßenwerden ist es vor allem, was den Menschen trifft. Es ist interessant, daß auch die durch mangelnde Aufträge und dergleichen klarstens motivierten Entlassungen von den Betroffenen nicht als zwingende Notwendigkeit angesehen werden, sondern diese vielmehr häufig der Überzeugung sind, es handle sich um Bosheitsakte oder man sei mit ihnen nicht zufrieden gewesen (Gefühl, versagt zu haben) und deswegen habe man sie entfernt. Auch jedes *wirkliche* Versagen, jede unbeabsichtigte Verfehlung im Beruf kann das Leben plötzlich als sinnlos erscheinen lassen. Ein Bankbeamter hatte vor Jahren einen relativ geringen Unterlassungsfehler begangen. Er war überzeugt, daß seine Karriere seit dieser Zeit beendet sei, daß man ihm nur scheinbar verziehen habe. Sein Selbstmordversuch stand mit der Tatsache, daß ihm der Beruf seither völlig verleidet war, in engem Zusammenhang. Einer unserer Patienten beging Selbstmord, weil er irrtümlich Ware für 700 S ausgegeben hatte, ein anderer (Polizist), weil ein ihm anvertrauter Häftling entkommen war. Die Berufsehre bedeutet dem Menschen sehr viel und sie ist dementsprechend leicht verwundbar. Wir sahen gerade bei den alternden Patienten ständige Bemühungen, im Beruf noch ja den Mann zu stellen. Mit dem Nachlassen der Arbeitskraft, die mit zunehmenden Jahren unvermeidbar ist, ist das Gefühl verbunden: Ich bin zu überhaupt nichts mehr nütz auf der Welt. Dieser Gedanke wird, solange es nur möglich ist, verdrängt, bricht aber dann mit umso heftigerer Gewalt durch, wie zwei unserer Patienten beweisen.

Auch der Arbeitslose hat dieses Gefühl. Besonders schlimm ist die Situation dann, wenn ein Vollarbeitsfähiger und Arbeitswilliger keinen Posten finden kann. Zur Untätigkeit verurteilt, kommen ihm im Verlauf der vielen ungenützten und unausgefüllten Stunden wie von selbst schwarze, finstere Gedanken, die stärksten Zweifel an der Sinnhaftigkeit des Weiterlebens auslösen. Einer unserer Patienten sagte: „Wer im Beruf steht, das ist ein Mann. Wer keinen ausübt, der soll auch nicht essen, der hat keine Existenzberechtigung.“ Der arbeitslose Mann erleidet das Trauma der Entwertung vor sich selbst (die Frau in weit geringerem Maße), welches er auch in die Umwelt hinausprojiziert. Er glaubt, man müsse ihn verachten, wenn er nicht arbeitet. Kurzum: Nur wer das Recht auf Arbeit realisieren kann, empfindet das Dasein wirklich als sinnvoll. Diese Erwägungen tragen zur Tragik des Arbeitslosen sicher noch mehr bei als die aus der Arbeitslosigkeit erwachsende finanzielle Einschränkung. Freilich fanden wir auch Patienten, die der Tatsache ihrer Arbeitslosigkeit eher gleichgültig gegenüberstanden, weil sie die Arbeit im Grunde ablehnten. Abgesehen davon, daß sie in der Minderzahl waren, handelte es sich bei ihnen doch um sekundäre Arbeitslosigkeit, d. h. der Verlust der Berufsausübung hatte sie nicht zufällig, nicht als Schicksalsschlag getroffen, sondern war eine Folge ihres Gesamtverhaltens und Ergebnis ihrer Wunschtendenzen.

Von den 51 männlichen Patienten, die zum Zeitpunkt ihres Selbstmordversuches arbeitslos waren, oder, ihre Kündigung bekommen hatten, gehörte die Mehrzahl in die Berufsgruppe der Hilfsarbeiter. Dies ist ein Beweis dafür, daß es neben den individuellen Schwierigkeiten berufliche Traumen gibt, die durch die spezifische Art des Berufes bedingt sind und von denen in stärkerer oder schwächerer Form alle Menschen, die in diese Berufskategorie fallen, betroffen sind. Bevor wir näher auf die Traumen, die für gewisse Berufe typisch sind, eingehen, sei hier die Aufteilung der 269 männlichen Suicidanten auf die verschiedenen Berufsgruppen festgehalten.

Hilfs- und Gelegenheitsarbeiter	83
(Patienten, die keinen bestimmten Beruf erlernten)	
Beamte und Angestellte	36
Gehilfen und Lehrlinge	33
Pensionisten und Rentner	32
Spezialarbeiter	27
Selbständig Erwerbende	21
Handwerksmeister	12
Nachtberufe (ständiger Nachtdienst)	10
Akademiker	6
Studenten	3
Landwirte	3
ohne Berufe	3

Mehr als die Hälfte der von uns untersuchten Frauen war, wie schon erwähnt, im Haushalt tätig. Der Rest verteilte sich auf verschiedene Berufe, wobei drei größere Berufsgruppen hervorragten: 1. Hausgehilfinnen, 2. Hilfsarbeiterinnen, 3. Angestellte.

Wichtig erscheint folgende Feststellung: Es darf hier die Berufszugehörigkeit nicht nur zahlenmäßig erfaßt werden, sondern vor allem muß man fragen, welche Berufe als besonders traumatisierend erlebt werden. Das Überwiegen einer Berufsgruppe bei den Selbstmördern muß noch nicht bedeuten, daß diese mit dem Selbstmord in einem besonderen Zusammenhang steht. Erst wenn klar wird, daß diesem Beruf ein spezifisches Trauma, eine typische niederdrückende Situation innewohnt, wird der ursächliche Zusammenhang zwischen Beruf und Selbstmordversuch als gesichert gelten können.

Unsere Untersuchungen erlauben es nun, festzustellen, daß vor allem jene Berufe traumatisierend wirken, die

1. keine gesicherte, sondern nur eine provisorische Existenz bieten,
2. ein besonderes Gefühl des Abhängigseins, des Dienenmüssens, der Unterlegenheit mit sich bringen.

Am deutlichsten vereinigen sich diese beiden schädigenden Faktoren bei den Hilfsarbeitern und den Hausgehilfinnen.

Unter Hilfsarbeitern verstehen wir hier, genau so wie Andics, jene Patienten, die keinen bestimmten Beruf erlernt haben. Ihre berufliche Existenz ist eine provisorische, d. h. sie sind nirgends in eine feste Arbeitsgemeinschaft eingebaut, arbeiten sozusagen von Tag zu Tag, leben von der Hand in den Mund. Von der ersehnten Sicherung der Existenz kann keine Rede sein. Ständiger Stellenwechsel und Abhängigkeit von den verschiedenartigsten Faktoren (saisonbedingte Konjunktur und dergleichen) ist ihr Los. Immer befinden sie sich in dienender Stellung, stehen in der sozialen Stufenleiter ganz unten, müssen das machen, was andere nicht machen wollen und bedeuten so gut wie nichts. Oftmals gehen sie in der Masse der großen Betriebe unter, ohne beachtet zu werden, nur äußerst selten erleben sie das Wachsen des Werkes unter ihren Händen, an der „Freude über das Eigenprodukt“ haben sie keinen Anteil. Sie fühlen selbst sehr deutlich, daß sie jederzeit ersetzbar sind. Wir hörten von ihnen auch nach ihrem Selbstmordversuch sehr häufig Anklagen gegen die Umgebung wegen ungenügender Ausbildung. Einige von ihnen hatten mehrere Möglichkeiten gehabt, konnten sich aber für keine richtig entscheiden, fielen sozusagen „zwischen zwei Sesseln durch“ und standen am Ende ohne Berufsausbildung da. Bei der Mehrzahl allerdings hatte soziale Not und Unverständnis der Umgebung eine richtige Berufsausbildung verhindert.

Auf Grund dieser Feststellungen glauben wir jetzt sagen zu dürfen, daß die Hilfsarbeiter nicht zufällig an der Spitze der männlichen Suicidanten stehen und bei den weiblichen auch eine beträchtliche Rolle spielen. Hier vereinigen sich die ungünstigsten und schädigendsten Faktoren.

Ähnlich ist es bei den Hausgehilfinnen. Delannoy zeigte für Wien, daß die Hausgehilfinnen an den Selbstmordhandlungen besonders stark beteiligt sind. Zahlreiche Statistiken aus allen Städten bestätigen den bedeutenden Anteil der Hausgehilfinnen am Selbstmord. Dazu schreibt Delannoy: „Der Einfluß des Berufes überwiegt hier den des Geschlechtes, und zwar mit einer sonst unbekannten Stärke.“ Damit hat er recht, da offenbar bei Hausgehilfinnen der Beruf eine größere Rolle spielt als sonst im Leben der Frau. Auch bei unserem Material war die Mehrzahl der im Beruf traumatisierten Frauen Hausgehilfinnen. Es treffen sich bei diesem Beruf wiederum die beiden für eine Traumatisierung wesentlichen Voraussetzungen. Die Existenz der Hausgehilfin ist eine provisorische, stets ist sie vom Zufriedensein der Dienstgeber besonders abhängig und muß die Kündigung fürchten. Dazu ist sie ständig die Untergebene, die Dienende. („Ich kann nicht mehr dienen“, sagte eine unserer Patientinnen), nicht selten leider auch die Zurückgesetzte und die Gekränkte. Fast alle in diesem Berufe tätigen Frauen klagen über Kränkungen und Sekkaturen, die ihnen das Leben verleidet hätten. Eine unserer Patientinnen berichtete, daß sie immer auf die Katze eifersüchtig gewesen sei, weil es die viel besser gehabt habe (und zwar in jeder Weise) als sie. Sicher handelt es sich dabei oftmals um subjektive Eindrücke, wiederholt ist aber der Ausdruck „Erniedrigung der Menschenwürde“, den Andics gebraucht, durchaus am Platz. Dagegen konnten wir die Beobachtung derselben Autorin, daß Hausgehilfinnen über 25 Jahren nur ganz vereinzelt unter den Selbstmörderinnen vorkommen sollen, nicht bestätigen, da mehrere unserer suicidierenden Hausgehilfinnen über 25 Jahre alt waren.

Auch die Hilfsarbeiterin erlebt provisorische Existenz und Erniedrigung (die Maschine, der Massenbetrieb erniedrigen immer), aber sie empfindet es nicht so stark wie die Hausgehilfin. Die Tragik der letzteren scheint uns vor allem darin zu bestehen, daß sie dort dienen muß, wo sie ihrer ganzen fraulichen Anlage nach herrschen möchte, nämlich im Bereich der Familie und des Heimes und daß ihr wiederholt die Errichtung der eigenen Familie versagt bleibt. („Für mich hätte ich es gerne gemacht, aber für andere — nein").

Das Alleinbleiben andererseits, das oft das Schicksal der Hausgehilfin ist, steigert die Wichtigkeit des Berufes und damit die Traumatisierbarkeit in ihm. Denn je größer der Stellenwert des Berufes im Leben, desto leichter können von ihm Traumen ausgehen. Besonders muß auch darauf hingewiesen werden, daß die große Mehrzahl der Hausgehilfinnen vom Lande in die Stadt kommt, eine Umstellung, die zu den schwerwiegendsten des Lebens gehört. Tatsächlich spielt auch das Gefühl des Entwurzelt-, des Isoliertseins beim Selbstmord der Hausgehilfin eine große Rolle.

Den größten Erniedrigungen im Beruf ist aber zweifellos die Prostituierte ausgesetzt. Allein die Tatsache der Berufsausübung stellt bei ihr ein böses Stigma dar. Der Beruf wird zwar geduldet, die Person aber, die ihn ausübt, wird verachtet. Unter unseren Patientinnen befanden sich sechs Prostituierte, es handelt sich also um eine verhältnismäßig niedrige Zahl. Bei allen jedoch stand der Selbstmord in deutlichem Zusammenhang mit der im Beruf und durch den Beruf erlittenen Traumatisierung [1]).

Bei allen anderen Berufen treffen die beiden eingangs erwähnten Faktoren nicht mehr in dem Maße zu. Gehilfen und Lehrlinge (besonders die letzteren) gehen oft durch eine harte Schule, wobei sie viel zu erdulden haben. Aber das Eingefügtsein in eine Ausbildung und das stets vor den Augen befindliche Ziel des erlernten Berufes macht diese Nachteile vielfach wett. Der Spezialarbeiter unterscheidet sich in wesentlichen Punkten vom Hilfsarbeiter. Er stellt etwas dar, ist sich in der Regel auch seines Wertes bewußt, er ist gesucht und dadurch bis zu einem gewissen Grade unabhängig. Es finden sich daher in unserem Material zahlenmäßig wenige Spezialarbeiter, und bei diesen spielen außerdem berufliche Konflikte eine viel geringere Rolle. Ähnliches gilt für die selbständigen Handwerker (Meister). Die Nachkriegszeit hat ihre Bedeutung und damit ihren Wert eher noch erhöht.

Die in der Rubrik Beamte und Angestellte angeführten Patienten waren fast durchwegs in untergeordneter Stellung tätig. Sicherlich ist ihre Existenz im allgemeinen gefestigt. Dafür klagen sie aber über verstärktes Abhängigkeitsverhältnis, zahlreiche Intrigen und Zurücksetzungen. Man findet unter ihnen die Empfindlichsten und oft am leichtesten Traumatisierbaren, die besonders Ehrgeizigen. Unsere Beobachtungen lassen nicht den so häufig vertretenen Standpunkt zu, wonach die gesicherte, in geregelten und stets gleichbleibenden Bahnen verlaufende Existenz des Beamten abstumpfe. Gerade bei der Ein-

---

[1]) Selbstverständlich muß immer nicht nur die Berufssituation, sondern auch die Persönlichkeit in Betracht gezogen werden. Das gilt bei Prostituierten besonders. Oft ist ja die Prostitution das Symptom einer schweren psychischen Fehlentwicklung, die sich vor allem durch völlige Zerstörung des eigenen Lebensweges kennzeichnet. Bei diesen Psychopathinnen bestehen dann übermächtige Aggressionen sowohl gegen die Umwelt als auch gegen sich selbst.

förmigkeit der Tätigkeit gewinnt oft das kleinste Detail im Beruf besondere Bedeutung.

Es fragt sich, ob die Vertreter der sogenannten Intelligenzberufe eine besondere Affinität zum Selbstmord haben. Hier soll man ja die differenziertesten und damit auch oft empfindlichsten Charaktere treffen. Die Antworten schwanken beträchtlich. Lejbowitsch stellte für Rußland fest, daß der Gebildete 3—4mal häufiger Selbstmord begehe als der Ungebildete. Die Ergebnisse Leoncinis für Florenz (1900—1915) führen zu einem gegenteiligen Schluß. Bei unserem Material sind die Akademiker nur spärlich vertreten. Doch möchten wir es ablehnen, daraus irgendwelche Schlüsse zu ziehen, da es gerade die Höhergestellten sind, die in der Regel die Einlieferung auf die Psychiatrisch-neurologische Klinik nach einem Selbstmordversuch zu verhindern verstehen, indem sie in ein Sanatorium oder in ein Spital ausweichen. Weder der zahlenmäßige Anteil, noch die relativ geringen Zusammenhänge zwischen beruflicher Situation und Selbstmordversuch bei den Intellektuellen unseres Materials gestatten es aber, dem Satz von Krose zuzustimmen: „Je höher eine Gruppe in der sozialen Hierarchie steht, desto größer ist ihre Selbstmordfrequenz."

„Die Selbständigen sind es also (Risiko der Berechnung, Fehlschläge, Verantwortungsgefühl und dergleichen), die eher zum Selbstmord neigen", schreibt Gruhle. „Selbständig Erwerbende zeigen im allgemeinen eine größere Selbstmordtendenz als unselbständig Erwerbende. Die ersteren sind durch ihren Beruf seelisch schwerer belastet: Sie tragen alle Berufsrisiken, Erfolg und Mißerfolg allein", meint Schwarz. Daß die Zahl der selbständig Erwerbenden nun bei unseren Patienten eine relativ niedrige ist[1]), scheint uns kein Zufall zu sein. Kriegs- und erste Nachkriegszeit haben einem Teil der selbständig Erwerbenden, (vor allem den Geschäftsleuten), neben den bereits erwähnten Nachteilen dieser Berufsgruppe den Vorteil des Unabhängigseins deutlicher werden lassen. Außerdem hat sich die wirtschaftliche Lage eines Teiles der Selbständigen zumindestens in den Mangelzeiten in der Regel eher verbessert. Freilich beginnt sich die Situation auf dem Warenmarkt wieder langsam zu normalisieren und damit treten die alten beruflichen Schwierigkeiten wieder in den Vordergrund. Bei der Mehrzahl der in dieser Gruppe Angeführten handelt es sich um Kaufleute. Bei einigen von ihnen hatte tatsächlich eine berufliche Traumatisierung (Abhängigkeit von Geldgebern, von der Nachfrage, von saisonmäßig bedingten Interessen, von der Konkurrenz) stattgefunden. Die beiden als hauptsächlich traumatisierend herausgearbeiteten Momente finden sich aber im gesamten bei dieser Berufsgruppe nur selten und in geringem Maße und dementsprechend ist der Zusammenhang zwischen Beruf und Selbstmord ein nicht sehr beträchtlicher.

Soweit es sich bei den Pensionisten und Rentnern um ältere Menschen handelt, spielten bei ihnen mehrere Faktoren eine Rolle. Zu den Problemen des Alterns (siehe später) und den häufig bestehenden Krankheiten kommt noch das drückende Gefühl: „Ich bin aus dem Arbeitsprozeß ausgeschlossen, ich bin

[1]) In den Jahren vor dem 2. Weltkriege jedenfalls war sie in Wien bedeutend höher.

durch einen anderen ersetzt worden." Beim Großteil der Rentner handelt es sich aber um jüngere Menschen, die wegen Wehrdienstbeschädigung eine Rente bezogen. Äußerst interessant ist, daß ernstlich Kriegsbeschädigte in unserem Material nur ganz vereinzelt vorkommen und daß diese wenigen außerdem trotz ihrer körperlichen Defekte bemüht waren, Arbeit zu finden. Es handelt sich in der Mehrzahl vielmehr um Patienten, die wegen sicherlich als geringfügig anzusprechenden Ausfällen Renten bezogen. Teilweise hatte bei ihnen die Tatsache der Berentung jede Tendenz, sich nochmals in den Arbeitsprozeß einbauen zu lassen (was sicherlich möglich gewesen wäre) ausgelöscht, teilweise nahmen sie die Haltung von typischen Rentenneurotikern ein. Abgesehen von den Schwierigkeiten, in die letztere zwangsläufig kommen müssen, gilt für alle Fälle, daß die Rente niemals das Ausgefülltsein durch berufliche Tätigkeit ersetzen kann. Das untätige Dahinleben gestattet das Aufkommen von Suicidgedanken besonders leicht. Gerechte und streng sachliche Gesichtspunkte bei der Entscheidung einer Berentung gehören also ebenso zur Selbstmordprophylaxe wie die Ausschaltung aller Faktoren, die den Menschen in einen sinnlosen Rentenkampf hineinjagen.

Interessant mag es noch sein, darauf hinzuweisen, daß alle drei Patienten, die sich als beruflos bezeichneten, dieser Tatsache gegenüber ziemlich gleichgültig waren. Sie hatten sich an das Vagabundenleben, das sie führten, scheinbar völlig angepaßt. Daß unbewußt die Sinnlosigkeit des beruflosen Lebens beim Selbstmordentschluß eine Rolle spielte, ist anzunehmen, konnte aber nicht völlig sichergestellt werden.

Daß die Landwirte nicht zufällig zahlenmäßig bei unserem Material an letzter Stelle stehen, geht daraus hervor, daß in ungezählten Statistiken dieselbe Beobachtung gemacht wurde. Die Bauern weisen die geringste Suicidtendenz auf. Bei ihrer Beschäftigung sind gewöhnlich alle Faktoren gegeben, die eine Traumatisierung von Seiten des Berufes verhindern.

1. Die feste und dauernde Einordnung in eine arbeitende Gemeinschaft.
2. Das Vollbringen sinnvoller, individuell differenzierter Arbeit, fern von Massenbetrieb und Industrialisierung.
3. Das Sichtbarwerden der eigenen Leistung, des eigenen Werkes.
4. Das weitgehende Unabhängigsein von den Mitmenschen.

Der Schutz, den dieser Beruf gegen den Selbstmord gewährt, scheint so groß zu sein, daß selbst der landwirtschaftliche Hilfsarbeiter davon profitiert.

Bei jeder Arbeitsleistung im Beruf ist auch die Frage nach ständiger körperlicher Überanstrengung in Betracht zu ziehen. Es scheint eindeutig zu sein, daß im Stadium körperlicher Erschöpfung die Anfälligkeit gegenüber Suicidtendenzen eine größere ist. Notwendig zur Aufrechterhaltung der psychophysischen Gesundheit erscheint eine optimale Relation zwischen Arbeit und Erholungsmöglichkeit. Deshalb möchten wir eindringlich auf jene Berufe hinweisen, die diese Möglichkeit nicht oder nicht genügend gewähren. Besonders sind es solche, die ihre Träger zwingen, einen Großteil der Nacht wach zu bleiben.

Die Erholungsmöglichkeit bei Tag vermag auch nach längerer Gewöhnung die Nachtruhe oft kaum zu ersetzen. Bei allen „Nachtberufen", die sich unter unseren Suicidanten fanden, konnten wir mehr oder minder deutliche Erschöpfungszustände, besonders wenn es sich um Frauen handelte, beobachten. Sehr eindringlich war diesbezüglich auch der Bericht eines 32jähr. Patienten, der seinen Selbstmordversuch vor allem auf die Tatsache zurückführte, daß er seit einem Jahr bei einer Zeitung Nachtdienst versah und dadurch in einen völligen Erschöpfungszustand geraten war.

Wir haben somit an Hand unseres Materials die Traumen besprochen, die dem einzelnen im Berufsleben widerfahren können und diejenigen, die für bestimmte Berufsgruppen durch die spezifische Berufssituation typisch sind. Sicher kann man sagen: Je größer die Bedeutung des Berufes für den Menschen, desto leichter ist er vom Beruflichen her traumatisierbar. Andererseits muß aber eindringlich darauf hingewiesen werden, daß eine gewisse gleichgültige Haltung zum Beruf, die sich auch bei zahlreichen unserer männlichen Patienten fand — der Beruf wurde von ihnen nur als Verdienstquelle aufgefaßt, es bestand keine innere Beziehung zu ihm — beim Manne ebenfalls selbstmorddisponierend wirken kann: Hier fehlt eine jener wichtigen Bindungen, die die Bejahung der Existenz gewährleisten.

Zusammenfassend läßt sich über die Bedeutung des Berufes in Bezug auf den Selbstmord nach den Angaben unserer Patienten folgendes sagen:

1. Die Durchführung wertvoller und erwünschter Arbeit ist eine wesentliche Voraussetzung dafür, daß das Leben als sinnvoll, die Möglichkeiten der Persönlichkeit als realisiert empfunden werden. Der schon von Feuchtersleben aufgestellte Grundsatz: „Tätigkeit ist alles" bewahrheitet sich immer wieder.
2. Die Verankerung im Berufe stellt also einen wesentlichen Schutz gegen den Selbstmord dar. Andererseits: Je größer die Bedeutung des Berufes im Leben des einzelnen, desto eher ist er vom Berufe her traumatisierbar.
3. Der Stellenwert des Berufes ist beim Manne im allgemeinen ein bedeutend höherer als bei der Frau. Ausnahmen sind nur dort gegeben, wo die Frau sich frühzeitig ganz auf den Beruf konzentriert und jeder Familienbindung ausweicht.
4. Neben den ungezählten Traumatisierungsmöglichkeiten, die den einzelnen teils aus exogenen, teils aus endogenen Ursachen im Berufsleben gefährden, gibt es bestimmte Berufe, die durch die Berufssituation zu allgemeiner Schädigung führen.
5. Dabei handelt es sich um alle Berufe, die nur eine provisorische Existenz bieten und die das Abhängigkeitsverhältnis deutlich hervortreten lassen. (Vor allem Hilfsarbeiter und Hausgehilfinnen.)
6. Bei diesen konnte auch, unabhängig von ihrem zahlenmäßigen Anteil die größte ursächliche Beziehung zwischen Traumatisierung im Beruf und Suicid nachgewiesen werden.

7. Wer keinen bestimmten Beruf erlernt hat, scheint besonders gefährdet, weil er unter Bedingungen arbeiten muß, die weder die gesicherte Existenz noch die erwünschte Anerkennung der Arbeitsleistung garantieren.
8. Das Fortschreiten der Industrialisierung bedingt ein Fortschreiten der Traumatisierungsmöglichkeiten. Der einzelne verliert den Überblick über das Gesamtwerk, er sieht nur mehr seine Teilarbeit, die ihm daher oft als sinnlos erscheint.
9. Wir haben den Eindruck gewonnen, daß ein Großteil der Schädigungen, die vom Beruf ausgehen, den Betroffenen gar nicht bewußt werden. Neben den ins Auge springenden Schlägen, über die berichtet wird, ist oft eine ständige, sozusagen chronische Traumatisierung im Beruf gegeben. Mit Jech sind wir daher der Ansicht, daß es nicht nur die großen Schläge sind, „sondern auch die kleinen, oft subliminal zu bezeichnenden Insulte, welche infolge ihrer wiederholten, teilweise permanenten Dauer eine kumulierende Wirkung ausüben."

Wir haben jetzt noch jene Traumatisierungsmöglichkeiten zu besprechen, die sich auf den Gebieten des Materiellen, der Politik und des körperlichen Wohlbefindens ergeben. Diese drei wichtigen Bereiche können eine maßgebende, ja entscheidende Rolle im Leben des Menschen spielen, müssen aber nicht jene Bedeutung erlangen, die Familie und Beruf immer haben. Es ist interessant, daß Enttäuschungen und Rückschläge auf diesen drei Sektoren mehr noch als andere „als Schicksalsschläge", als mit dem eigenen Verhalten nicht in Zusammenhang stehend, als „unbeeinflußbar und verhängt" empfunden und erlebt werden. Dabei besteht in Wirklichkeit oft ein tiefer, ursächlicher Zusammenhang zwischen Persönlichkeit und Not, Persönlichkeit und politischer Einstellung und selbst die körperliche Erkrankung hat durch die Forschungen der psychosomatischen Medizin viel vom Charakter des Zufälligen und damit Schicksalhaften verloren.

Das Materielle.

Zuerst möchten wir uns mit der materiellen Situation unserer Patienten auseinandersetzen, weil der Übergang vom Beruf her hier direkt gegeben erscheint. Genau so wie die Traumatisierung auf beruflichem, sexuellem und gemeinschaftlichem Gebiet auch nach scheinbarer Überwindung der traumatisierenden Situation weiter wirksam bleiben, und zumindestens in einer Unsicherheit oder Voreingenommenheit sich manifestieren kann, so wird auch eine vor Jahren erlebte und dann überwundene Zeit sozialen Notstandes Spuren im Sinne einer Ängstlichkeit vor Armut zurücklassen können. Man wird also in der Anamnese darauf achten müsssen. Einige unserer Patienten betonten die Sensibilisierung: „Das kannte ich schon, das wollte ich nicht wieder erleben", andere wieder die Immunisierung: „Das bin ich jetzt wirklich bereits gewöhnt." Den größten Wert wird man aber auf die materielle Situation legen müssen, die vor dem

Selbstmord bestand, wobei man natürlich auch prüfen muß, wielange sie bereits gegeben war.

Steht die materielle Not in engem Zusammenhang mit dem Selbstmord? Mayr glaubte, daß der wirtschaftliche Druck den Selbstmord hemme, günstige Vermögensverhältnisse ihn befördern. Gruhle meint dazu, daß daran wohl etwas richtiges sein könne, da beim Besitzenden immer viel mehr auf dem Spiele stehe. Derselbe Autor erwähnt aber auch die umgekehrte, in der Gesamtliteratur viel öfter betonte Feststellung, wonach Not wiederholt zum Selbstmord führt. Dafür spricht die Abnahme der Selbstmorde in Konjunktur-, die Zunahme in Krisenzeiten. Schwarz kommt auf Grund einer vorsichtigen Auswertung der vorliegenden „allerdings sich teilweise widersprechenden Ergebnisse“ zu dem Schluß, daß die Selbstmordtendenz in Zeiten mit steigendem Einkommen sinke. Erwiesen scheint ferner, daß die Arbeitslosigkeit stark selbstmordfördernd wirkt, wobei sicherlich teilweise auch die aus ihr resultierende finanzielle Situation in Rechnung gestellt werden muß. Andics leitet auf Grund einer von Hoffmann gebrachten Statistik über den Beruf der Suicidanten in England 1910 bis 1912 die Erkenntnis ab: Mit ansteigender Selbstmordziffer sehen wir ein Sinken der materiellen Existenzsicherheit.

Wir müssen uns hier darauf beschränken, zu zeigen, bei wievielen von unseren Patienten der Selbstmordversuch direkt oder doch zumindestens indirekt mit der materiellen Not zusammenhängt und auf welche Weise sie traumatisierend wirkt. Da — wie schon gesagt — die Auswirkung weit zurückliegender finanzieller Schwierigkeiten eine verschiedene sein kann und darüber nichts Exaktes und Klares ausgesagt wird, muß man sich dabei auf die finanzielle Lage unmittelbar vor dem Selbstmordversuch beziehen.

Insgesamt war bei 119 Patienten soziale Not vorhanden, und wurde auch als maßgeblich für den Selbstmordversuch bezeichnet. Es handelt sich also um mehr als den sechsten Teil aller Patienten. Brierre de Boismont gab 1856 an, daß von seinen 4595 Pariser Selbstmördern nur 282 direkt in Not waren, also 6,1% oder der 16. Teil. Sicherlich hat seit dem vorigen Jahrhundert das Ausmaß und damit die Bedeutung der materiellen Not zugenommen. Dementsprechend wird ihr Anteil am Selbstmord auch ständig größer. Wenn aber Andics meint, „daß Arbeitslosigkeit und materielle Not die Schuld an dem stetigen Ansteigen der Selbstmordziffer tragen“, so mag dies vielleicht zur Zeit ihrer Untersuchung zutreffend gewesen sein, in der gegenwärtigen Situation läßt sich dafür jedenfalls — obwohl sie eine materiell bestimmt nicht günstige ist — kein Anhaltspunkt finden. Es sind vorwiegend seelische und nur in geringerem Maße materielle Notstände, die zum Selbstmordversuch führen.

Das Fehlen des Geldes ist in der Mehrzahl unserer Fälle durch Arbeitslosigkeit bedingt und dies ist die Brücke, die vom Beruf zur materiellen Situation hinüberleitet: Ohne Beruf — ohne Geld. Nicht immer ist es so. Mitunter kann z. B. der Ehepartner oder ein naher Verwandter einspringen. Öfter sind Geldreserven da, aber auch das Gefühl, diese in Anspruch nehmen zu müssen, sie anzugreifen und schließlich völlig aufzubrauchen, kann Angst erzeugen. Besonders schlimm ist die Situation dann, wenn (wie z. B. bei allen Personen, die nicht die österreichische Staatsbürgerschaft besitzen), die Arbeitslosenunterstützung nur kurzfristig gewährt wird und von keiner Notstandshilfe gefolgt ist. Selbst die Unterstützten meinen oft, es sei zum Leben zu wenig, was man ihnen gebe. Und je länger diese Situation dauert, desto größer die Verzweiflung. Interessant ist das Verhalten der Frau in diesem Punkt: Die Arbeitslosigkeit der Mannes wird von ihr in der Regel mit unerhörter Tapferkeit getragen, mitunter versucht sie sogar das Fehlende durch eigener Hände Arbeit wettzumachen. Dieses Verhalten ändert sich aber sofort, wenn die Arbeitslosigkeit des Mannes durch dessen Schuld (z. B. Alcoholismus chronicus) zustande kommt. Dann verzweifelt die Frau leichter, weil sie keine Möglichkeit sieht, die Familiensituation zu ändern und zu bessern. Diese Hoffnungslosigkeit kann dann der finanziellen Not jenes Schwergewicht geben, das die Frau zum Selbstmord treibt (22 Fälle). In schwerste materielle Not kann d i e Frau kommen, die ganz allein steht, auf sich angewiesen ist, und plötzlich arbeitslos wird (8 Fälle). Aber nicht nur Arbeitslose leiden unter finanziellen Schwierigkeiten. Eine ganze Reihe von Patienten standen zwar in Beruf, verdienten aber lächerlich kleine Summen. Andere hatten im Verlauf der unruhigen Zeiten alle Ersparnisse verloren und waren dadurch um den Ertrag jahrelanger Bemühungen und die Reserve für das Alter gekommen. All dies steigert Unsicherheit und Lebensangst. Ähnlich wirkt auch letztlich der Alcoholismus chronicus und jede Leidenschaft, die die letzten Geldreserven verschlingt. Es fragt sich, ob man die durch verschiedenartige „Süchtigkeit" bedingte Verelendung auch in das Kapitel „materielle Not" rechnen darf. Wenn es sich um Reaktionen der Angehörigen handelt, wird dies sicher erlaubt sein. Aber beim Selbstmord der Süchtigen selbst spielt die materielle Not als Folgeerscheinung nur eine sekundäre Rolle. An den Auswirkungen erkennt der Patient das Verhängnisvolle seiner Sucht. Er weiß aber gleichzeitig, daß er es dennoch nicht lassen, die Situation nicht ändern kann. Die S e l b s t z e r s t ö r u n g s t e n d e n z — die auch zur Süchtigkeit geführt hat — treibt ihn in den Tod. Die materielle Not spielt nur die Rolle des „Zeichengebens". Dementsprechend haben wir die Not, die durch die Süchtigkeit entsteht, hier zahlenmäßig nicht einbezogen.

Das Fehlen des Geldes bedroht in den schwersten Fällen die Erhaltung des Lebens („Ich hatte nichts mehr zum Leben"), die Basis des Existierens. Andererseits verhindert Geldmangel die Realisierung ungezählter Wünsche, die in verschiedenen Lebensgebieten angestrebt werden, durchkreuzt alle Pläne („Ich konnte aus Geldmangel nicht heiraten", „ich konnte mir nichts kaufen"). Insofern wirkt sich Mangel im Materiellen in allen Lebensbereichen aus. Es kann nicht Aufgabe dieser Ausführungen sein, hier auf alle Folgeerscheinungen der Not einzugehen, auf eine möchten wir aber besonders hinweisen: Vielleicht der schwerste Schlag, der im Gefolge des Notstandes eintreten kann, ist der Verlust einer eigenen Wohnung. Die D e l o g i e r u n g wird als Gipfelpunkt des

Ausgestoßen- und Ausgesetztseins erlebt und nicht selten so wie die Wegnahme einer letzten Zufluchtsstätte empfunden (10 Patienten). Hier sind ausgesprochene Panik- und Verzweiflungsreaktionen die Folge. Es scheint, als würde das „Aus-dem-Heim-Vertrieben-werden" symbolhaft bedeuten: -„Aus-der-Welt-vertrieben-werden". In unserer Gesamtzahl wurden auch jene Fälle unter „materielle Not" aufgenommen, bei denen das in Untermiete-Wohnen zu schweren Konflikten führte. Der Mensch benötigt ein (wenn auch kleines) Reich, in dem er unumschränkter Herr und vor allem ungestört ist (bei einem unserer Patienten wurde der Selbstmord dadurch ausgelöst, daß ihm die Hauptmieterin einen Skandal machte, weil er mit genagelten Schuhen die Wohnung betreten hatte). Man muß solche Umstände, auch wenn sie mit Geldmangel unmittelbar nichts zu tun haben, sondern durch den heutzutage fehlenden Wohnraum bedingt sind, auch als soziale Not bezeichnen. Bei 22 Fällen war es das Fehlen eines wirklichen Heimes, das wesentlich zum Selbstmordversuch beitrug, wobei wir unter Heim nach der ausgezeichneten Definition von Andics jene Konstellation der geschlechtsbestimmt personalen und dinglichen Umwelt, die der Mensch definitiv um sich haben will, verstehen. Das „In-Untermiete-Leben" wird dann zur sozialen Not, wenn die Beziehungen zu den Hauptmietern schlecht sind, wenn die Menschen dadurch auf zu engem Raum zusammengedrängt werden und wenn das Gefühl, ein Heim zu haben, verloren geht. Hier sei auf die tragische Situation dreier Ehepaare aus unserem Material verwiesen, die infolge ungünstiger Untermietverhältnisse jahrelang gezwungen waren, getrennt zu leben. Die Realisierung des Rechtes auf ein Eigenheim ist sicher eine der dringendsten psychohygienischen Forderungen. Jedenfalls kann es keinen Zweifel darüber geben, daß soziale Not in all ihren Formen und auf allen Sektoren des Lebens ein schweres seelisches Trauma darstellt. Der Betroffene kann verschieden reagieren, immer aber wird man das Gefühl des ungerechtfertigt Zurückgesetztseins, der Demütigung, der Verbitterung und des Mißtrauens vorfinden. Aus Armut resultieren vor allem drei Dinge: Abhängigkeit, Ohnmacht, Verbitterung. Diese stehen oft in direktem Zusammenhang mit dem Selbstmord, und wir wollen für alle drei je ein typisches Beispiel anführen, um abschließend die seelische Reaktion auf materielle Not nochmals klarzustellen.

1. Abhängigkeit:

29jähr. Patientin, versuchte in die Donau zu springen; Entwicklung und Daseinssituation: Die Eltern frühzeitig geschieden, die Mutter heiratete noch einmal, der Stiefvater bald darauf verstorben. Patientin hat sechs Geschwister, mit denen sie sich schlecht verträgt. Mit 18 Jahren heiratete sie das erste Mal, aus dieser Ehe hat sie ein jetzt 8jähr. Kind. Die Ehe wurde geschieden („nicht so sehr, weil er mir untreu war, sondern weil wir uns nicht verstanden haben. Wir haben praktisch nicht ein vernünftiges Wort miteinander sprechen können."). Der Vater sorgte nach der Scheidung in keiner Weise für das Kind. Patientin heiratete neuerlich, dieser Mann war wegen nicht näher bekannter dunkler Angelegenheiten bereits vorbestraft. („Ich wollte ihn bessern"). Der Mann wurde wieder rückfällig, und befindet sich seit längerer Zeit in Haft. Die Lage der Patientin gestaltete sich immer verzweifelter, sie erhielt seit der Inhaftierung des Mannes kein Geld, blieb trotz mancher Bemühungen arbeitslos, wurde von der Mutter unterstützt. Schließlich teilte ihr die Mutter mit, daß sie die Unterstüzung nicht fortsetzen könnte („Ich bin dadurch meiner letzten Hoffnung beraubt worden. Ich habe mich lange bemüht, Arbeit zu finden, aber ich habe nichts Besonderes erlernt, für diese Leute ist es heute fast unmöglich, etwas zu bekommen.“). Unmittelbar vor dem Selbstmordversuch hatte Patientin mit der Mutter eine Auseinandersetzung, wobei diese äußerte: „Von der Frau eines Verbrechers kann man nichts anderes erwarten, als daß sie selber faulenzt“).

2. Ohnmacht.

57jähr. Patientin, seit Jahren verwitwet, Bezieherin einer sehr kleinen Rente, mit der sie nur die allernotwendigsten Ausgaben decken kann, oft nicht einmal diese. Sie schränkte sich aufs äußerste ein und ertrug das Dasein so jahrelang. Eines Tages beging der Sohn eine strafbare Handlung, eignete sich fremdes Gut an, wurde verhaftet. Die Patientin könnte, wenn sie den Schaden su ersetzen in der Lage wäre, das Strafausmaß des Sohnes herabsetzen. Sie hat aber das Geld nicht. In dieser Situation wird ihr die Armut so unerträglich, daß sie das Gas aufdreht.

3. Verbitterung.

41jähr. Patient, von Beruf Fensterputzer. Er mußte sich vor vier Monaten einer Mittelohroperation unterziehen und wurde vom Operateur darauf aufmerksam gemacht, daß er wegen eventueller Schwindelzustände nicht im Beruf verbleiben dürfe. Er gab also diesen Beruf auf, konnte aber trotz intensivster Bemühungen keinen anderen finden. Patient hat zwei Kinder, das eine ist lungenkrank und er macht sich wegen dessen unzureichender Ernährung große Sorgen. Eine Zeit lang hielt er den Zusammenbruch durch Versetzen verschiedener Gegenstände auf. Dann überkam ihn die Verzweiflung und er drehte in alkoholisiertem Zustand den Gashahn auf. — Unmittelbar vor dem Selbstmordversuch hatte er eine Gelegenheitsarbeit für wenige Stunden gefunden, zum ersten Mal seit längerer Zeit wieder Geld verdient. Er wurde aber mit einem „Schundlohn“ abgespeist. Er fühlte sich dadurch entehrt, in seiner Menschenwürde getroffen. („Da sollen sie lieber gar nichts zahlen als so wenig, meine Arbeit ist doch etwas wert, man ist doch kein Kuli. Ich kann Ihnen sagen, ich habe eine ungeheure Wut gegen alle Welt gehabt.“).

Armut kann also zu seelischen Reaktionen führen, die die Verzweiflung bis zur Selbstauslöschung steigern. Unsere Ergebnisse können dahingehend zusammengefaßt werden:

1. Es war zwar bei einem relativ geringen Teil unserer Patienten materielle Not im Spiele.
2. Diese Not aber stellt, wo sie vorhanden, in mannigfacher Weise eine ernste Gefahr für das Leben des Menschen dar.

Nur dann werden wir richtig verstanden werden, wenn man diese beiden Punkte gemeinsam festhält.

Das Politische.

Man findet in der Literatur nur wenig über die Bedeutung der Traumatisierung auf dem politischen Gebiet für den Selbstmord. Andics, von dem Gedanken ausgehend, daß der Mensch umso mehr im Leben verankert sei, in je mehr und in je weiter gespannte gefühls- und sachbetonte Bindungen er als bejahtes und notwendiges Glied eingefügt sei, wies darauf hin, daß unter ihren hundert Suicidanten kein einziges tätiges Mitglied einer politischen Partei gewesen war. Hier wurde also noch 1938 die aktive Betätigung im Politischen als ein lebenserhaltender Faktor aufgefaßt.

Wenig später änderte sich die Situation allerdings grundlegend. Die Politik begann jeden zu erfassen, ob er wollte oder nicht, das Politische spielte von da an eine entscheidende, oft „schicksalhafte" Rolle in der Existenz des einzelnen wie der Gesamtheit. Je mehr aber die Bedeutung des Politischen stieg, desto deutlicher erfolgte auch die — oft sehr tiefgreifende — Traumatisierung auf diesem Gebiet. Es wird uns daher nicht wundern, daß sich in der ersten wissenschaftlichen Abhandlung über das Selbstmordproblem, die nach dem zweiten Weltkrieg in Österreich erschienen ist und von Menninger-Lerchenthal stammt, folgende Sätze finden: „Der Einfluß der Politik auf das Berufs- und Privatleben der Menschen ist in den letzten Jahrzehnten oft so weit gegangen, daß die Existenz des einzelnen an eine bestimmte politische Richtung gebunden war. Dadurch ist politische Not als Selbstmordursache zu einem beachtenswerten Faktor geworden."

51 unserer Patienten waren von dieser politischen Traumatisierung besonders betroffen.

5 Patienten (4 männliche, 1 weiblicher) hatten einen Teil der Kriegsjahre aus politischen oder rassischen Gründen im Konzentrationslager verbracht. Das Unbegreifliche dieses Geschehens stand im Erleben der rassisch Verfolgten sicher noch mehr im Vordergrund. Wo immer wir von einem KZ-Aufenthalt aus politischen oder rassischen Ursachen hören, dürfen wir auf Grund der Gesamterfahrungen auf eine schwere psychische, zum späteren Selbstmord beitragende Schädigung schließen. Wie schon erwähnt, brach der Lebenswille im KZ selbst relativ selten zusammen, im Gegenteil, die schwersten Gefahren und Prüfungen, denen der Mensch ausgesetzt war, stärkten meist den Selbsterhaltungstrieb. Nach der Entlassung erst oder noch viel später [1]) machen sich die Folgen dieser Jahre, die nicht spurlos vorbeigehen können, bemerkbar.

Von 6 Patienten erfuhren wir, daß sie während der nationalsozialistischen Zeit als „Mischlinge" gegolten hatten. Die Zurücksetzung, Deklassierung, verbunden mit sozialem Abstieg (einer unserer Patienten sagte: „Wir waren Menschen dritter Klasse") hatten auf sie einen tiefen, bleibenden Eindruck gemacht, der Gefühle der Unsicherheit und Verbitterung zurückließ, die beide beim Zustandekommen des Selbstmordes eine wesentliche Rolle spielten.

Bei 22 Patienten (also fast der Hälfte der in diesem Abschnitt erfaßten) handelt es sich um Heimatvertriebene. Die Tragik des Flüchtlings, der von seiner heimatlichen Erde, in der er verwurzelt ist, aus seiner gewohnten Umgebung losgerissen wird, oftmals die Seinen nie mehr wiedersieht, in der Fremde eher Ablehnung oder gar Feindschaft begegnet, sich nur schwer anpassen und kaum wieder in eine Gemeinschaft hineinfinden kann, und der dazu noch

[1]) Also in der „Entlastungssituation".

seiner Existenzbasis beraubt ist, dürfte hinlänglich bekannt sein. Diese Menschen sind sicher besonders selbstmordgefährdet. Einsamkeit und das, was man „Heimwehreaktion“ nennt, spielen dabei die Hauptrolle. Eine 29 jähr. Patientin, welche ihre Heimat verlassen mußte, fand hier bei Onkel und Tante sogar liebevolle Aufnahme. Trotzdem konnte sie die Trennung von Heimat und Eltern nicht verwinden und beging Selbstmord, weil es keine Möglichkeit gab, ins Vaterland zurückzukehren. Eine 32jähr. Patientin hatte vor ihrem Suicidversuch wiederholt Versuche unternommen, in die Heimat und zum dort verbliebenen Vater zurückzukehren, obwohl sie seinerzeit dort Strafarbeit leisten mußte, und sie aller Wahrscheinlichkeit nach wieder dasselbe Schicksal erwartete. Das Entwurzeltsein, das ewige rastlose Wandern von Ort zu Ort schildert eine 24jähr. Patientin:

„In Rumänien verbrachte ich eine glückliche Kindheit und Jugend. Dort hatten wir ein eigenes Heim, dort führte ich mit meinen Eltern und Angehörigen ein schönes Leben. Im September 1940 wurden wir nach Oberbayern ausgesiedelt, von dort kamen wir zuerst nach Laubenthal, dann nach Andreasberg. Hier starb meine Mutter. Später wurde ich nach Leobersdorf, Hirtenberg und Enzesfeld gebracht, schließlich nach Bielitz in Schlesien. 1945 mußte ich aus Schlesien flüchten, auf der Flucht starb die Schwägerin und deren Kind. Da haben wir gehungert und wie die Hunde gelebt, Wunder war es also keines. Eher wars ein Wunder, daß wir am Leben blieben. Endlich kam ich nach Braunau, wurde aber zusammen mit meinem Vater bald zwangsweise über die Grenze nach Deutschland gebracht. Dort starb der Vater. Ich ging schwarz über die Grenze nach Österreich zurück, weil ich in Wien eine Tante habe. Es zeigte sich aber, daß sie kein Verständnis für mich und meine Not hatte, ich stand also praktisch ganz allein da. Ich wollte aber trotzdem hier bleiben, ich konnte nicht mehr weiter. *Seit neun Jahren bin ich auf der Wanderschaft*, das muß einmal ein Ende haben. Ich habe keine Zukunft, bin überflüssig auf der Welt, für mich ist alles tot. Warum habt ihr mich gerettet?“ (Selbstmordversuch mit Veronal.)

Sicher ist uns die Zahl derer, die in diesen Jahren dem heimatlosen Leben freiwillig ein Ende bereitet haben, heute auch nicht annähernd bekannt.

Ein Patient war als illegales Mitglied der NSDAP und Kriegsverbrecher verurteilt worden. Politische Verblendung, und entsprechender kritikloser *Fanatismus* hatten sein Leben zerstört.

Es handelt sich dabei um einen 56jähr. Patienten, der seit der Kindheit sehr ehrgeizig war, alle überflügeln wollte, und sich ständig mit seiner Umgebung maß. Er lernte den Beruf eines Faßbinders und Kellermeisters, verlor im ersten Weltkrieg den linken Arm und konnte seitdem den Beruf nicht ausüben. Nachdem er kurze Zeit Telephonist gewesen war, begann er, gestützt auf eine kleine Rente, ein völlig ungebundenes und unregelmäßiges Leben zu führen. 1926 bis 1933 unternahm er eine Weltreise, wobei er sich ohne Mittel von Ort zu Ort durchschlug. Nach seiner Rückkehr wurde er illegales Mitglied der NSDAP, als solches 1945 verhaftet, vor Gericht gestellt, insbesondere weil er 1944 einem abgesprungenen feindlichen Flieger einen Tritt versetzt hatte. Auf Grund der Verurteilung wurde ihm seine Invalidenrente gestrichen. Er konnte auch keinen Arbeitseinstellungsschein bekommen. „Ich stand völlig allein da, ich habe mich in einer solchen Notlage befunden, daß ich nicht wußte, wovon ich leben soll. Als ich wieder einmal vergeblich im Justizministerium vorgesprochen hatte, blieb ich in einer Ecke stehen und begann plötzlich mir mit einem Taschenmesser mehrere Schnitte in der Halsgegend zuzufügen.“ Bei dem Patienten fand sich folgendes selbst hergestelltes Plakat: Vom Bundesministerium für Justiz gemäß Erlaß (Zl. 64646/49) vom 14. 7. 1949 zum Betteln, Stehlen, Verhungern oder Selbstmord verurteilt, 80% Kriegsinvalider von 1914 bis 1918, ohne Rente seit Mai 1945.

Hier ist es durch politische Gesinnung sicherlich zu einem falschen Verhalten gekommen. Man sollte aber nicht vergessen, daß diese zu einer Notlage geführt hat, die nicht nur vom Gesichtspunkt „Schuld" betrachtet werden dürfte.

Der Rest der politisch Traumatisierten setzt sich aus jenen zusammen, die zwischen 1938 und 1945 (aus den verschiedensten Gründen) der NSDAP beitraten. Ebenso divergent wie die Ursachen des Beitrittes sind auch die Reaktionen auf den Zusammenbruch. Einige können den Untergang der Idee, an die sie geglaubt haben, nicht überwinden, andere sind durch mannigfache Aufdeckungen und Enthüllungen desillusioniert und zutiefst enttäuscht „hereingefallen zu sein". Manche sprechen von mehr oder weniger erzwungenem Beitritt, für den man nicht verantwortlich sei, sie lehnen die „Kollektivschuld" und die daraus abgeleitete anfängliche Bestrafung ab. Es gibt aber auch Patienten, die sich deswegen Vorwürfe machen. Das Trauma bezieht sich dabei immer nicht nur auf den Betroffenen selbst, sondern auch auf dessen Angehörige, auf die ganze Familie.

Eine 39jähr. Patientin war mit ihrem Gatten längere Zeit im Ausland, wo er bei einem Arbeitsunfall die linke Hand verlor. Nach fürchterlichen Monaten in der Fremde, die durch vergebliche Versuche charakterisiert waren, Geld zu verdienen, kehrte das Ehepaar 1938 nach Wien zurück. Der Gatte trat dann, um eine Stelle bei der Post zu bekommen, der NSDAP bei. Die Patientin sagt, das sei ihre Idee gewesen, sie habe den Mann diesbezüglich ständig beeinflußt, ihm solange zugeredet, bis er es getan habe. 1945 wurde der Gatte entlassen. Die Patientin kann sich die Beeinflussung jetzt nicht verzeihen (Selbstmordversuch mit Luminal).

In all diesen Fällen hat die abnorme Bedeutung des Politischen, und der Zwang, der von ihm ausging, eine wesentliche Bahnung des Selbstmordentschlusses bewirkt. Am deutlichsten wird der Zusammenhang zwischen Selbstmord und Politik, wenn man die beiden Selbstmordgipfel 1939 und vor allem 1945 betrachtet. Nochmals sei betont, daß in der hier angeführten Zahl der politischen Traumatisierten nur diejenigen enthalten sind, die eine besondere Traumatisierung aufwiesen.

Eine gewisse Schädigung wird in Terrorzeiten aber allen zuteil, und ihre Zeichen sind noch heute allgemein nachweisbar. Wir bemerkten, daß die Mehrzahl unserer Patienten beiderlei Geschlechts unruhig und unsicher zu werden begann, wenn das Gespräch auf das Politische kam. Einige taten so, als wäre überhaupt nichts geschehen: eine Einstellung, die für den Menschen unter Terrorwirkung nach Kauders typisch werden kann, und einen Großteil seiner seelischen Konflikte bedingt. „Nur nicht davon sprechen" war die Ausdrucksweise derjenigen, die Verdrängtes nicht wieder aufrollen wollten. „Es hat sowieso keinen Sinn, die „Großen" machen ja doch, was sie wollen" lautete die Antwort der Enttäuschten, in der Masse Untergegangenen. Die Mehrzahl aber (auch der Männer) betonte, „daß sie sich für Politik nicht mehr interessieren oder nie interessiert haben". Nur diejenigen, deren Selbstmordversuch unmittelbar mit politischer

Traumatisierung in Zusammenhang stand, waren von sich aus dazu bereit, über das Bereich des Politischen zu sprechen und auch dies geschah manchmal nur zögernd, mit einer gewissen Scheu und Scham.

So dürfen wir also sagen, daß fast alle Untersuchten diesem Bereich, das doch die Angelegenheiten beinhaltet, welche Allgemeinheit, Gemeinschaft wesentlich betreffen und beeinflussen, reserviert, gleichgültig oder gar ablehnend gegenüber standen. Wir fanden also hier ein Verhalten vorherrschend, das man mit Frankl am besten als „fatalistische Lebenseinstellung" bezeichnen könnte. Es wird kein Zweifel darüber bestehen, daß diese im Grunde die Überzeugung von der Sinnhaftigkeit des Lebens untergräbt. Auch der jahrelange Militärdienst, die Zeit der Gefangenschaft mit ihren zahlreichen Notständen trägt zur Ablehnung des Politischen wesentlich bei.

Die große Mehrzahl unserer männlichen Patienten war im Kriege eingerückt, manche verbrachten längere Zeit in Gefangenenlagern. Meistenteils besteht die Reaktion darauf in einem Gefühl, das Leben oder zumindestens die wichtigsten Jahre versäumt zu haben. Manchmal wurde versucht, das Versäumte nachzuholen (in der Regel durch völliges Sich-gehen-lassen und gesteigerte Genußsucht), oft besteht die Überzeugung, daß ein wirkliches Nachholen ausgeschlossen sei. Hinter beiden Verhaltensweisen verbirgt sich tiefe Entmutigung und Passivität und die Ansicht, daß das Dasein entwertet ist. Es fällt manchen unendlich schwer, sich nach den langen Jahren militärischen Lebens wieder umzustellen und den Anforderungen des Zivilstandes anzupassen. Werner Simon gibt an, daß bei den von ihm untersuchten Kriegsteilnehmern, die Selbstmord begingen, in 30% der Fälle Unfähigkeit, sich an das zivile Leben wieder anzupassen, zur Ursache des Selbstmordes wurde. Auch nach unseren Erfahrungen kann die Unfähigkeit, sich umzustellen, neben anderen Faktoren mitunter eine gewisse auslösende Rolle beim Selbstmordversuch eines Menschen spielen, der an jahrelanges Soldatenleben gewohnt war. Jedoch scheint es dabei praktisch unmöglich, einen Zusammenhang objektiv nachzuweisen. Dementsprechend ist hier auch die Anerkennung eines solchen Zusammenhanges abzulehnen.

Bei dieser Gelegenheit möchten wir zu einer Frage Stellung nehmen, die für den Gutachter von Wichtigkeit ist. Kann ein Selbstmord während des Wehrdienstes oder ein Selbstmord nach im Wehrdienst erfolgter Verletzung als Folge des Wehrdienstes angesehen werden und ist daher in diesen Fällen nach den entsprechenden gesetzlichen Bestimmungen eine Berentung der Angehörigen vorzunehmen? An und für sich muß betont werden, daß der Wehrdienst niemals die Ursache des Selbstmordes ist. Er kann aber den einzelnen in Situationen bringen, denen er sich nicht gewachsen fühlt und die ihm zum Motiv des Selbstmordes werden. Der Wehrdienst stellt also in diesen Fällen sozusagen den Anlaß zum Selbstmord bei, während die eigentliche Ursache in der Persönlichkeit des Betreffenden, die sich gewissen Schwierigkeiten nicht anzupassen vermag, liegt. Wenn z. B. ein Pianist, der im Kriege die Finger einer Hand verloren hat, später mit dem Hinweis, er sei dadurch in seiner Berufsausübung ruiniert worden, Selbstmord begeht, so ist zu sagen, daß hier offenbar eine einengende (neurotische) Zielsetzung besteht, die den Betreffenden von einem Berufe abhängig und es ihm subjektiv unmöglich macht, sich der Lage anzupassen, d. h. in einen anderen Beruf hinüberzuwechseln. Auch hier ist es also letztlich die Persönlichkeit, die den Ausschlag gibt. Freilich kann dagegen eingewendet werden, daß ohne die im Kriege erlittene Verstümmelung jene ungünstige, zum Selbstmord Anlaß werdende Situation wahrscheinlich nie eingetreten wäre.

Wenn nun auch der Wehrdienst nur den Anlaß des Selbstmordes darstellt, so sind wir nach dem Wortlaute des Gesetzes auch dann verpflichtet, den Zusammenhang zwischen Selbstmord und Wehrdienst anzuerkennen (denn dieses fragt nach ursächlichem oder auslösendem Zusammenhang). Außerdem müssen wir aber etwas bedenken, was unserer Meinung nach geeignet erscheint, die diesbezüglichen divergenten Ansichten verschiedener Autoren in ihrem Gegensatz bis zu einem gewissen Grade auszugleichen: sicher ist die neurotische Haltung die letzte Ursache eines solchen Selbstmordes. Der Staat hat jedoch in jenem Moment, da er den Betreffenden in den Wehrdienst stellte und ihn für tauglich befand, n i c h t gefragt, ob er neurotisch (bzw. psychopathisch) ist oder nicht. Die Neurose (bzw. Psychopathie) wird nicht als Untauglichkeitsgrund anerkannt. Daher muß der Staat dann auch für jede Handlung des Neurotikers (Psychopathen), d. h. für seine verminderte psychische Anpassungs- und Tragfähigkeit die Konsequenzen tragen. Praktisch kommen Selbstmorde während des Wehrdienstes (aber auch als Folge desselben) relativ selten vor, da ja, wie bereits erwähnt, Neurotiker sich im allgemeinen beim Militär eher bedeutend besser fühlen.

Generelle Anweisungen für den Gutachter lassen sich natürlich nur schwer geben, jedoch dürfen obige Ausführungen als R i c h t l i n i e n angesehen werden. Die beste Lösung wird die individuelle Prüfung jedes Falles bleiben, wobei besonders bei Selbstmorden, die lange nach der Entlassung aus dem Wehrdienst erfolgen, genau geprüft werden muß, ob wirklich ein Zusammenhang mit dem Wehrdienst bestand.

Es ist selbstverständlich, daß bei schweren Gehirnverletzungen, die zur Ausbildung eines organischen Psychosyndroms führten, die Frage nach dem Zusammenhang zwischen Suicid und Verwundung und damit Wehrdienst bejahend zu beantworten ist. Nur findet man gerade bei organischen Psychosyndromen relativ sehr selten Suicidtendenz (siehe später). Auch hier aber erscheint eine genaue Prüfung jedes einzelnen Falles von größter Wichtigkeit.

Schließlich sei noch erwähnt, daß auch die allgemeine politische Lage eines Landes einen Einfluß auf die Selbstmordtendenz haben kann. S c h w a r z (ein Schweizer) weist auf den auffallenden Selbstmordanstieg in Wien und Budapest seit dem Ende des ersten Weltkrieges hin, und glaubt, daß in ihm die politische

Situation dieser beiden Länder zum Ausdruck komme, die durch den Verlust von Macht und Einfluß gekennzeichnet sei.

Die Krankheit.

Ein gewisses Maß von körperlicher Funktionsfähigkeit ist ebenso wie Besitz eines Existenzminimums Voraussetzung für die Erhaltung und Entwicklung des Menschen. Jede Krankheit, die vorübergehend die Möglichkeiten der menschlichen Person einengt, ist daher als Trauma zu werten, besonders aber ein als Rest der akuten Erkrankung zurückbleibendes Leiden. Wir werden also im Zusammenhang mit unserem Thema auf Erkrankungen unmittelbar vor dem Selbstmordversuch achten müssen, aber auch alle Krankheiten aus der Anamnese festzuhalten versuchen, die ein chronisches Leiden nach sich zogen. Wir sind nach diesen Gesichtspunkten vorgegangen und haben auf solche Weise bei 135 unserer Patienten Schädigungen der körperlichen Gesundheit festgestellt. Bevor auf den Zusammenhang zwischen Erkrankung und Selbstmordversuch eingegangen wird, sollen die folgenden Tabellen eine Übersicht über die Art und die Häufigkeit dieser Krankheiten geben. Die Einteilung erfolgte hauptsächlich nach den psychischen Folgezuständen der verschiedenen Leiden (da es ja galt, die psychophysischen Zusammenhänge zu klären).

1. Chronisches Leiden als Defektzustand:

Schädeltraumatiker	10	(davon nur 2 Hirnverletzte)	
Schwerhörige	5	an einem Auge erblindet	2
Armamputierte	3	völlig erblindet	1
Beinamputierte	2		

Man achte hier ganz besonders auf die relativ niedrige Zahl der Krüppel und Invaliden (von denen wiederum nicht alle Kriegsinvalide waren), ein Beweis dafür, daß Simon recht hatte, als er sagte, daß der Lebenswille bei Kriegsverletzten (auch bei Schwerstverstümmelten) nur selten zusammenbricht.

2. Fortschreitende Leiden (Hoffnungslosigkeit):

Carcinom	9	Postencephalitiker	3
Multiple Sklerose	7	Gangrän an einem Fuß	1

Einer unserer Carcinomkranken (Sigma-Ca) befand sich unmittelbar nach der Operation, die ihn sehr geschwächt hatte. Bei den anderen Patienten bestanden ausnahmslos bereits metastasierte Krebse (4 Uterus-, 1 Rectum-, 1 Mamma-, 1 Kiefer-, 1 Leber-Ca), die einer operativen Behandlung nicht mehr zugänglich waren. Das Wissen um die Art der Erkrankung war nicht in allen Fällen ein klares, jedoch war der Glaube an die Wiedergenesung bei allen Patienten im Grunde bereits erloschen. Auch die ständigen Schmerzen spielten eine Rolle. Die Patienten waren stark kachektisch, nur einer aber befand sich in der terminalen Phase, 2 Tage nach seinem völlig insuffizienten Selbstmordversuch (den er bereits in verwirrtem Zustande vornahm) kam er ad exitum.

Bekannt sind aus der Literatur jene Selbstmordhandlungen, die unmittelbar nach dem Erfahren der Diagnose „Krebs" erfolgen. In unserem Material findet sich kein derartiger Fall.

Exaktes über den Zusammenhang zwischen Carcinom und Selbstmord ist nicht leicht zu sagen. Die Zeitungen freilich bringen immer wieder Nachrichten, wonach das Motiv dieses und jenes Selbstmordes die Krebskrankheit gewesen sei. Doch sind alle derartigen Motivangaben wirklich zu unverläßlich, um sich wissenschaftlich darauf stützen zu können.

Nach dem Ergebnis unserer Untersuchungen kommt das Carcinom sicher als Selbstmord auslösend in Betracht. Als die alleinige Ursache jedoch wird man es nur äußerst selten anschuldigen können. Und ferner: gemessen an der großen Zahl von an Carcinom Erkrankten sind die Selbstmordreaktionen bei diesem Leiden doch als selten zu bezeichnen. Dies hängt wohl mit den eigenartigen psychischen Veränderungen der Krebskranken, auf die in letzter Zeit wieder Pötzl und andere hingewiesen haben, zusammen. Ihre Ausgeglichenheit und Ruhe läßt es im allgemeinen nicht zu einem Selbstmord kommen. Jedenfalls zeigen Patienten mit neurotischer Carcinophobie oft mehr Selbstmordtendenzen als wirklich Krebskranke [1]).

Bei den an multipler Sklerose leidenden Selbstmördern fanden wir die für diese Krankheit typischen psychischen Veränderungen, bei den Postencephalitikern stand ebenfalls die Charakterveränderung mit besonderer Betonung zwanghafter Mechanismen im Vordergrund, was vielleicht für den Zusammenhang mit dem Selbstmord nicht unwesentlich war [2]).

3. Schmerzhafte Erkrankungen:

Polyneuritis	1	Arthritis	1
Trigeminusneuralgie	1	Cephalea	1
Pankreatitis	1	wiederholte Gallensteinattacken	1

Hier gehören auch teilweise die bereits in der zweiten Gruppe erwähnten Krebsleidenden hinein. Der an Pankreatitis erkrankte Patient hatte bereits 5 Operationen hinter sich, neben den Schmerzen spielte die Angst vor einer neuerlichen Operation mit. Im übrigen zeigte er eine Tendenz, süchtig zu werden. Bei dem Patienten mit Kopfschmerzen bestanden diese schon seit Jahren, ohne daß die Ursache sicher geklärt werden konnte.

4. Erkrankungen, die zu bestimmten, gewöhnlich typischen akuten oder chronischen psychischen Folgezuständen führen können:

---

[1]) In unserem Material des Jahres 1949 findet sich keine ausgeprägte Carcinophobie. Carcinophobe Züge waren aber bei einigen Patienten nachweisbar.

[2]) Siehe die diesbezüglichen Feststellungen Fleck's.

Blutdruckkrisen	12	Ungeklärter Fieberzustand (seit Wochen bestehend)	1
Zustand nach Grippe	9	Pneumonie	1
Herzfehler	8	Endocarditis	1
Diabetes mellitus	5	schwere Myocardschädigung	1
Tuberkulose	5	Darmblutung	1
Angina pectoris	4		
Höhergradige Anaemie	3		

Bekanntlich kann der Einfluß eines Teiles der hier genannten Erkrankungen auf die Psyche soweit gehen, daß es in ihrem Gefolge zu psychotischen Bildern kommt, die freilich in ihrer Art und Färbung nicht nur von der Krankheit, sondern auch von der Persönlichkeit des Erkrankten abhängig sind, wie wir von Bonhoeffer wissen. Solche Psychosen vom „exogenen Reaktionstypus" fanden sich aber nur bei zwei unserer Fälle. Bei einer 42jährigen Patientin trat während eines mehrere Wochen dauernden Fiebers, dessen Ursache nicht geklärt werden konnte, ein delirantes Zustandsbild mit Orientierungsstörung, motorischer Unruhe, optischen Illusionen und später mit heftigen Angstgefühlen auf. Wahnideen waren nicht rekapitulierbar. In einem solchen Angstaffekt kam es zum Selbstmordversuch. Die Patientin konnte sich später den Selbstmordversuch nicht erklären. Sie versicherte, „schon lange nicht mehr an Selbstmord gedacht zu haben, früher sei dies allerdings öfter der Fall gewesen, sie habe genug mitzumachen gehabt". Die Familienanamnese ergab, daß ein Onkel der Patientin an Melancholie gelitten hatte und deswegen längere Zeit interniert war. Bei einem 32jährigen Patienten entwickelte sich nach einer Pneumonie (im Stadium der Deferveszenz) ein amentes Bild, in dessen Verlauf es zum Selbstmordversuch kam. Auch hier waren schon vor der körperlichen Erkrankung Suicidtendenzen nachweisbar, es bestand aber, soweit festzustellen, keine familiäre Belastung. Außer diesen beiden Fällen war es zu keiner Intoxikationspsychose gekommen, wir sahen, von ihnen abgesehen, weder amente, noch delirante, noch amnestische Syndrome. Dennoch scheint der Zusammenhang zwischen Erkrankung und Selbstmordversuch bei einem Teil der in dieser Gruppe Erwähnten zumindestens durch die Auslösung von zum Selbstmordversuch führenden Angstaffekten gegeben. Das gilt vor allem für die Herz-, nicht weniger aber für die Gefäßkranken. Das begleitende Grundphänomen aller Herz- und Gefäßkrankheiten ist ja bekanntlich die Angst. Braun hat sogar die Herzangst als Urform der Angst überhaupt bezeichnet. Ohne auf diese Frage näher eingehen zu können, werden wir doch diese Angst als Folge tiefer psychophysischer Zusammenhänge auffassen dürfen. Geht man dabei vom Körperlichen aus, so wird man an Schweregefühl, Atemnot, Erstickungsangst, an den Sauerstoffmangel der Zellen, kurz an die Folgeerscheinungen einer länger dauernden Dekompensation oder eines Gefäßkrampfes denken. Wie weit können nun solche Erscheinungen zum Selbstmord führen? Bei vier Patienten mit Vitium cordis fanden sich deutliche Zeichen von Dekompensation. Tatsächlich erfolgte bei drei dieser Patienten der Suicid auch in momentanem Angstaffekt. Besonders beeindruckend ist hier der Selbstmordversuch eines 57jährigen Patienten, der plötzlich morgens in eingeengter Bewußtseinslage eine ganze Schachtel schmerzstillender Pulver schluckte und später, als ihm die Wirkung nicht rasch genug eintrat, noch mit dem Rasiermesser sich die Pulsadern zu öffnen versuchte. Der interne Befund ergab eine ausgeprägte Leberstauung. — Wir glauben bestätigen zu dürfen, was seinerzeit schon Jacob im Anschluß an französische Autoren behauptete: Daß nämlich Angstaffekte bei Herzkranken zu einer Vermehrung der Suicidgefahr führen können. Obwohl die Angstentwicklung sicher nicht allein von dem Stadium der sichtbaren Dekompensation abhängig ist, also auch bei kompensierten Herzfehlern vorübergehend auftauchen kann, sahen wir bei unseren vier Patienten mit kompensierten Herzfehlern eigentlich keine Angstreaktion, wohl aber eine mehr oder weniger depressive Einstellung dem Leben gegenüber, die sicherlich auch mit dem Herzleiden in Zusammenhang stand. Einer dieser Patienten hatte daneben vegetative Begleiterscheinungen, denen er infolge seines organischen Leidens und auch seiner neurotischen Haltung besonders große Bedeutung beimaß.

Bei dem Patienten mit Hochdruck ist eine etwaige Parallelität zwischen Blutdruckschwankungen (Krisen) und Selbstmord natürlich nur sehr schwer nachweisbar. Unsere Untersuchungen, die gerade bei denjenigen Patienten, die anamnestisch deutliche Blutdruckkrisen zeigten, starke aggressive Tendenzen, welche sich jahrelang hinter Freundlichkeit verborgen hatten, aufdeckte, weisen aber auf andere mögliche Zusammenhänge hin. Die amerikanische psychosomatische Medizin hat einen Persönlichkeitstypus des Hypertonikers herausgearbeitet, der durch starke, aber zielgehemmte Aggression gekennzeichnet ist. (Nach denselben Autoren — es seien vor allem Alexander, Binger, Dunbar und Wolfe genannt — erzeugt die gehemmte Aggression sogar den erhöhten Blutdruck). In diesen Typ fällt nun die Mehrzahl unserer hypertonen Patienten hinein. Wir werden aber später sehen, daß der Mechanismus der gehemmten Aggression selbstmordprädestinierend wirkt. — Was die an Coronarsklerose Erkrankten betrifft, so erfolgte ihr Selbstmord durchwegs außerhalb der Angina pectoris-Anfälle. Sicherlich aber hatte die dauernde Anfallswiederholung und auftauchende Angst vor dem Tode Einfluß auf ihren Selbstmordversuch (paradoxe Reaktion).

Nun zu den an Diabetes mellitus leidenden Patienten: Bei einem spielte die durch Zuckerkrankheit bedingte Gangrän an einem Bein, die eine Amputation notwendig erscheinen ließ, eine den Selbstmord auslösende Rolle. Über einen anderen dieser Patienten werden anamnestisch kurzdauernde Verwirrtheitszustände angegeben. Der Selbstmordversuch selbst scheint mit ihnen in keinem Kausalverhältnis gestanden zu haben. Dieser geschah in depressiver Stimmungslage, und wenn sie auch durchaus exogen gefärbt war, müssen wir uns — durch die Verwirrtheitszustände aufmerksam gemacht — doch fragen, ob hier nicht eine Psychose bei Diabetes mellitus vorlag. Trotz wiederholter Forschungen ist aber bis heute der Nachweis echter Diabetespsychosen kaum gelungen. „Es ist durchaus wahrscheinlich", schrieb schon Bonhoeffer, „daß die depressiven Angstpsychosen der späteren Lebensdezennien, die als Diabetespsychosen angesprochen worden sind, arteriosklerotische Psychosen sind". Und in der Tat ist auch der hier erwähnte Patient 65 Jahre alt und es finden sich bei ihm deutliche Zeichen von Arteriosclerosis cerebri. Jüngst wurde von Weingarten in Übereinstimmung mit andern Autoren auf den raschen Stimmungswechsel des Diabetikers hingewiesen. Dieser war auch bei unseren Patienten deutlich und förderte möglicherweise die Selbstmordauslösung. Ob dieser psychische Befund tatsächlich durch Diabetes (eventuell durch Schwankungen der Blutzuckerkurve) bedingt ist, wagen wir nicht zu entscheiden.

Im Gefolge von Anaemien treten häufig Erschöpfungszustände auf, deren Einfluß auf den Selbstmord sicher nicht zu unterschätzen ist. Bei zwei Fällen unseres Materials handelte es sich um perniciöse Anaemie (beide Patienten waren längere Zeit ohne Leberinjektionen gewesen; einer hatte unter 3 Millionen Erythrozyten, der andere zwar normale Werte, im Knochenmark aber die typischen Zeichen einer insuffizient behandelten Perniciosa im Beginn der Dekompensation), beim dritten Patienten (50jährig) wies der Blutbefund auf eine Erythroaplasie hin. Trotzdem der Patient unter der Diagnose „Perniciöse Anaemie" seit 1945 in Behandlung und Kontrolle stand, hatte er eine Erythrozytenzahl von nur 2,800.000. Bei ihm trat plötzlich ein Verwirrtheitszustand auf, er begann nächtlich die Schwestern zu beschimpfen und störte die anderen Patienten im Schlaf. Der Suicidversuch erfolgte in dieser Nacht durch plötzliches Einnehmen mehrerer Mischpulver. Nachher mußte Patient regelrecht gebändigt werden. Auf unserer Klinik zeigte er eigentlich kein auffälliges psychisches Verhalten mehr, deutlich aber war eine allgemeine Erschöpfung. Die Anamnese (auch Außenanamnese) ergab nichts Besonderes. Der Patient war zwar seit dem Auftreten seiner Erkrankung 1945 arbeitsunfähig, psychisch jedoch völlig intakt gewesen. Erst im Spital war die Verwirrtheit eingetreten. Bonhoeffer hat auf Psychosen, die bei perniciöser Anaemie auftreten können, aufmerksam gemacht. Ob man in diesem Zusammenhang von Erschöpfungspsychosen oder Erschöpfungszuständen spricht, jedenfalls zeigen Erschöpfungskrankheiten entsprechende psychische Begleiterscheinungen, die unseres Erachtens in einem Kausalverhältnis zum Selbstmord stehen können.

Besonders eindrucksvoll dürfte das Beispiel eines 61jähr. Patienten sein, der seit 1940 an chronischer Obstipation litt und schließlich wegen völligen Sistierens des Stuhles (Megacolon) im Jahre 1949 zur Operation kam. Postoperativ (Wundheilung p. p.) waren die Stühle schwarzrot, Sanguis deutlich positiv. Wegen höhergradiger Anaemie erhält Patient 2 Tage vor dem Suicidversuch eine Bluttransfusion von 120 ccm. Patient reagiert mit einer kleinen Fieberzacke, mit Unruhe und Schlaflosigkeit. In der nächsten Nacht versucht er, sich mit einer Rasierklinge die Pulsadern durchzuschneiden. Nachdem er sich einige Schnitte beigebracht hat, läßt er der Schwester läuten. Er sagt schließlich, er sei zu schwach gewesen, um ganz Schluß zu machen. Auf unserer Klinik ist Patient voll orientiert, in jeder Weise unauffällig. Erythrozytenzahl: 1,740.000 (!), Sahli 36, F.I. 1,0. (Es sei hier vermerkt, daß die Schnitte, die sich Patient zufügte, größtenteils nur bis in das Corium reichten und daß die völlig unbedeutende Blutung nach kürzester Zeit von selbst zum Stillstand kam.) Die hochgradige Anaemie ist also nicht die Folge, wohl aber offenbar die auslösende Ursache des Suicidversuches. (Erschöpfung). Wichtig ist, daß der Patient, der aufgeschlossen erzählte, versicherte, er habe nie an Selbstmord gedacht, seine persönlichen Angelegenheiten konnten auch objektiv als in Ordnung befunden werden. Wohl bestand eine gewisse Traumatisierung in der Kindheit, später dann öfteres Wechseln des Heimatortes. Patient war aber jedenfalls nicht imstande, seinen Selbstmordversuch zu erklären und es ist klar, daß auch wir dies nur dann können, wenn wir an eine psychische Reaktion auf die Anaemie denken. Bezeichnenderweise wurde eine Art des Selbstmordes gewählt, die einen neuerlichen Blutverlust herbeiführen sollte, auf diese Weise also am Locus minoris resistentiae ansetzte.

Die Zustände nach Grippe bei unseren neun Patienten kennzeichneten sich durch ihren depressiven Charakter. Da in allen Fällen auch andere Faktoren mitspielten, ist eine Aussage über die Bedeutung der durchgemachten Erkrankung für den Selbstmord schwer möglich. Schon Kirn konnte zeigen, daß Patienten, die nach einem grippösen Infekt Depressionszustände bekommen, fast immer eine hereditäre Prädisposition aufweisen. Tatsächlich gehören auch vier von unseren neun derartig erkrankten Patienten konstitutionell und ihrem psychischen Verhalten vor der Erkrankung nach deutlich in den zyklischen Formenkreis. Bei zwei Patienten (60jähr. Mann und 63jähr. Frau) ging dieser Depressionszustand im weiteren Verlauf in eine senile Psychose über.

Zum Schluß bleibt noch die Rolle der Tuberkulose zu klären. Van Helsdingen hat an einem größeren Material folgende Beobachtungen gemacht: Beim Ausbrechen der Tuberkulose denken ungefähr 13% flüchtig an Selbstmord. Während der Krankheit, vor allem wenn sie länger dauert, haben 21% Selbstmordgedanken. Doch kommt es nach der übereinstimmenden Ansicht verschiedener Autoren relativ selten wirklich zu Selbstmordhandlungen. Sicherlich erschwert der für die an Tbc. erkrankten Menschen recht charakteristische Verlust der Aktivität die Durchführung der Selbstaggression.

Dennoch glauben wir, daß die Tbc. bei unseren 5 Patienten einen beträchtlichen Anteil am Zustandekommen des Suicidversuches hatte. Es handelte sich dabei ausnahmslos um Fälle von Lungentbc., wobei die Krankheit durchwegs schon längere Zeit bestand. Bei allen fiel die besonders depressive Stimmungslage auf, die auch nach dem Suicidversuch weiter bestand. Zwei dieser Patienten hatten freilich schon lange vor dem Auftreten der Erkrankung depressive Phasen gehabt. — Unsere Fälle ließen eigentlich keine hysterische Einstellung gegenüber der Krankheit erkennen, wie dies bei der Tbc. so häufig vorkommt. Im Vordergrund stand vielmehr ein Schwäche- und Insuffizienzgefühl: man gewann den Eindruck eines Versagens der vitalen Kräfte. Ein 65jähr. Patient drückte dies wie folgt aus: „Ich habe Selbstmord verübt, weil ich nicht mehr weiter kann. Schmerzen habe ich nicht so viel, aber die Schwäche tut es mir an.“ Und auch bei den anderen Fällen, deren Lebensalter bedeutend niedriger war, fanden sich sowohl physisch, als auch psychisch deutliche Zeichen einer allgemeinen Erschöpfung.

In einem Fall bestand eine offene Tbc. und die Angst, das Kind anzustecken, spielte beim Selbstmordversuch eine wesentliche Rolle.

Keiner unserer Patienten zeigte ein tuberkulöses Endstadium im Sinne einer Phthise. Die eigenartige Euphorie und der Optimismus (spes phthisica), den die Tuberkulösen im Endstadium oft entwickeln, lassen diese Phase sicher als wenig selbstmordgefährlich erscheinen.

5. Geschlechtskrankheiten.

Lues	19
Gonorrhoe	17

Die Bedeutung der Gonorrhoe ist somatisch (allerdings nur dann, wenn sie rechtzeitig und vollständig behandelt wird) eine geringe, psychisch oft eine größere, als angenommen wird. Noch bedeutend schwerer ist das Trauma einer luetischen Infektion, auf das wir noch gesondert hinweisen werden.

Nun zu der Bedeutung dieser körperlichen Befunde für den Selbstmordversuch. Ollendorff gab körperliche Leiden als Ursache des Selbstmordes in 11% aller Fälle an. Brierre de Boismont in 8,8%. Von unserem Material waren 135 Patienten körperlich krank, also rund $^1/_5$ oder 20% aller Patienten[1]). Andics hat unter ihren 100 Patienten sogar 24, also ein Viertel, die krank sind.

Es gilt zu zeigen, wie diese Krankheit mit dem Selbstmordversuch zusammenhängt. Sicher ist die Feststellung Gruhle's: „Es ist nicht das körperliche Leiden, das den Selbstmord bedingt, sondern die seelische Reaktion des Betroffenen auf sein Körperleiden", eine grundlegende Voraussetzung für die Betrachtungsweise. Es fragt sich aber, ob die körperliche Erkrankung allein imstande ist, das Lebensgefühl, die Vitalität so sehr zu erschüttern, daß es zum Selbstmord kommt. Andics bejaht diese Frage und spricht von der „komplexen Wirkungsweise", durch die Krankheit allein als Motiv zum Selbstmordentschluß ausreicht. Hingegen meint Schwarz, daß „Selbstmorde einzig und allein infolge Körperkrankheiten nach seinen Erfahrungen äußerst selten sind".

Man muß also danach forschen, ob nicht bei den von einer körperlichen Erkrankung Betroffenen auch andere schädigende Faktoren nachzuweisen sind. Und dies gelingt in der Mehrzahl der Fälle. Da findet man eben dann die ungünstige Kindheit, die neurotische Entwicklung, Rückschläge in Familie und Beruf, Todesfälle und mitunter auch endogene konstitutionelle Faktoren. Einige Patienten hatten sogar schon vor Ausbruch ihrer Erkrankung Selbstmordabsichten geäußert. So blieben schließlich nur sechs Patienten übrig, bei denen wir neben der Erkrankung keine Ursachen in der vergangenen Entwicklung finden konnten. Im allgemeinen also kann die Krankheit nur dann zu einem Selbstmord

[1]) Dabei muß bedacht werden, daß die Mehrzahl der wegen Krankheit vorgenommenen Selbstmordhandlungen tödlich ausgeht, daß also der Perzentteil der Kranken bei den Selbstmorden noch größer ist als bei den Selbstmordversuchen.

führen, wenn sie auf eine Persönlichkeit trifft, die infolge mannigfacher Ursachen dem Leid gegenüber als mangelhaft tragfähig erscheint [1]).

Nach unseren Ergebnissen nimmt die Bedeutung der körperlichen Erkrankung für den Selbstmordentschluß mit zunehmendem Alter ebenfalls zu. Der alternde Mensch ist oft dem Schmerz gegenüber nicht mehr so widerstandsfähig (bei der an Arthritis erkrankten Patientin handelt es sich um eine 79jähr. Frau, die Trigeminusneuralgie bestand bei einer 75jähr. Frau, ein beträchtlicher Teil aller körperlich kranken Patienten stand im vorgerückten Alter) und besonders entscheidend ist, daß er viel schwächer an seine Genesung glaubt. In jungen Jahren hingegen wirken jene Krankheiten verhängnisvoll, die die Möglichkeiten der Persönlichkeit entscheidend reduzieren. Hier sei nochmals auf die Bedeutung der luetischen Infektion als seelisches Trauma hingewiesen. Dabei kann man wirklich von einer komplexen Wirkungsweise sprechen: die körperlichen Erscheinungen, die Schande der Ansteckung, das Bemühen, die Infektion vor aller Welt zu verheimlichen (wobei bedeutende seelische Kräfte verzehrt werden), die Angst vor dem Fortschreiten der Seuche, vor den psychischen Spätfolgen und vor der Übertragung auf Angehörige und Kinder summieren sich. Ein Patient erzählte: „Man hat mir gesagt, daß ein Mensch nie mehr gesund wird, wenn er einmal eine Lues gehabt hat.“ Eine Patientin beging Selbstmord, weil sie glaubte, eine positive Wassermannreaktion zu haben, eine andere, weil sie, ohne von ihrer Infektion zu wissen, einen Burschen angesteckt hatte, eine andere, wegen Paralysis imminens bereits malariabehandelte Patientin, bei der längst keine ansteckenden Erscheinungen vorhanden waren, konnte es nicht verwinden, daß die Geschwister die Teller, aus denen sie aß, sofort abspülten, und ängstlich besorgt waren, ja nicht einmal aus dem Teller der Patientin zu essen. Am eindrucksvollsten ist aber folgender Fall, der beinahe tragisch ausgegangen wäre:

Es handelt sich um eine 20jähr. Krankenschwester, die angibt: „Ich wollte Blutspenderin werden und wurde aus diesem Grund genau durchuntersucht. Eines Tages kam ein Arzt des Spitales, in dem ich arbeitete, zu mir und sagte, das Ergebnis der Wassermannreaktion sei schon da, dieselbe sei positiv ausgefallen. Obwohl er das mit einem lächelnden Gesicht sagte, so daß man leicht hätte erkennen können, daß er nur einen Scherz macht, habe ich das Ganze furchtbar ernst genommen, denn mit solchen Dingen darf man keinen Scherz treiben. Ich rannte in mein Zimmer, wußte eigentlich selbst nicht genau, was ich machte, und schluckte in aller Eile drei Sublimatpastillen. —“ Die weitere Exploration ergab, daß die Patientin im Jahre 1945 ein achtmaliges Stuprum erlitt und seit damals ständige Angst hatte, geschlechtskrank zu sein. Die vergangenen vier Jahre waren teilweise unter dem Eindruck dieses Erlebnisses gestanden, sie war von Arzt zu Arzt gerannt, das Ergebnis

[1]) Vergleiche dazu Wexberg: „In der überwiegenden Mehrzahl triumphiert die unerhörte Zähigkeit des Lebenswillens auch über die schwersten körperlichen Qualen und über die Hoffnungslosigkeit einer tödlichen Krankheit. In sehr vielen Fällen von Selbstmord, die mit unheilbarer Krankheit motiviert werden, sind die Bedingungen der Legitimität des Entschlusses gar nicht gegeben, und dieser erscheint dann als der Ausdruck einer egozentrischen Lebensauffassung, die dem Bereich der psychologischen Norm nicht mehr angehört.“

der Untersuchungen war immer negativ. — „Ich lebe gerne, hänge am Dasein, aber die bloße Erinnerung an das hat mir alles vergällt. Es war immer schon meine Einstellung: Ein Mensch, der Lues hat, muß sich umbringen. Der Scherz des Arztes rief das alles wieder in mir wach."

Jede Geschlechtskrankheit, auch die Gonorrhoe (besonders die mangelhaft behandelte oder zu spät erkannte, die zu späterer Unfruchtbarkeit führen kann), vor allem aber die Lues wirkt in geheimnisvoller Weise auf die Persönlichkeit schädigend. Natürlich schwankt die Intensität dieser psychischen Wirkung, immer aber wird die Infektion als Bemakelung empfunden.

II. In welchem Zusammenhang steht die Traumatisierung mit dem Selbstmordversuch?

Im ersten Abschnitt dieses Kapitels wurde die Traumatisierung im Bereich der beiden Hauptgebiete Familie und Beruf, sowie im Materiellen, Gesundheitlichen und Politischen beschrieben. Es ist uns klar, daß damit weder umfang- noch gebietsmäßig alle traumatisierenden Momente restlos erfaßt wurden. Die Fülle der Enttäuschungen auf diesen fünf Sektoren aber sprang ins Auge und wir durften hier mit Recht gewisse Zusammenhänge mit dem Selbstmord annehmen. Schon im ersten Teil dieses Kapitels wurde dementsprechend teilweise auf diese Beziehungen hingewiesen. Hier soll nun der Versuch gemacht werden, sie noch klarer herauszuarbeiten.

Betrachtet man den Zusammenhang zwischen Selbstmord und Traumatisierung, so muß man zuerst einmal feststellen: Der Suicid ist scheinbar eine Folge der Traumatisierung, die fast immer auf allen wichtigen Lebensgebieten zu wiederholten Rückschlägen, wobei oft ein Trauma das nächste bedingt, geführt hat.

Nun kommen aber diese Traumen nicht so sehr von außen als unvermeidbare Schicksalsschläge, sondern sie werden vielmehr — wie schon erwähnt — vielfach durch die falsche Haltung der Betreffenden selbst herbeigeführt oder gar aus im Grunde harmlosen Geschehnissen erst durch Überempfindlichkeit zu Traumen von pathologischer Wichtigkeit gemacht. Und selbst wenn schwere und gehäufte, unausweichliche Schicksalsschläge vorliegen, was bei einer Reihe von Fällen nicht geleugnet werden kann — so kommt es da noch immer auf die Haltung der Betroffenen ihnen gegenüber an. Mit anderen Worten: Vor die Aufgabe gestellt, die Bedeutung der Traumatisierung für den Selbstmord näher zu präzisieren, werden wir ihren großen diesbezüglichen Einfluß bestätigen, aber hinzufügen müssen, daß die Entstehung dieser Traumen teilweise auf die darunter Leidenden selbst zurückgeht, also mit ihrer Lebensgestaltung in Zusammenhang steht und daß die Reaktion auf die Traumatisierung letztlich von der Persönlichkeit des Betroffenen abhängig ist.

So ergibt sich also: Die Traumen sind die Gründe für den Selbstmord (nur beim psychotischen Selbstmord können diese Gründe fehlen, sie müssen es aber nicht, wie wir noch sehen werden) und ohne die Traumatisierung käme es wahrscheinlich nicht zum Suicid, aber die letzte Ursache des Selbstmordes ist in der falschen Haltung, die wieder eine Folge der Fehlentwicklung darstellt, gelegen.

Wir haben ihre Entstehung in der Kindheit schon besprochen und werden ihre weiteren Kennzeichen im nächsten Kapitel näher untersuchen.

Bis dahin begnügen wir uns mit der Feststellung: Der Selbstmord ist der Abschluß einer Fehlentwicklung, die sich in der Vorgeschichte durch die Anhäufung von traumatisierenden Ereignissen äußern kann. Die Katastrophe erfolgt in der Regel erst nach einiger Zeit. Irgendein Trauma aus der langen Kette wird dann schließlich zum Motiv des Selbstmordes. Niemals aber kann ein vereinzeltes Trauma Ursache des Selbstmordes sein, sondern es ist nur imstande, den latenten inneren Zusammenbruch manifest zu machen. Wohl glaubten anfänglich einige unserer Patienten an die Reaktion auf ein einziges Geschehnis. Die Exploration ergab aber immer zusätzlich schädigende Faktoren, oft weit zurückliegend, oft ins Unbewußte verdrängt. Man darf folgendes Gesetz ableiten: Je weniger Traumen sich summieren müssen, um schließlich zu einer suicidalen Reaktion zu führen, desto geringer ist die Belastbarkeit oder desto größer die endogene Komponente bei dem Betreffenden. (Allerdings muß dabei auch die Qualität der Traumen und ihre in jedem Einzelfalle unterschiedlich starke kumulierende Wirkung berücksichtigt werden). In diesem Zusammenhang muß wieder an die Kindheit unserer Patienten erinnert werden, als deren Ergebnis in der Mehrzahl der Fälle schon eine verminderte Tragfähigkeit (natürlich verschiedenen Grades) und damit eine gewisse Disposition zum Selbstmord zusammengefaßt wurde.

Wichtig ist also, zu unterscheiden zwischen der (chronischen) Traumatisierung und dem letzten (akuten) auslösenden Trauma.

Folgende Fragen bleiben noch zu prüfen:

1. Ist die Reaktion auf die Traumatisierung vom Geschlecht und vom Alter abhängig, d. h. also, gibt es diesbezügliche Unterschiede? Ferner

2. kann man sagen, daß es bestimmte Traumen gibt, die besonders leicht zum auslösenden Motiv werden? Und schließlich

3. ist dem Selbstmörder im Moment der Tat die ganze Fülle der traumatisierenden Erlebnisse, die ihn getroffen hat, bewußt oder erlebt er nur das akute Trauma?

1 a) Sind beide Geschlechter in gleichem Maße traumatisierbar und reagieren sie in gleicher Weise auf die Traumatisierung?

Schwarz meint, daß das Problem der Geschlechtsbeteiligung vielleicht das interessanteste Selbstmordproblem sei. Die Relation zwischen Männer- und Frauen-Selbstmord schwankt, durchschnittlich betrug sie ungefähr 100 : 30, d. h. auf 100 männliche Selbstmorde kämen nach dieser Berechnung 30 weibliche. Gruhle weist darauf hin, daß man diese Art der Berechnung aufgeben sollte, weil sie nur das Verhältnis der männlichen zur weiblichen Selbstmordneigung beleuchte, nicht aber die absolute Selbstmordtendenz der Frau. Diese kann nach dem gleichen Autor nur durch die weibliche Selbstmord-Ziffer angegeben werden (die Zahl der weiblichen Selbstmorde, die auf eine Million Einwohner fällt). Nach Errechnung dieser Ziffer kann unter der Annahme, das Geschlechtsverhältnis innerhalb der Bevölkerung wäre wie 1 : 1 (nach Waldstein) die „bereinigte Geschlechtsrelation“ hergestellt werden. Sie beträgt nach den Angaben des gleichen Autors:

		männlich	weiblich	
Deutschland	1901—1913	33,7	9,7	= 3,47 : 1
Schweiz	1901—1913	37,9	7,9	= 4,8 : 1
Dänemark	1906—1915	30,1	8,3	= 3,63 : 1
Schweden	1901—1910	25,4	5,4	= 4,7 : 1
England	1901—1913	15,6	4,9	= 3,18 : 1
Holland	1901—1910	10,3	2,9	= 3,55 : 1
Italien	1896—1907	13,5	3,6	= 3,75 : 1
Norwegen	1901—1910	13,9	2,9	= 4,79 : 1

Jedenfalls blieb nach allen Ergebnissen die bedeutend stärkere Beteiligung des Mannes am Selbstmord zu erklären. Man wies vor allem darauf hin, daß die Frau im Ertragen von Leiden viel geduldiger sei als der Mann. Dieser Schluß nun muß falsch sein, weil die Prämisse, auf die er sich aufbaut, eine falsche ist. Denn bei Inbetrachtziehen der Traumatisierbarkeit und Tragfähigkeit muß selbstverständlich auch der Selbstmord versuch in die Zahlen einbezogen werden und dies geschieht unverständlicherweise fast nie. Wenn man es aber tut, sieht man, daß SM-Handlungen bei Frauen zumindestens ebenso häufig sind wie bei Männern (siehe S. 85). Auch wenn man nur den Selbstmord selbst ins Kalkül zieht, muß man feststellen, daß in unserem Jahrhundert der weibliche Selbstmord bedeutend mehr im Steigen begriffen ist als der männliche. 1901 bis 1913 nahmen die Männerselbstmorde in Deutschland um 23%, die Frauenselbstmorde um 70% zu. In der Schweiz stiegen 1901 bis 1940 die Frauenselbstmorde ebenfalls stärker an, so daß das Verhältnis Frau zu Mann von 1 : 4,65 allmählich sich auf 1 : 3,26 änderte (zitiert nach Menninger-Lerchenthal). In Wien war in den letzten Jahren die Zahl der weiblichen Selbstmorde fast so hoch wie die der männlichen [1]):

1946:	290 männliche	259 weibliche Selbstmorde
1947:	271 männliche	228 weibliche Selbstmorde
1948:	308 männliche	280 weibliche Selbstmorde

Statt also die geringe Neigung der Frau zum Selbstmord zu klären, muß man jetzt die verstärkte Selbstmordneigung der Frau zu verstehen trachten. Die Ursache dafür wurde nicht in einer Wesensänderung der Frau gesehen, sondern in der umwälzenden Entwicklung ihrer äußeren Lebensbedingungen. Kurz, die Frauenemanzipation, das Teilnehmen der Frau am Erwerbsleben, oft unter denkbar ungünstigen und schädigenden Bedingungen, die Veränderung der sozialen

[1]) Freilich muß dabei berücksichtigt werden, daß der weibliche Bevölkerungsanteil gegenwärtig besonders groß ist. Aber auch die absoluten Zahlen sprechen eine deutliche Sprache: Vor 20 Jahren überwog die männliche Selbstmordziffer die weibliche um 142%, 1926 nur mehr um 57%, jetzt gar nur um 46%.

Stellung der Frau soll den häufiger werdenden weiblichen Selbstmord bedingen (K r a m e r u. a.).

Dies mag zum Teil richtig sein. Soweit man aus unseren Untersuchungen über den Selbstmordversuch auch auf den Selbstmord schließen darf, muß aber (wie schon erwähnt) gesagt werden, daß die Frau von Beruf her weniger traumatisierbar erscheint, weil er ihr in der Regel nicht so viel bedeutet wie dem Mann. Wo immer wir Frauen sahen, die ihren Selbstmordversuch mit beruflichen Dingen in Zusammenhang brachten, fehlte eine wirkliche familiäre Bindung, sei es, daß dies schon von Jugend auf der Fall war, sei es, daß die Betreffenden sich nach Enttäuschungen und Schicksalsschlägen in der Liebe l a n g s a m auf das Berufsleben umgestellt hatten. Als kennzeichnend für die Frau sehen wir also an, daß bei ihr in der Mehrzahl beide großen Lebensgebiete nicht g l e i c h z e i t i g von Bedeutung sein können. Während das Leben des Mannes auf zwei Pfeilern, nämlich Beruf und Familie ruht, und er immer die Möglichkeit hat, wenn der eine wankt, sich umso stärker auf den anderen zu stützen, hängt die Frau im allgemeinen ganz von der Intaktheit des einen (gewöhnlich der Familie) ab. Zerbricht dieser, findet sie keinen Ersatz. Das heißt: Es besteht bei der Frau eine größere Unfähigkeit, verlorene Lebensbereiche durch andere zu ersetzen. Das beste Beispiel dafür ist eine 52jähr. Patientin, deren Ehe nach langen Jahren des Streites in Brüche gegangen war. Unmittelbar nach der Scheidung erlebte sie im Beruf einen großen Erfolg: Sie rückte zur Filialleiterin auf, sowohl geld- als auch positionsmäßig mußte sich dies für sie äußerst günstig auswirken. Trotzdem beging sie einen Selbstmordversuch mit Leuchtgas und erzählte später, daß gerade dieser Aufstieg ihr die Sinnlosigkeit des Daseins klar gemacht habe („für wen soll ich dies alles tun?“).

In der Berufsausübung sehen wir also einen bedeutsamen, aber keinen ausschlaggebenden Faktor für das Ansteigen der weiblichen Selbstmorde. Wir müssen uns daher fragen, ob nicht andere Dinge, die früher dem Selbstmord der Frau hemmend entgegenstanden, sich in ihr Gegenteil verwandelt haben, und so Anlaß zu vermehrtem weiblichem Selbstmord geworden sind. Da können wir auf zwei in der Literatur wiederholt erwähnte Punkte hinweisen: 1. die größere Religiosität der Frau und 2. die geringere Aktivität der Frau („der Mann ist zum Handeln bestimmt, die Frau zum Abwarten“).

Beide haben sich nun tatsächlich nicht unbeträchtlich geändert. Was die Religiosität betrifft, werden wir noch später sehen, daß nur bei ganz wenigen unserer Patienten und auch unserer Patientinnen die Religion wirklich Bedeutung hatte. (Auch die allgemeine Erfahrung lehrt, daß die Religiosität der Frau nachgelassen hat). Die Passivität der Frau aber ist heute in eine Aktivität übergegangen und hierin sehen wir mehr U r s a c h e als Folge der Frauenemanzipation. Natürlich wirkt dann auch die Emanzipation selbst noch zusätzlich aktivierend. Unsere gesamte Lebensauffassung (auch der Einbau ins Berufsleben) drängt die Frau zum Handeln, zur Tat, sie wird dem Manne ähnlich [1]),

[1]) Tatsächlich ist uns bei einigen Patientinnen eine ausgesprochen männliche Einstellung aufgefallen.

wir werden uns nicht wundern, wenn sich diese Ähnlichkeit auch in einem stärkeren Ansteigen der weiblichen Selbstmordtendenz auswirkt.

Mit allem Nachdruck möchten wir nochmals darauf aufmerksam machen, daß es sich hier um Schlüsse handelt, die wir betreffs des steigenden weiblichen Anteiles am Selbstmord nur aus Selbstmord *versuchen* ziehen und die so aussehen:

Die weibliche Selbstmordtendenz steigt, weil:

1. Die psychische Struktur vieler Frauen heute manche männliche Züge hat,
2. die Religiosität der Frau abgenommen hat,
3. der Beruf einerseits mitunter traumatisierend wirkt, andererseits aber für einen anderen verlorenen Lebensbereich nur selten ersetzend einspringen kann,

Nun zum Selbstmord *versuch* selbst: Hier war das Überwiegen des weiblichen Anteils immer schon bekannt. Die Zahl der weiblichen Selbstmordversuche verhält sich zu der der männlichen ungefähr so wie 2 : 1. Bei unserem Material (jetzt die psychotischen Selbstmordversuche eingerechnet) ergibt sich ein Zahlenverhältnis von 454 : 291, also von ungefähr 1,7 : 1. Wenn man weibliche Selbstmorde und Selbstmordversuche addiert und sie der entsprechenden männlichen Summationszahl entgegengestellt, findet man, daß *heute* auch bei den Selbstmordhandlungen rein zahlenmäßig der weibliche Anteil größer ist.

		Männer	Frauen
1946	Selbstmorde	290	259
	Selbstmordversuche	197	423
	Summe	487	682
1947	Selbstmorde	271	228
	Selbstmordversuche	241	447
	Summe	512	675
1948	Selbstmorde	308	280
	Selbstmordversuche	380	683
	Summe	688	963

Selbst unter Berücksichtigung der Tatsache, daß der weibliche Anteil an der Gesamtbevölkerung zugenommen hat, ergibt sich noch immer, daß beide Geschlechter ungefähr die gleiche Selbstmordtendenz haben [2]). Dies aber wird in der Literatur niemals erwähnt. Warum? Weil fast immer die Summierung von Selbstmord und Selbstmordversuch abgelehnt wird. Denn damit — so wurde verschiedentlich ausgeführt — würde man eine Reihe von „demonstrativen", von „Theaterselbstmorden" statistisch erfassen, die gerade beim weiblichen Geschlecht sehr häufig vorkommen (was schon daraus hervorgehe, daß zwar

[2]) Gegenwärtig kommen in Wien auf 1000 weibliche rund 760 männliche Einwohner. Das Verhältnis Frauen : Männer (= 1.3 : 1) entspricht also genau dem von weiblichen zu männlichen Selbstmordhandlungen.

ungefähr die Hälfte aller männlichen Selbstmordhandlungen, aber nur ein schwaches Drittel aller weiblichen tödlich ausgeht) und die niemals als wirkliche Selbstmordversuche zu bewerten seien, da bei ihnen der Tod nicht angestrebt werde. Oft werden die weiblichen Selbstmordversuche fast insgesamt mit diesen „hysterischen oder demonstrativen Selbstmordversuchen“ [1]) identifiziert und daher im ganzen übersehen.

Es war eine Hauptaufgabe unserer Untersuchungen, klarzustellen, wie viele der weiblichen Selbstmordversuche als „demonstrativ“ zu bezeichnen sind. Vorher aber muß dieser Begriff genau umrissen werden. Ein demonstrativer Selbstmordversuch kennzeichnet sich dadurch, daß

1. Der Versuch mit untauglichen oder nicht ausreichenden Mitteln unternommen wird.

2. Er nach Art eines Arrangements bezweckt, jemanden unter Druck zu setzen und auf diese Weise etwas zu erzwingen, was man bisher nicht erreichen konnte.

Entscheidend ist aber, ob der Selbstmörder sich dieser beiden Punkte voll bewußt ist. Wenn dies mehr oder weniger deutlich der Fall ist und man das dann als demonstrativen Selbstmordversuch bezeichnet, erscheint es verständlich, daß man den demonstrativen Selbstmordversuch nicht in Beziehung zum Selbstmord bringt. Denn wenn z. B. eine Frau den Gashahn aufdreht, während sie den Mann bereits im Stiegenhaus kommen hört, dann liegt sicher keine Absicht vor, sich zu töten. Der Wunsch, wirklich zu sterben, fehlt hier und man sollte daher besser von einem „vorgetäuschten Selbstmordversuch“ und nicht von einem „demonstrativen Selbstmordversuch“ sprechen. Der Unterschied zwischen vorgetäuschtem und demonstrativem Selbstmordversuch, den wir hier unbedingt angewendet wissen wollen, ist etwa der gleiche, wie zwischen Simulation eines Leidens, um eine Rente zu erwerben und Rentenneurose. Auf die Wichtigkeit der letzteren Unterscheidung haben Hoff und Solms erst jüngst aufmerksam gemacht. Wir möchten in Parallele dazu betonen, wie notwendig es ist, zwischen simuliertem und demonstrativem Selbstmordversuch zu unterscheiden, was heute selbst von Psychiatern manchmal noch übersehen wird. Nun spielt der vorgetäuschte Selbstmordversuch in unserem Material eine sehr bescheidene Rolle, nur 37 Patienten (24 Frauen, 13 Männer) fallen in diesen Bereich. Allerdings muß darauf hingeweisen werden, daß auf die Klinik im allgemeinen ja nur ernster gemeinte Selbstmordversuche kommen, sicherlich gibt es also vorgetäuschte Selbstmordversuche häufiger als sie bei uns aufscheinen. Gewöhnlich werden sie als bedeutungslos angesehen und man nimmt deshalb von einer Einlieferung Abstand. Hier möchten wir aber eines betonen: Auch diese Simulation ist nicht so bedeutungslos wie angenommen wird. Denn es ist eigenartig, daß dabei gerade der Todeswunsch simuliert wird. In irgendeiner Weise steckt auch hinter den vorgetäuschten Selbstmordversuchen ein

[1]) Demonstrative und hysterische Selbstmordversuche sind insofern teilweise gleichzusetzen, als viele Patienten, die einen demonstrativen Selbstmordversuch begehen, psychiatrisch Hysterien sind.

unbewußter Todeswunsch, nur steht dieser noch voll unter der Kontrolle des Bewußten. Man wäre also sogar hier berechtigt, von Suicidtendenz oder Suiciddrohung zu sprechen, wie das auf der Klinik auch praktisch gehandhabt wird.

Fassen wir also vorläufig zusammen: Wenn jemand mehr oder minder bewußt mit untauglichen Mitteln ein Arrangement trifft, so ist dieser Selbstmordversuch bestimmt nicht als ernstliche Tötungsabsicht zu bezeichnen. Wer dies als demonstrativen Selbstmordversuch ansieht, der wäre berechtigt, ihn dem Selbstmord nicht beizuordnen. Wir haben aber gezeigt, daß dieser „Selbstmordversuch" zahlenmäßig eine sehr unbedeutende Rolle spielt.

Häufiger jedoch ist jener Selbstmordversuch, der zwar Arrangementcharakter hat, bei dem aber die diesbezüglichen Zusammenhänge völlig unbewußt sind, und bei dem auch die Wahl des untauglichen oder unzureichenden Mittels nicht bewußt vorgenommen wird. Das Unbewußte dieser Selbstmordversuche geht schon daraus hervor, daß bei ihnen das Emotionale, Affektive, aus der Tiefe Kommende eindeutig im Vordergrund steht, daß es sich gewöhnlich um Momentreaktionen handelt, bei denen die Überlegung weitgehend ausgeschaltet erscheint [1]). Die meisten dieser demonstrativen Selbstmordversuche sind Selbstmordversuche im Affekt (aber durchaus nicht alle im Affekt verübten Selbstmordversuche sind demonstrativ, man denke nur an die plötzlichen „Katastrophenreaktionen") und werden durch oberflächliche Schnitte in der Pulsadergegend, durch plötzliches Einnehmen von Pulvern, durch Versuche, sich vor ein Auto oder dergleichen zu werfen, ins Wasser zu gehen, aber auch gelegentlich durch Fenstersprünge durchgeführt [2]). Sie sind bei der Frau zweifellos häufiger als beim Mann und werden bei beiden Geschlechtern vorwiegend von jungen Menschen begangen. Von unserem Material ließen sich 61 weibliche und 18 männliche Selbstmordversuche in die hier beschriebene Kategorie einreihen.

Dieser Selbstmordversuch, der also einen recht beträchtlichen Teil vor allem der weiblichen Selbstmordversuche ausmacht, ist aber in einem sicherlich mit dem Selbstmord gleichzusetzen: Es besteht der Wunsch zu sterben. Es fehlt lediglich die überlegte, praktisch „erfolgreiche" Durchführung. Wenn Karl Menninger den demonstrativen Suicidversuch als einen „halbweichen, dramatisch gebrachten Akt" schildert, der „exhibitionistische Motive und narzistische Liebe" enthält, so muß man ihm völlig zustimmen. Entscheidend ist aber, daß in diesem Selbstmordakt im Moment ein Nebeneinander verschiedener Tendenzen besteht, die das Gegenteilige (Sterben-Leben) wollen und die sich dabei ineinander verkeilen. Folge dieser Ambivalenz (um noch einmal den Ausdruck Bleuler's zu verwenden) ist, daß der Versuch abgeschwächt

---

[1]) Sehr aufschlußreich war diesbezüglich z. B. die Aussage einer Patientin: „Ich muß doch verwirrt gewesen sein, denn bewußt bin ich ja viel zu feig dazu".

[2]) Gewöhnlich ist also das Mittel untauglich. Dem tauglichen Mittel gegenüber treten die entgegengesetzten Tendenzen so zutage, daß sie die Durchführung so lange verzögern, bis der Selbstmord verhindert werden kann. Daher werden gewöhnlich nur Anstalten getroffen, ins Wasser oder aus dem Fenster zu springen.

erscheint. Wir fragten die Patienten, bei denen wir den Arrangementcharakter zu durchschauen glaubten, besonders genau über ihre Absichten im Moment der Tat. Die meisten antworteten: Sie hätten in diesem Augenblick überhaupt nichts gedacht. Viele sagten: Es sei ein plötzliches unerklärbares Gefühl gewesen, „Schluß zu machen". In der Mehrzahl der Fälle imponiert also die Unklarheit. Wir halten dies nicht für erlogen, denn alle Patienten sind daran interessiert, die Zusammenhänge klarzustellen, die Selbstmordversuche zu bagatellisieren, um möglichst bald entlassen zu werden. Dennoch konnten sie weder sich selbst noch ihrer Umgebung den eigentlichen Zweck ihrer Verhaltensweise erklären. Dies gilt auch für diejenigen, die versicherten, sie hätten nur jemanden erschrecken wollen. Die Beteuerungen der Patienten, „sie hätten im Grunde weiterleben wollen", „sie hätten gehofft, zurückgehalten oder gerettet zu werden", ja selbst der zugegebene Wunsch, durch den Suicidversuch eine unerträgliche Situation zu bessern, beleuchten nur die eine Seite des Problems. Die andere Seite aber — das Ziel des Todeswunsches — bleibt dem Betroffenen selbst verborgen (unverständlich) und sie ist es, die den ernst zu nehmenden Charakter auch dieser Selbstmordversuche bedingt[1]). Sie stellen eine Flucht aus einem Leben dar, das in gewissem Sinne als unerträglich empfunden wird.

Warum kommt nun dieser Fluchtversuch viel häufiger bei der Frau vor? Die Antwort muß nach unseren Untersuchungen lauten:

1. weil im Leben der Frau an und für sich das Emotionale eine größere Rolle spielt und sie im Affektausbruch besonders zu momentanen Fluchtreaktionen neigt. Bei einem Großteil der weiblichen Selbstmordversuche nun steht der Affektausbruch im Vordergrund.
2. Weil die Frau eine besondere Tendenz zeigt, den eigenen Körper im Kampfe der Geschlechter einzusetzen. Es handelt sich um einen Versuch, mit der eigenen Person eine Konfliktsituation zur Lösung zu bringen, um ein „payer de sa personne in eigentümlich erweitertem Sinne" wie es Kauders genannt hat. (Interessant ist in diesem Zusammenhang, daß uns eine 40jährige Patientin, die wegen eines demonstrativen Suicidversuches eingeliefert wurde, wie nebenbei und ohne sich der Bedeutung dieser Aussage bewußt zu sein, erzählte: „In der Kindheit spielte ich gerne Theater, meine Lieblingspose war dabei, mich hinzustellen und auszurufen: „Ich bringe mich um.")

Wir haben uns außerdem gefragt, ob diese momentane Reaktion bei der Frau nicht auch durch die ständigen zyklischen Abläufe, die bekanntlich auch psychische Veränderungen bedingen können, hervorgerufen sein könnte. Einige Autoren haben der Tatsache, daß ein Teil der Suicidantinnen am Selbstmord-

---

[1]) Die Gerichtsmediziner machen auf den tödlichen Ausgang mancher demonstrativer Selbstmordversuche aufmerksam. Wir glauben, daß er zufällig, nicht aber völlig unbeabsichtigt erfolgt. Freilich ist die exakte Trennung zwischen Kurzschlußreaktionen, die natürlich oft letal enden, und demonstrativen Selbstmordversuchen, wie auch Schmidt betont, oft kaum möglich.

tag menstruierte, besondere Bedeutung beigemessen. Dementsprechend haben wir auch nach Zusammenhängen geforscht. Ungefähr der achte Teil aller Frauen, die noch nicht im Klimakterium standen, menstruierte am Tag des Selbstmordversuches oder befand sich an ihm unmittelbar vor der Periode. Einige Patientinnen wiesen von sich aus auf diese Tatsache hin und berichteten, daß sie zu dieser Zeit besonders empfindlich, verstimmt und leicht erregbar seien. Sicher wird dies eine Bedeutung im Sinne der Erleichterung von Momentreaktionen haben. Weitergehende Schlüsse möchten wir aber angesichts des Kausalitätsbedürfnisses, das alle Menschen, besonders aber solche, die einen Selbstmordversuch zu erklären haben, kennzeichnet, aus diesen Ergebnissen keineswegs ziehen.

Oft ist gerade beim demonstrativen Selbstmordversuch auch eine übersteigerte Phantasie beteiligt. Wer sich wiederholt vorgestellt hat, wie nach seinem Tode die Angehörigen betrübt sein werden, der kommt im Affekt offenbar leichter zum Selbstmordversuch. Bei einer Reihe von demonstrativen Selbstmordversuchen konnten wir solche dem Selbstmordversuch vorausgehende Todesphantasien nachweisen. Die Phantasie spielt hier bezüglich des Selbstmordes eine präformierende, bahnende Rolle. (Darüber näheres im folgenden Kapitel). Jetzt kommt es uns nur darauf an, festzuhalten, daß in der Phantasie oftmals die Vorstellung vom eigenen Tode besteht. Ein Beweis dafür, daß der Tod auch bei solchen Selbstmordversuchen angestrebt wird, daß diese demonstrativen Selbstmordversuche ernst zu nehmen sind. Gewiß wird etwas demonstriert und zwar: „Ich kann nicht weiter." Aber die Demonstration besteht in einem Versuch, sich zu t ö t e n.

Wir werden also zu unterscheiden haben:

1. den v o r g e t ä u s c h t e n S e l b s t m o r d v e r s u c h (S u i c i d d r o h u n g), bei dem untaugliches Mittel und Arrangement bewußt gewählt werden. Zahlenmäßig spielt er eine so geringe Rolle, daß er übersehen werden kann. Er kommt nicht nur bei der Frau, sondern auch beim Manne vor.
2. den d e m o n s t r a t i v e n S e l b s t m o r d v e r s u c h. Es handelt sich dabei gewöhnlich um Selbstmordversuche, wo die Diskrepanz zwischen Sterbenwollen und Am-Leben-hängen die Anwendung schwerer und ausreichender Mittel verhindert. Nach dem ausgezeichneten Ausdruck Karl M e n n i n g e r s (der in anderem Zusammenhang geprägt wurde) könnte man von einer „self-preservative self-destruction", von einer „selbstbewahrenden Selbstzerstörung" sprechen. Dennoch besteht im momentanen Affekt (demonstrative Selbstmordversuche erfolgen immer im Affekt) ein intensiver Tötungswunsch. Aus diesem Grunde ist er als e r n s t e r suicidaler Akt zu bezeichnen. Aus ihm spricht tiefe existenzielle Not (die öfter auch im vorgetäuschten Selbstmordversuch aufzuzeigen ist). Der demonstrative Selbstmordversuch findet sich auch beim Manne, viel häufiger jedoch bei der Frau.

Abschließend läßt sich über die Rolle des Geschlechtes beim Selbstmordversuch also sagen:

Mann und Frau sind beide in gleichem Maße, nur nicht immer auf den gleichen Gebieten, traumatisierbar. Mann und Frau haben beide ungefähr die gleiche Selbstmordtendenz. Wohl ist der Selbstmord des Mannes häufiger, in den letzten Jahrzehnten ist aber dafür der Selbstmord bei Frauen perzentuell stärker angestiegen. Außerdem gibt es bedeutend mehr weibliche Selbstmordversuche als männliche. Der Hinweis auf den demonstrativen Charakter eines Teiles derselben ist kein Gegenbeweis. Denn auch beim demonstrativen Selbstmordversuch besteht ein Todeswunsch — ob nun bewußt oder unbewußt — nur wird er durch den Widerstreit zweier einander entgegengesetzter Tendenzen praktisch in der Mehrzahl der Fälle abgeschwächt. Aber selbst diese demonstrativen Selbstmordversuche machen nur einen Teil der weiblichen Selbstmordversuche aus, bei dem Rest handelt es sich um auch in der Ausführung „ernste“ [1]) Suicidversuche, wo aber noch Rettung möglich war. Daß die Rettung bei der Frau öfter gelingt als beim Manne, dürfte darauf beruhen, daß die Frau viel häufiger einen plötzlichen Selbstmordimpuls verspürt, der eine überlegte Wahl des Mittels nicht zuläßt, ferner daß die Frau ganz allgemein bei der Ausführung ungeschickter und unpraktischer ist und sie vor allem Mittel verwendet (hauptsächlich Leuchtgas und Schlafmittel), die eine Rettung eher zulassen. Die folgende Tabelle gibt eine Übersicht über die von 1.320 Selbstmördern, die der Lebensmüdenfürsorge der Caritas 1949 gemeldet wurden, vorgenommene Wahl des Mittels [2]) und bestätigt das soeben Gesagte.

Gesamtzahl	Männer (oben) Frauen (unten)	tot	Versuch	Gift	Gas	Sturz	Ertrinken	Erhängen	Schuß	Sonstig
1320	547	214	333	83	255	24	10	91	26	58
	773	177	596	225	424	34	16	17	1	56

Schwarz schreibt: „Es wäre wünschenswert, soweit das überhaupt möglich ist — in psychiatrischen Kliniken dürfte diese Möglichkeit bestehen — bei jedem Versuch festzustellen, ob er ernsthaft gemeint war und, wenn die Frage zu bejahen ist, aus welchen Umständen es im konkreten Fall lediglich beim Versuch blieb. Vielleicht müßte sich bei einem solchen Vorgehen eine Korrektur unserer Auffassung (wonach die Frau weniger zum Selbstmord neigt als der Mann, Anmerkung des Verfassers dieser Arbeit) ergeben.“ — Wir haben nun

[1]) Soferne die Anwendung des Wortes „ernst“, das ja gewöhnlich nur bewußte, nicht aber die so wichtigen unbewußten Tendenzen berücksichtigt, überhaupt gestattet ist.

[2]) Es ist gar kein Zweifel, daß die Wahl des Mittels auch von der Persönlichkeit abhängig ist. Manchmal lassen sich ferner Zusammenhänge mit dem Konflikt des Betreffenden nachweisen.

unsere Untersuchung mit dieser besonderen Fragestellung durchgeführt und können sagen: Alle weiblichen Selbstmordversuche bis auf 24 vorgetäuschte waren „ernst" gemeint, auch die demonstrativen, wenn auch bei diesen der Wunsch zu leben und der Wunsch tot zu sein miteinander in Widerstreit standen. Die Frau kommt wegen dieses Widerstreites oft über den Versuch nicht hinaus, auch die Wahl ihrer Mittel erleichtert die Rettung. Die Ansicht, daß die Frau weniger zum Selbstmord neigt als der Mann, muß also **unbedingt korrigiert werden.**

1 b) Der Zusammenhang zwischen Traumatisierung und Selbstmord ist auch vom Lebensalter abhängig und ändert sich mit diesem beträchtlich.

Hier zuerst eine Aufschlüsselung unserer Patienten nach ihrem Alter.

	Gesamtzahl	0-14	15-19	20-24	25-29	30-34	35-39	40-44	45-49	50-54	55-59	60-64	65-69	70-74	über 75
männl.	269	0	20	32	30	26	11	33	36	25	22	18	6	6	4
weibl.	381	2	50	89	37	39	36	34	29	30	16	8	4	3	4

Zum Vergleich (um ein zufälliges einmaliges Resultat auszuschließen) soll die Altersverteilung von 1419 Selbstmorden und Selbstmordversuchen (letztere weitaus in der Überzahl) angeführt werden, die der Lebensmüdenfürsorge der Caritas im Jahre 1948 gemeldet wurden.

	Gesamtzahl	0-14	15-19	20-24	25-29	30-34	35-39	40-44	45-49	50-54	55-59	60-64	65-69	70-74	75-79	über 80
männl.	536	1	35	53	45	31	65	63	52	47	39	37	25	20	13	10
weibl.	883	7	70	129	126	86	113	85	82	64	31	23	26	20	8	13

Aus beiden Tabellen geht übereinstimmend hervor: Bei den Frauen finden sich die höchsten Zahlen im 3. Jahrzehnt. Bei den Männern aber schwanken die Resultate. 3., 4. und 5. Jahrzehnt stehen (wechselnd) im Vordergrund.

Wichtig ist nun festzustellen, ob diese Ergebnisse eine wesentliche Änderung gegenüber früheren Beobachtungen bedeuten. Hier dürfen wir uns auf **Delannoy** stützen, der für 1470 Wiener Selbstmordversuche im Jahre 1926 folgende Verteilung auf die einzelnen Altersstufen angibt:

Alter	männlich	weiblich	Zusammen in Prozent
bis 20 a	53.	152	14,0
bis 30 a	325	340	45,3
bis 40 a	159	146	20,7
bis 50 a	107	74	12,3
bis 60 a	42	31	4,9
bis 70 a	13	14	1,9
über 70 a	6	8	0,9

Auch vor 20 Jahren also fand sich der weibliche Gipfel zwischen 20. und 30. Lebensjahr, damals war aber auch der männliche in diesem Jahrzehnt gelegen. Während also, was die Frauen betrifft, keine wesentliche Veränderung eingetreten ist, finden wir bei den Männern eher eine Verschiebung des Schwerpunktes vom 3. in das 4. und 5. Jahrzehnt.

Auch hier muß wieder gesagt werden, daß unsere Erfahrungen sich nur auf den Selbstmordversuch beziehen. Welche Unterschiede ergeben sich, wenn man die Selbstmorde betrachtet? Wir ziehen hier die Altersverteilung heran, die das Statistische Amt der Stadt Wien für 640 Selbstmorde des Jahres 1949 angibt und vergleichen sie mit der unserer 650 Selbstmordversuche.

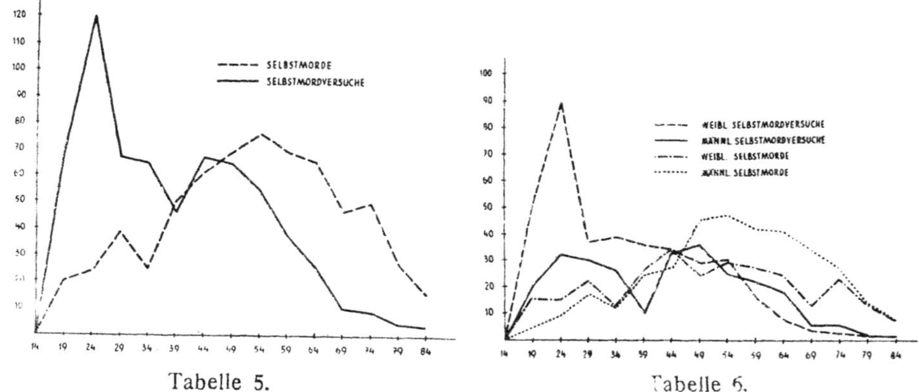

Tabelle 5. Selbstmorde und Selbstmordversuche nach dem Alter der Patienten.
Tabelle 6. Selbstmorde und Selbstmordversuche nach dem Alter und nach dem Geschlecht der Patienten.

Aus der Tabelle 5 ist zu entnehmen, daß die Zahl der Selbstmorde mit steigendem Alter zunimmt (G r u h l e spricht von einer „ungemein zunehmenden Selbstmordneigung jenseits des 50. Lebensjahres", bei unseren Fällen liegt der zahlenmäßige Höhepunkt knapp nach 50, dann kommt es zu einem gewissen Absinken). Hingegen setzt die Kurve der Selbstmordversuche mit dem Höhepunkt in jugendlichem Alter (20 bis 24) ein, um von da an im wesentlichen ständig zu fallen.

Auch die Aufschlüsselung nach Altersstufen, die das Statistische Amt der Stadt Wien für 975 Selbstmordversuche angibt (1949), bestätigt dieses Verhalten:

975 Selbstmordversuche, davon:

	männlich	weiblich	zusammen
bis 14 Jahre alt	0	0	0
15—19 Jahre alt	31	54	85
20—39 Jahre alt	131	317	448
40—59 Jahre alt	172	178	350
60 und mehr Jahre alt	47	37	84
unbekannt	4	4	8

Diese Befunde stimmen mit früheren überein. Bei den Wiener Jugendlichen gingen 1926 nur 15,9% aller Selbstmordhandlungen tödlich aus, bei den 40—50jährigen schon 46,8%, bei den 70—80jährigen sogar 81,1%. Während also der jugendliche Selbstmord in der Mehrzahl ein Selbstmordversuch bleibt (was teilweise, wie schon gezeigt, auf die sogenannten demonstrativen Selbstmordversuche zurückzuführen ist), nehmen die meisten suicidalen Handlungen im Alter einen letalen Ausgang.

Die Tabelle 6 zeigt, daß am Ansteigen der Selbstmordzahl im späteren Lebensalter vor allem der Mann beteiligt ist. Hingegen geht die hohe Zahl der Selbstmordversuche in der Zeit zwischen 20. und 24. Lebensjahr vorwiegend auf das Konto der Frau. Am nochmaligen Ansteigen der Selbstmordversuche im 4. Lebensjahrzehnt ist hauptsächlich der Mann beteiligt.

Zusammenfassend läßt sich also sagen: Am Selbstmord ist vor allem der ältere Mann, am Selbstmordversuch vor allem die junge Frau beteiligt. Aus der Tatsache, daß diese Verhältnisse bei wiederholter Kontrolle immer wieder die gleichen sind, darf geschlossen werden, daß es sich hier gewissermaßen um eine Gesetzmäßigkeit handelt. Dies wird wohl im wesentlichen damit zusammenhängen, daß die Reaktion auf die Traumatisierung in der Jugend und im Alter eine grundlegend andere ist.

„Zwei Sorten von Menschen sind es", sagt Federn, „die sich umbringen: die Depressiven, sie trauern um das Verlorene, und die Süchtigen, sie trauern um das nicht zu Gewinnende [1])." Nach dieser Einteilung sind die meisten Menschen, die in jungen Jahren einen Selbstmordversuch begehen, „Süchtige". Sie wollen um jeden Preis etwas Bestimmtes erreichen oder erwerben. Auf den Mißerfolg reagieren sie mit einem Affektausbruch, der oft bis zur versuchten Selbsttötung geht. Dabei ist der Wunsch mit im Spiele, trotzdem, ja vielleicht gerade durch den Einsatz des eigenen Körpers das Angestrebte doch noch zu erreichen. Der Selbstmordversuch beim jungen Menschen stellt in der Mehrzahl unserer Fälle eine Affektentladung, in gewissem Sinne auch eine Kurzschlußreaktion dar, mit der er im Moment der Tat blitzschnell auf die Traumatisierung antwortete. Die aktive, sich einsetzende, ändernwollende Teilkomponente dieser Selbstmordversuche ist nicht zu übersehen. Da solche Selbstmordversuche infolge von Mechanismen, die wir schon beschrieben haben, selten einen tödlichen Ausgang nehmen und die Affekte besonders bei der Frau im Vordergrund stehen, werden wir so den konstanten Gipfel der weiblichen Selbstmordversuche zwischen 20 und 24 Jahren als eine spezifische Reaktion auf die Traumen verstehen können.

Diese Reaktionen kommen vereinzelt schon um das 15. Lebensjahr vor, in den Pubertätsjahren werden sie häufiger, erreichen zwischen 20. und 24. Lebensjahr ihren Höhepunkt und sinken dann wieder ab.

[1]) Die Einteilung von Hendin in Suicidanten, die Liebe erzwingen wollen und solche, die um den Verlust des Liebesobjektes trauern, meint das Gleiche.

Es gibt natürlich auch Selbstmordhandlungen bei Menschen, die noch nicht das 15. Lebensjahr erreicht haben. Diese müssen aber noch nicht unbedingt zu den Kinderselbstmorden gezählt werden. Für die Statistik freilich endet die Kinderzeit mit dem 15. Lebensjahr und demnach müßte man alle Selbstmorde bis dahin als Kinderselbstmorde bezeichnen. Diese Einteilung ist aber — wie auch Schwarz betont — absolut unbiologisch und man muß sich hier an die Entwicklung eines Menschen und nicht an die trockene Zahl halten. So standen z. B. die zwei Patienten unseres Materials, die 14 Jahre alt waren, knapp vor ihrem 15. Geburtstag und waren außerdem ihrer Gesamtentwicklung nach, absolut über die Kinderzeit hinaus: Von einem kindlichen Selbstmordversuch konnte in beiden Fällen nicht die Rede sein. Eines aber muß man unbedingt hinzufügen: daß beide in der Kindheit eine besonders ungünstige Entwicklung genommen hatten.

Freilich gibt es auch ausgesprochene Kinderselbstmorde. Das jüngste Kind, von dem ein Selbstmord in der Literatur bekannt geworden ist, war ein 3jähriger Knabe, allerdings wurde der Fall nicht wissenschaftlich überprüft. Bis zum 8. Lebensjahr sind Suicidversuche extrem selten, von da an beginnt die Zahl zuzunehmen und es handelt sich um keine absoluten Raritäten mehr. Insbesondere im Anfange unseres Jahrhunderts wurde eine Zunahme der kindlichen Selbstmorde beobachtet (der perzentuelle Anteil der Kinder bis zum 14. Lebensjahr an den Selbstmordhandlungen wurde mit Zahlen, die bis 4,5% betrugen, angegeben), die Anlaß für ernstliche Besorgnisse wurde. Die weitere diesbezügliche Entwicklung aber gab Redlich und Lazar recht, die schon 1914 betonten, daß „dieser Anstieg kein kontinuierlicher sei, sondern in den einzelnen Jahrgängen schwanke." So finden sich nach den Angaben des statistischen Amtes Wien für das Jahr 1949 bei 1615 Selbstmordhandlungen nur 4 Fälle mit einem Lebensalter, das unter 15 Jahren liegt.

Von unserem Material kann man — wie schon erwähnt — keinen als Kinderselbstmord bezeichnen. In den folgenden Jahren hatten wir Gelegenheit, einige kindliche Suicidversuche zu beobachten und näher zu untersuchen. Sie sollen jedoch nicht in dieser Arbeit, die sich mit der Kasuistik des Jahres 1949 zu befassen hat, sondern getrennt publiziert werden [1]).

Immerhin erscheint es angezeigt, die wichtigsten Kennzeichen des kindlichen Selbstmordes, die von verschiedenen Autoren beschrieben wurden, knapp zusammenzufassen. Für den Suicid des Kindes ist typisch:

1. Ungünstige familiäre Verhältnisse: vor allem das Fehlen von dem Kind entgegengebrachter Liebe.

2. Mangelnde eigene Liebesfähigkeit. Verstärkte frühzeitige Aggressionstendenz.

3. Häufung dissozialer Eigenschaften, ethische Minderwertigkeit.

---

1) Siehe Literaturverzeichnis unter: Ringel, Spiel und Stepan.

4. Neigung zu explosiven Affekthandlungen.

5. Der Wunsch, einer unerträglichen Situation zu entfliehen und sich dabei (bzw. dadurch) gleichzeitig zu rächen.

6. Geistige Frühreife. Die bekannte kindliche Naivität fehlt. Dieser Punkt scheint besonders wichtig zu sein. Normalerweise ist ja der Unterschied zwischen Leben und Tod in der Kindheit noch wenig bewußt. Die Entwicklung über das Alter hinaus ermöglicht nun das frühzeitige Erfassen dieser Begriffe und damit den Selbstmord [1]).

Es finden sich ferner bei Kindern, die einen Selbstmord versuchen, zwei verschiedene präsuicidale Verhaltensweisen:

1. Ständiges Reden von Selbstmord (Drohungen).

2. Ohne daß es vorher zu irgendwelchen Äußerungen kam, erfolgt plötzlich im Affekt der Selbstmord.

Man hat auch zwischen Suicidversuch, Suicidbereitschaft und Suicidvorstellungsbereitschaft bei Kindern unterschieden.

Die Geisteskrankheiten spielen bei den kindlichen Selbstmorden eine durchaus unbedeutende Rolle, man findet nur sehr selten kindliche Suicidanten, die an einer Psychose leiden. Vielmehr ist es die neurotische und psychopathische Entwicklung und Verhaltensweise, die bei diesen Kindern immer wieder auffällt und die unter besonders ungünstigen Umständen schon frühzeitig zum Selbstmordversuch führt. Dies ist wieder eine wichtige und bedeutende Bestätigung unserer hier vertretenen These, wonach der Suicid im Grunde eine neurotische Entwicklung abschließt. Auch beim Kinde findet man unser „präsuicidales Syndrom" (siehe später), freilich kann man es nicht immer so erfassen wie beim Erwachsenen. Immerhin aber wird die als untragbar erlebte Lage (Einengung), die durch die Umstände der kindlichen Situation allein schon stark an der Entladung gegen die Umwelt gehinderte Aggression, sowie die gesteigerte Phantasie in keinem Falle fehlen — alle diese Dinge sind aber dabei in die Sphäre und Sprache des Kindes übersetzt.

Abschließend sei noch vermerkt, daß nach übereinstimmenden Erfahrungen aus verschiedenen Ländern und Zeiten der Kinderselbstmord beim männlichen Geschlecht bedeutend häufiger vorkommt.

Nun aber zurück zur Reaktionsform auf das Trauma: sie ändert sich mit zunehmendem Alter. Mit 25 Jahren schon kann diese Änderung einsetzen, mit 30 Jahren ist sie oft recht deutlich ausgeprägt. Es kommt nicht mehr so leicht zu plötzlichen Reaktionen, an ihre Stelle tritt die Beobachtung, die Reflexion, die Verarbeitung. Begreiflicherweise sinkt damit fürs erste auch die Selbstmordtendenz. Aber Beobachtung, Reflexion und Verarbeitung zeigen häufig und von Jahr zu Jahr zunehmend, ein chronisches negatives Resultat: die nachhaltige

[1]) Die Psychoanalyse weist ferner auf die gestörte Überleitung vom Lust- zum Realitätsprinzip bei kindlichen Selbstmördern hin. Auch ihre Ansicht, der Selbstmord sei beim Kind ein Ersatz für die Selbstbefriedigung, verdient Beachtung. Abgesehen vom Sexuellen ist jeder Selbstmord in gewissem Sinne eine Selbstbefriedigung.

Enttäuschung. Man wird immer festgelegter, immer fixierter, mit jedem Jahre schwinden nicht nur versäumte Möglichkeiten, sondern das scheinbar Unabänderliche wird immer mächtiger und bestimmt weitgehend das Leben. Der „Werdende“ wird ein „Fertiger“, aber das Ergebnis dieser Entwicklung bedrückt ihn. „Meine Ideale sind mir langsam kaputt gemacht worden“, „die Einleitung war so vielversprechend, aber was nachher kam, das war gar nichts“, heißt es dann etwa. Das Wunschbild der eigenen Entwicklung steht häufig vor dem geistigen Auge dieser Menschen, dazu wird die Diskrepanz zwischen Erträumtem und der nackten Wirklichkeit noch dadurch vergrößert, daß ihre Wunschziele durch eine übersteigerte Phantasie ins Unnatürliche gesteigert erscheinen. Die Enttäuschung wird oft als unüberwindbar bezeichnet. Je älter die Menschen werden, desto enttäuschter und desto passiver sind sie. Immer schwächer und lahmer werden ihre Änderungsversuche, immer häufiger gehen die Gedanken in die Vergangenheit statt in die Zukunft. Dementsprechend tritt auch das Passive — die Trauer um das Verlorene, nicht mehr zu Gewinnende — mit zunehmendem Alter bei den Selbstmördern immer deutlicher zutage. Statt der jugendlichen Momentreaktion (die natürlich auch ihre disponierende Vorgeschichte hat) entwickelt sich eine chronische, vorbereitende, depressive Phase (freilich wird sie nicht immer voll bewußt), die dann bei irgendeiner ungünstigen Konstellation zum Selbstmord führt. Ausgesprochen selten hörten wir von jungen Menschen, daß sie den Selbstmord schon längere Zeit geplant hätten (g e d a c h t freilich hatten sie vorher oft bereits daran), später (ungefähr ab dem 35. Lebensjahr) gehen nach den Berichten unserer Patienten der Tat in der Mehrzahl der Fälle lange Kämpfe und Überlegungen voraus.

Von diesem Zeitpunkt an steigt nun die männliche Selbstmordtendenz mehr als die weibliche. Dies kann als Hinweis darauf gedeutet werden, daß die Frau, die in der Jugend sicher die stärker Aufbegehrende ist, später die größere Anpassungsfähigkeit zeigt. Wichtig ist festzuhalten, daß von dieser Zeit nicht nur die Zahl der männlichen Selbstmorde, sondern auch die der männlichen Selbstmordversuche steigt. Teilweise mag das auf ein gewisses Auftreten demonstrativer Selbstmordversuche beim Mann in diesem Alter zurückzuführen sein. Im wesentlichen aber ist die Steigerung auf beiden Gebieten doch durch die vermehrte Selbstmordtendenz des Mannes in diesem Alter bedingt.

Um das 50. Lebensjahr wird das Gewicht der Enttäuschungen und Mißerfolge noch dadurch verstärkt, daß oft plötzlich das Gefühl auftritt: es ist endgültig Schluß, es ist alles vorbei, es kann nichts mehr verbessert werden, das Leben ist sinnlos vertan [1]). Dazu kommt die stets zunehmende Vereinsamung. Auch die präklimakterischen körperlichen Veränderungen und ihre psychischen Folgezustände dürften eine Rolle spielen. Jedoch sind sie beim Mann infolge der großen Zeitspanne, in der sie auftreten können, statistisch nur schwer zu fassen. Anders liegt hier die Situation beim weiblichen Klimakterium, das ja auf einen

[1]) Dies entspricht einer neurotischen Haltung, wie sie J u n g als „Neurose der Lebenswende“ beschrieben hat.

gewissen Zeitraum zusammengedrängt ist. Um diese Wirkung zu erfassen, hat Gruhle vorgeschlagen, die Altersstufe 45 bis 53 Jahre bei der Frau gesondert zu berechnen. Wir geben daher diese Zahl hier an, sie beträgt bei unserem Material 41 Patientinnen. Sicher besteht bei der Frau ein gewisser Zusammenhang zwischen Selbstmord und Klimakterium, der uns vor allem dadurch bedingt scheint, daß in dieser Zeit die Neigung zu Depressionen größer ist.

Jedenfalls kann man den Zusammenhang zwischen Traumatisierung und Selbstmord beim Mann in der Periode seines zahlenmäßigen Gipfels (um das 50. Lebensjahr) durchaus nicht als einheitlich bezeichnen (wie etwa bei der Frau zwischen 20 und 24). Die Enttäuschung, das Passive, Depressive steht immer im Vordergrunde. Aber die Reaktion auf das jahrelange Trauma ist verschieden: Man findet Verzweiflung, Erbitterung, aber auch Gleichgültigkeit. Auch diese Gleichgültigkeit kann zum Selbstmord führen. In vielen Fällen sahen wir hier jene affektive Verflachung und Abstumpfung, die Kauders besonders als Folgezustände der schweren Kriegserlebnisse auffaßte. Manche Patienten bezogen sich auch nach dem Selbstmordversuch ausdrücklich auf ihre Frontdienstzeit und meinten, „wer das mitgemacht habe, dem liege an einem Menschenleben nicht mehr viel, dem sei alles gleichgültig, der habe genug". Diese Patienten verfielen auch teilweise nach ihrem Selbstmordversuch sofort wieder in die alte Teilnahmslosigkeit, ein Verhalten, das wir an und für sich selten sahen.

Kennzeichnend für die Traumatisierung in diesem Alter (vor allem beim Mann) ist jedenfalls: das Leben ist entwertet. Die Reaktion darauf ist eine verschiedene, es fehlt aber ziemlich einheitlich der Mut, den Lebenskampf nochmals aufzunehmen.

Allgemein kann man sagen: je passiver, je aufgebender, depressiver die Reaktion auf die Traumatisierung, desto schwerer der Selbstmordversuch, desto wahrscheinlicher sein tödlicher Ausgang. Am stärksten scheint nun dieser depressive Faktor im Alter zu sein, dementsprechend ist auch die Mortalität beim Selbstmordversuch des alten Menschen die größte [1]). In gewisser Beziehung scheinen die Selbstmorde der Greise die am „normalsten" motivierten zu sein, so daß man in diesem Zusammenhang auch von „physiologischem Selbstmord" sprach, ein Ausdruck, den wir auf das Entschiedenste ablehnen möchten. Die Selbstmordtendenz ist in jedem Alter pathologisch.

Es ist aber klar, daß im Alter besonders viele Gründe zum Selbstmordversuch beitragen. Einige haben wir bereits erwähnt: die wiederholten Erkrankungen, die gewöhnlich einen chronischen, zu steter Verschlechterung führenden Verlauf nehmen, die Ausschaltung aus dem Berufsleben, das „Unnütz-beiseitestehen-müssen", die zunehmende Mut- und Hoffnungslosigkeit (es lockt nichts mehr). Wichtig ist aber auch der stets wiederkehrende Gedanke, daß „das Leben sowieso schon zu Ende sei". Ferner sei noch das besonders rasche Tempo

[1]) Dafür spricht auch der relativ niedrige perzentuelle Anteil alter Menschen in unserem Material von Selbstmordversuchen.

unserer Zeit und ihrer umwälzenden Ereignisse angeführt, dem die alten Leute oft verständnis- und fassungslos gegenüberstehen. Sie können da ganz einfach nicht mit und „verstehen die Welt nicht mehr". Soweit die durchaus nicht zahlreichen Fälle unseres Materiales es zulassen, müssen wir aber sagen, daß der entscheidende Faktor für den Selbstmord des alten Menschen seine Einsamkeit ist. Über die Einsamkeit, die beim Suicid eine große Rolle spielt, wird noch später ausführlich gesprochen werden. Sicherlich aber fällt sie beim alternden Menschen besonders ins Gewicht. Erstens nämlich ist der ältere Mensch von einem Objekt besonders abhängig, es stellt für ihn, um es mit Hendin auszudrücken, eine notwendige Ego-Extension (Icherweiterung) dar, ohne die eine Satisfaktion nicht möglich ist. Zweitens aber ist der alternde Mensch infolge eines starren Verhaltensmusters viel weniger imstande, sich einer neuen Situation (die durch Objektverlust entsteht) anzupassen. Die Einsamkeit des alternden Menschen muß aber nicht nur im Verlust der liebsten und nächsten Angehörigen bestehen; wiederholt leben diese und dennoch ist die Brücke zu ihnen abgebrochen und damit das Gefühl der Einsamkeit gegeben. Der alte Mensch fühlt sich nur dann nicht einsam, wenn man ihn für voll nimmt, sich körperlich und seelisch um ihn kümmert und wenn er dabei nie das Gefühl hat, zur Last zu fallen.

Das beste Beispiel dafür ist eine 80jähr. Patientin, die es ihren Kindern zum Vorwurf macht, sich nicht entsprechend um sie zu kümmern. Patientin sagt: „Ich bekomme zwar von den Kindern Essen und Wohnen, aber das ist nicht das Wesentliche, was man von den Kindern will. Sie kümmern sich sonst wenig um mich, erzählen mir nichts von ihren Erlebnissen, plaudern nicht so mit mir, wie ich es mir wünsche, sie wollen mich mit der Fütterung abtun. Deshalb erschien mir das Leben nicht lebenswert, ich habe den Herrgott schon lange gebeten, er solle mich sterben lassen. Da er es aber nicht tat, habe ich halt ein bisserl nachhelfen wollen."

Abschließend möchten wir betonen, daß wir hiemit den Zusammenhang zwischen Traumatisierung und Lebensalter sicherlich nur andeuten. Bei dem Versuch, die allgemeine Gesetzlichkeit abzuleiten, wollen wir nicht übersehen, daß es auch bei unserem Material einige Fälle gibt, die nicht in diese Gesetzlichkeit eingeordnet werden können.

2. a) Besonders leicht scheint ein Trauma dann zum Selbstmord zu führen, wenn dadurch eine Situation heraufbeschworen wird, die in gleicher oder ähnlicher Form im Leben dieses Menschen schon einmal gegeben war. Das Gefühl: „Die Katastrophe habe ich ja schon einmal mitgemacht" kann ungemein sensibilisierend wirken. Dabei scheint dieses Gefühl in der Mehrzahl dieser Fälle durchaus kein klares zu sein, nur dunkel führen Assoziationen, die gar nicht bewußt werden müssen, zu dem Ergebnis: „Das war so ähnlich schon da". So wie nach einer Theorie das „Deja-vu"-Erlebnis die Folge einer momentanen abgeschwächten Aufmerksamkeit für das Leben ist (Berndt-Larsson), so scheint das Gefühl der traumatisierenden Erlebniswiederholung umgekehrt plötzlich eine besondere Abwendung vom Leben bedingen zu können. Es tritt dann jene momentane Einengung auf, die wir später noch gesondert besprechen wer-

den. (Interessant ist in diesem Zusammenhang, daß Walther-Büel im Rahmen der Dibenaminpsychose als eines ihrer wesentlichen Kennzeichen die Wiederholung unmittelbar erlebter Vergangenheit beschrieben hat, die „zu verständlicher Verwirrung" führen müsse. Unseres Wissens ist dies die erste Schilderung über derartige Wiederholungserlebnisse innerhalb der Psychose. Ähnliche Vorgänge scheinen außerhalb der Psychose beim Selbstmord eine Rolle zu spielen.)[1])

Wir haben diesen Mechanismus bei zahlreichen Patienten beobachten können, da sich unter unserem Material viele Neurotiker fanden, die ja wiederholt die Tendenz zeigen, durch die gleiche starre Haltung einander ähnliche Situationen heraufzubeschwören. Treten diese dann ein, kann es zu Katastrophenreaktionen kommen, wobei manchmal vorher die Lage völlig bewußt überblickt und erfaßt wird, häufiger aber eine Kette von wirren und zusammenhanglosen Gedanken in raschestem Tempo abläuft und den Menschen jeder klaren Überlegung beraubt. Besonders muß darauf hingewiesen werden, daß nicht nur die Wiederholung gewisser Geschehnisse (wiederholt betrogen, verlassen werden, immer das Gleiche erfahren müssen usw.), sondern auch die Begegnung mit symbolhaften Zeichen und Ereignissen, die einen mahnenden und an frühere Traumen erinnernden Charakter haben, selbstmordauslösend wirken. Hierdurch werden nicht nur die objektiven Schwierigkeiten, sondern auch alle nachfolgenden subjektiv erlebten Demütigungen wieder lebendig.

Eine unserer Patientinnen beging Selbstmord (23 Jahre alt), weil der Bekannte, mit dem sie ein Rendezvous vereinbart hatte, eine halbe Stunde nach der vereinbarten Zeit noch nicht zur Stelle war. Die Exploration ergab, daß ihr an dem Mann gar nicht besonders viel lag. Aber vor zwei Jahren war ihr eine sie tief beeindruckende Beziehung in Brüche gegangen. Auch damals wartete sie nichts ahnend auf den Geliebten, der nicht erschien. Zuhause fand sie dann einen Brief vor, in dem er ihr schrieb, daß alles zu Ende sein müsse. Sie sah ihn seither nie wieder. Die Verspätung ihres Bekannten brachte das mühsam verdrängte Erlebnis wieder voll ins Bewußtsein und die Reaktion war, daß die Patientin nicht länger wartete, sondern nachhause rannte und mit einer hohen Veronaldosis einen Selbstmordversuch unternahm, der so schwer war, daß sie durch mehrere Tage zwischen Leben und Tod schwebte.

Einer unserer Patienten sprang plötzlich, ohne einen Moment nachzudenken, aus dem 3. Stock auf die Straße, wobei er sich schwere Verletzungen zuzog. Grund dafür war, daß es an der Wohnungstür geklopft hatte. Der Patient wartete nicht einmal ab, wer denn in sein Zimmer wolle, sondern beging augenblicklich den Selbstmord. Es stellte sich heraus, daß er schon einmal vorbestraft war und daß ihn damals die Polizei in seiner Wohnung verhaftet hatte. Patient berichtet, daß er sich an das damalige Klopfen der Polizisten noch genau erinnere, das Klopfen habe diesmal ganz genau so geklungen, er könne jeden Klopfton unterscheiden. Zudem hatte er nicht gerade das reinste Gewissen und so dachte er, daß man ihn wieder abholen wolle.

Eine andere Patientin (31 Jahre) lebte seit einigen Jahren bereits in einer denkbar schlechten Ehe. Nach einem Abortus muße seinerzeit bei ihr eine Uterusexstirpation vorgenommen werden, und der Gatte behauptete seither, mit ihr nicht mehr geschlechtlich

[1]) Die Parallelität wird noch dadurch verstärkt, daß die Selbstmörder oft das Gefühl haben, die ähnlichen oder gleichen Traumen erst vor ganz kurzer Zeit erlebt zu haben. Durch diese erlebte Kürzung der dazwischen liegenden Zeit entsteht auch hier der Eindruck der unmittelbaren Erlebniswiederholung.

verkehren zu können. Er hielt sich seit dieser Zeit andere Frauen, brachte einige Male sogar ein junges Mädchen in die Wohnung mit und schlief mit diesem gemeinsam im Ehebett neben der Patientin. Die Patientin schwieg dazu aus Angst vor der Scheidung, ja sie gab noch ständig Geld her, um den Mann zurückzugewinnen. Bei einem anscheinend unbedeutenden Anlaß kam es zu ihrem Selbstmordversuch: Es fand ein Streit wegen einer ungebügelten Hose statt und der Mann äußerte, er könne doch nicht wegen jedem „Schmarrn" zum Schneider gehen. — Die Exploration der Patientin ergab, daß sie vor dieser Ehe bereits einmal verlobt gewesen war. Die Sache war damals schon so weit gediehen, daß sie ihr Hochzeitskleid bestellt hatte. Als sie sich wegen einer Probe gerade auf dem Weg zur Schneiderin befand, erfuhr sie zufällig durch eine Bekannte, daß ihr Bräutigam schon verheiratet sei. Sie reagierte auch damals mit einem Selbstmordversuch. Wir werden nicht fehl gehen, wenn wir annehmen, daß die Assoziationsreihe: Hose, Schneider, Schneiderin, Hochzeitskleid, betrogen werden, zur Erinnerung an den ersten Selbstmordversuch führte und zur Wiederholung desselben entscheidend beitrug. So ist durch die Rückerinnerung an eine Fülle subjektiver traumatisierender Erlebnisse in einer gegenüber anderen bestehenden Konflikten scheinbar harmlosen Situation der Selbstmordversuch ausgelöst worden.

Da wir diese Zusammenhänge wiederholt feststellen konnten, möchten wir also sagen, daß Traumen, die irgendwie an bereits erlittene Schläge erinnern, eine besondere Beziehung zum Selbstmord haben. Dies ist auch dann der Fall, wenn objektiv das Trauma unbedeutend erscheint, subjektiv aber durch seinen Symbolcharakter die Erinnerung an vergangene Enttäuschungen weckt. Überall, wo eine scheinbar unbedeutende auslösende Ursache die Selbstmordhandlung zur Folge hat, wird man besonders nach diesen Zusammenhängen suchen müssen [1].

2 b). Andics hat eindringlich darauf hingewiesen, daß „bei gleichzeitig bestehenden Schwierigkeiten auf anderen Lebensgebieten die Kränkungen des Werterlebnisses zu unmittelbaren auslösenden Motiven des Selbstmordversuches werden". Wir wissen, daß der Mensch etwas gelten, ein bestimmtes Ansehen vor seiner näheren und weiteren Umgebung haben will. Besonders leicht wird also das Trauma direkt zum Selbstmord führen, welches geeignet erscheint, dieses Ansehen zu untergraben. In der Tat, geht man die auslösenden Motive durch, so finden sich als solche immer wieder Traumen, die Schande, Zurücksetzung, Erniedrigung und Bloßstellung (so daß oft nicht einmal der Schein gewahrt werden kann) nach sich ziehen.

Hier eine kleine Auswahl solcher „Motive". Es kam zum Selbstmord: weil der Mann zu ihr sagte: „Von Dir kann man nichts erwarten, man kann Dich mit etwas Wichtigem nicht betrauen, Du bist zu dumm dazu"; weil sich die Gattin ihm verweigerte und dies überall erzählte; weil die Freundin öffentlich leugnete, je etwas mit ihm „gehabt" zu haben (in beiden Fällen „gekränkte Mannesehre"); weil er aus eigenem Verschulden geschieden war, dies nicht hören wollte, aber immer wieder zu hören bekam; weil das geliebte Mädchen unter der Begründung, er sei ein schlechter Tänzer, den Sylvester nicht mit ihm verbrachte; weil ihn die Frau hinauswies und alle es hören konnten; weil die Frau auszog und alle ihre Sachen mitnahm; weil er 10 S Polizeistrafe hätte

[1] Dabei sollen insbesondere auch die spezifischen kindlichen Traumen berücksichtigt werden, die hier sicher eine besondere Rolle spielen.

zahlen müssen; weil ihm die Lebensgefährtin, als er betrunken nachhause kam, erstmalig drei Ohrfeigen gab; weil der Sohn ein Eigentumsdelikt beging und später beim Verhör angab, Vater und Mutter hätten davon gewußt und ihn sogar einbrechen geschickt; weil ihr (18jährig) der Freund vorwarf, sie gehe mit Männern ins Hotel und sei zu dumm dazu, Geld dafür zu verlangen; weil ihr der Freund nach dem ersten Coitus erklärte, nach erledigtem Sexualverkehr interessiere ihn eine Frau nicht mehr; weil der Gatte eines der vier Kinder (dieses war vorehelich und von einem anderen Mann) deflorierte; weil sie der Stiefsohn beschuldigte, mit dem Vater schon zu Lebzeiten der Mutter ein Verhältnis gehabt zu haben; weil man sie (20jährig) beschuldigte, faul zu sein und deshalb keine Arbeit zu finden; weil man ihr nachsagte, aus der Wohnung ein Bordell gemacht zu haben und sie deswegen einer Untersuchung betreffs Geschlechtskrankheiten zugeführt werden sollte.

Diese Reihe könnte beliebig fortgesetzt werden. Fast überall finden sich Ereignisse, die in der Lage sind, das Ansehen dieser Menschen zu schädigen. Solche Traumen findet man — das soll ausdrücklich betont werden — nicht nur unmittelbar vor dem Selbstmordversuch. Jedenfalls spielt die ungünstige Wertung von seiten der Umgebung, die dann gewöhnlich eintritt, bei der Auslösung der suicidalen Handlung eine große Rolle. Der Wert der eigenen Person scheint gemindert oder aufgehoben, dementsprechend auch der Wert des eigenen Lebens. Auf das entschiedenste müssen wir aber einer Ansicht widersprechen, die glaubt, daß wir unseren Wert nur in der Meinung der anderen Menschen realisieren können. Wir haben in uns selbst ein Forum (man mag es tiefenpsychologisch Überich oder Gemeinschaftsgefühl nennen), das uns über unsere Wertigkeit Bescheid gibt. Die ungünstige Beurteilung von außen spielt oft keine andere Rolle, als daß sie diese schlummernde Instanz in uns selbst weckt und wir dieser gegenüber (also vor uns selbst) dann erkennen müssen: Wir haben versagt.

Sicherlich können Beschuldigungen, die der Wahrheit in keiner Weise entsprechen, verhängnisvolle Folgen haben. In der Mehrzahl unserer Fälle zeigt es sich jedoch, daß diese Bewertungen von außen zwar inhaltlich nicht oder nicht genau stimmten, aber doch an wunde, empfindliche Stellen rührten, und dort trafen, wo das Gewissen nicht rein war[1]). Auf Grund dieser Beobachtung glauben wir sagen zu können, daß letztlich das Vor-sich-selbst-nicht-bestehen-können den Ausschlag gibt.

Wir weisen also jenen Traumen, die entwertend wirken, eine entscheidende Rolle im Zusammenhang mit dem Selbstmord zu. Aber es ist nicht nur das Versagen vor den anderen, sondern vor allem das vor sich selbst, das zum Suicid führt. — Dies kann freilich hier nur angedeutet werden, näheres darüber im Kapitel: Das Werterleben der Selbstmörder.

3. Zum Schluß haben wir noch zu prüfen, ob unsere Patienten in der Mehrzahl vor ihrem Selbstmordversuch ihr bisheriges Leben mit seinen zahlreichen Traumen überblickten und aus dem negativen Ergebnis die Konsequenzen zogen.

---

[1]) Mit anderen Worten: Die Verstärkung der Schuldgefühle drängt nach verstärkter Bestrafung.

Mit anderen Worten lautet die Frage: Wieviele der Selbstmordversuche unseres Materials lassen sich in die Kategorie des sogenannten „Bilanzselbstmordes“ einreihen?

Die Diagnose „Bilanzselbstmord“ werden wir dann stellen dürfen, wenn ein Mensch, der die Fähigkeit, richtig zu erfassen und zu beurteilen hat, bei vollem Bewußtsein aus einer Fülle von Unglücksschlägen, die das „physiologische Maß“ weit überschreitet, die Bilanz zieht, daß das Weiterleben keinen Sinn mehr hat und dann dementsprechend handelt. Wieviele unserer Fälle passen nun in diesen so definierten Begriff? Etliche Patienten, freilich nicht allzuviele, hatten durchaus kein „völlig unglückliches Leben“ hinter sich und von einer negativen Bilanz konnte bei ihnen keine Rede sein. Die Mehrzahl allerdings hatte Traumen erlitten, die entweder tatsächlich schwer waren oder aber infolge der Fehlhaltung als schwer empfunden wurden. (Auf diesen Unterschied möchten wir großen Wert legen.) Dabei fragt es sich aber, wo die Grenze dessen, was man physiologischerweise ertragen kann, liegt. Hier nun gewinnt man absolut den Eindruck, daß die Toleranzbreite, (die ja sicher bei allen Menschen verschieden ist), bei den Selbstmördern im allgemeinen beträchtlich herabgesetzt ist. Mit anderen Worten: Es hätte für diese Patienten noch immer viele Möglichkeiten, sich dem Leben gewachsen zu zeigen, gegeben, sie konnten oder wollten sie aber nicht mehr wahrnehmen. (Auch das ist das Ergebnis der Fehlentwicklung, die man eben immer berücksichtigen muß.)

Man wird also bei der Beurteilung dessen, was das physiologische Maß überschreitet (unseres Erachtens ist das an und für sich ein etwas unglücklich gewählter Begriff) wohl objektive Gesichtspunkte anwenden müssen. Wir sahen nun tatsächlich einige Patienten, wo eine Fülle unerträglicher Traumen zusammengekommen war.

Es scheint zumindest in diesen Fällen klar zu sein, daß es auf Grund der negativen Bilanz zum Selbstmordversuch kam. Und doch können auch sie nicht zur Gänze als Bilanzselbstmorde bezeichnet werden. Denn erstens war auffallend, daß einem Teil dieser Patienten niemals ganz bewußt geworden war, welcher Unzahl von traumatischen Erlebnissen sie ausgesetzt waren (sie hatten sie verdrängt) und zweitens können die Selbstmordversuche im Affekt natürlich nicht als Bilanzselbstmorde angesehen werden. Die lange Traumatisierung spielt bei ihnen schon eine entscheidende Rolle (auch wenn sie scheinbar „aus heiterem Himmel“ kommen), aber von einem bewußten, klar alles überschauenden Rückblick auf das ganze Leben kann im Moment dieser Reaktionen keine Rede sein. Und hiemit kommen wir zu Entscheidendem: zur psychischen Verfassung im Augenblick der Tat. In der Mehrzahl der Fälle wird sie doch in einer gewissen Einengung vorgenommen. In der dem Selbstmordversuch vorausgehenden „chronischen Phase“, die ja oft Jahre dauert, finden wir mitunter jene „kaltbewußte Abwägung des Für und Wider, die dann sachlich und logisch zum endgültigen Entschluß führt“ und von Hoche als wesentliches Kennzeichen des Bilanzselbstmordes beschrieben wurde. Es besteht gar kein Zweifel darüber, daß dieses ständige Vor-Augen-haben der negativen Bilanz de facto später den Selbstmord bedingt. Äußerst selten aber erfolgt der Selbstmord zur Zeit des nüchternen Überlegens: „Sein oder Nichtsein". Wer dies noch sachlich erwägen kann, also bewußt Bilanz zieht, der unterläßt gewöhnlich den Selbstmordversuch (wenn die Bilanz auch noch so ungünstig ist). Bei scheinbar geringfügigen Anlässen erfolgt dann die Katastrophe — bestimmt als Auswirkung der Bilanz — aber in eingeengtem Zustand (affektiv, depressiv), der einen sachlichen Überblick nicht mehr gestattet. Dies gilt bis zu einem gewissen Grade auch für die so „sachlich" erscheinenden Selbstmorde im Alter.

Aus all diesen Gründen müssen wir mit Schwarz sagen, daß bei der Diagnose des Bilanzselbstmordes große Zurückhaltung am Platze ist. Wendet man die zu diesem Begriff gehörenden Kriterien genau an, so bleiben von unseren Patienten insgesamt 34 übrig, bei denen man vielleicht von einem bewußt durchgeführten Bilanzselbstmord sprechen kann. Dabei handelt es sich vorwiegend um ältere Männer.

Zusammenfassung.

Wir haben uns in diesem Kapitel bemüht, einen Überblick zu schaffen, über die Fülle traumatisierender Erlebnisse, von denen unsere Patienten erzählten,, die aber manchmal erst nach Beseitigung von „Fassadenlügen" an den Tag kamen, oft auch erst bewußt gemacht werden mußten. Durch Aufdeckung unbewußter Mechanismen kamen wir einleitend zu der Erkenntnis, daß bei der Mehrzahl unserer Fälle die Aneinanderreihung traumatisierender Geschehnisse nicht zufällig eingetreten war. Sodann besprachen wir die fünf großen Gebiete (Familie, Beruf, Materielles, Politik und Gesundheit), auf denen die Traumatisierung im wesentlichen stattgefunden hatte. Abschließend versuchten wir die Zusammenhänge zwischen dieser Traumatisierung und dem Selbstmord klarzustellen und einige diesbezügliche Gesetzmäßigkeiten herauszuarbeiten, wobei wir besonders das Geschlecht und das Alter unserer Patienten berücksichtigten.

Das wichtigste Ergebnis dieses Kapitels scheint uns die Tatsache zu sein, daß die Ursache der Selbstmorde bedeutend mehr in der Entwicklung der Persönlichkeit und des Lebensweges liegt, als in der akuten Situation, die unmittelbar vor dem Selbstmord besteht. In dieser Entwicklung — die einerseits die Traumatisierung bedingt, andererseits durch diese verstärkt wird, kommt es:

1. zu größerer Einengung,
2. zu verstärkter Aggression,
3. zur Flucht in die Phantasiewelt.

Diese Trias möchten wir als das „präsuicidale Syndrom" bezeichnen und im nächsten Kapitel einer näheren Untersuchung unterziehen.

DAS PRÄSUICIDALE SYNDROM.

Einengung, verstärkte und (wie wir später noch sehen werden) gleichzeitig gehemmte Aggression, sowie Flucht in die Irrealität standen in der dem Selbstmord vorausgehenden Phase bei der Mehrzahl unserer Patienten derart im Vordergrund, daß wir uns wohl berechtigt fühlen, hier von einem präsuicidalen Syndrom zu sprechen, das einen wichtigen Hinweis auf die Suicidtendenz eines Menschen gibt. Dort, wo man dieses Syndrom ausgeprägt oder auch nur angedeutet findet, erscheint es dringend notwendig, prophylaktische Maßnahmen zu ergreifen, und zwar unabhängig davon, ob Selbstmordtendenzen zugegeben werden oder nicht. Wir halten diese Erkenntnis für eine der wichtigsten unserer Untersuchung, da sie sicher geeignet erscheint, wertvolle Dienste in der Diagnose der Suicidgefahr und damit in der Selbstmordprophylaxe zu leisten.

Unsere Befunde bezüglich dieses Syndroms sind sehr eindeutige. Es war natürlich nicht bei allen Patienten im gleichen Maße ausgeprägt und auch der Stellenwert der drei Symptome dieses Syndroms in ihrer Beziehung zu einander wechselte. Bei den meisten Patienten stand die Einengung im Vordergrund. In einigen Fällen spielte die Aggression eine führende Rolle, die gesteigerte Phantasie hingegen blieb eher ein Begleitsymptom, freilich ein sehr wichtiges, das oftmals einen entscheidenden, bahnenden Anteil am Selbstmord hatte. Isoliert fanden wir die Flucht in die Irrealität niemals. Wohl aber gab es etliche Patienten, bei denen nur die Einengung und andere (jedoch bedeutend weniger), bei denen nur die Aggression nachweisbar war.

Im großen aber zeigten fast alle Patienten alle drei Symptome dieses Syndroms, wobei wir der Einengung nicht nur quantitativ, sondern auch qualitativ (in ihrer Bedeutung für den Selbstmord) aus Gründen, die noch später angeführt werden sollen, den Primat zuerkennen möchten. Man darf dabei allerdings nicht übersehen, daß bei unserer Untersuchungsmethode (ist gleich Exploration) die Einengung am leichtesten nachweisbar ist, während Aggression und Phantasie oft erst nach wiederholten Besprechungen preisgegeben werden. Wir glauben aber, daß es auch bei unserer Untersuchungsart gelungen ist, gewisse entscheidende Hinweise für die Art der Aggression und die Phantasietätigkeit der Selbstmörder zu erhalten.

Natürlich erscheint es zunächst wichtig, die Frage zu klären, in welchen psychiatrisch bekannten Krankheitsbegriff dieses Trias am ehesten fällt. Schon die erste oberflächliche Betrachtung der Zusammenhänge wird zu dem Ergebnis führen, daß es sich hier um ein typisches neurotisches Syndrom handelt, das aber auch innerhalb gewisser Depressionen wohl bekannt ist. Prüfen wir, um einen Schritt weiter zu gehen, welche psychiatrischen Diagnosen von den Abteilungsassistenten der Psychiatrischen Klinik der Wiener Universität bei den Selbstmördern unseres Materials gestellt wurden:

	Neurose	Depression	Psycho-pathie	Alcoh. chron.
Männer	31	48	19	53
Frauen	81	145	63	11

Bei den übrigen Patienten wurde keine besondere psychiatrische Diagnose angegeben.

Am häufigsten wurde also die Diagnose Depression gestellt, die besagt, daß die Betreffenden zur Zeit ihres Selbstmordversuches und in der Regel auch schon längere Zeit vorher niedergedrückt und traurig waren. Gerade bei diesen Patienten fand sich unser präsuicidales Syndrom (das im Grunde ein neurotisches ist) besonders deutlich. Da die enge tiefenpsychologische Verwandtschaft zwischen Neurose und Depression bekannt ist, wird dies nicht in Erstaunen setzen. Jeder depressive Mensch ist eingeengt. Er weist immer Zeichen verminderter Aktivität auf, läßt im wesentlichen alles so gehen, wie es kommt, kurz er gibt das Prinzip des Fortschreitens, der Weiterentwicklung auf und beschränkt sich selbst auf einen kleinen, allerengsten Kreis. Aber auch die Aggressivität ließ sich bei unseren mit „Depression" bezeichneten Patienten immer wieder nachweisen. Nicht erst im Stadium der Depression, gewöhnlich schon viel früher fanden sich aggressive Tendenzen, mitunter waren sie bis in die Kinderzeit zu verfolgen. Diesen Aggressionen stellen sich nun im Leben immer wieder Hemmungen entgegen und diese Hemmungen führen dann zur Depression. Es besteht hier eine Spannung zwischen zwei verschiedenen Tendenzen (die eine versucht die Entladung zu erreichen, die andere verhindert sie) und diese Spannung wird als Depression erlebt. So ist also die gehemmte Aggression wesentliche Voraussetzung des „Niedergedrücktseins" und einige unserer Patienten empfanden dies ganz deutlich, wenn sie in verschiedener Form nach dem Selbstmordversuch aussagten: „Wir waren nicht so sehr deprimiert, viel eher gehemmt". Die aggressive Komponente dieser Depressionszustände zeigte sich auch im folgenden: viele quälten durch die Depression nicht nur sich selbst, sondern auch ihre nächste Umgebung. Die Angehörigen wurden durch die Symptome fortwährend in Angst und Unsicherheit gehalten, und mußten wiederholt das Leben ganz den Wünschen des Patienten anpassen. Freilich war dies nur wenigen unserer Selbstmörder bewußt. (So sagte z. B. ein Patient: „Unter meiner Depression leidet meine Frau furchtbar, ich zerstöre ihr damit das ganze Leben", ein anderer sprach von „einer Leidenschaft zur Trübsinnigkeit, womit er sich und anderen alles verpatze"), die Mehrzahl jedoch kannte die diesbezüglichen Zusammenhänge und die dadurch gegebene Finalität des depressiven Bildes nicht. Sie war in ihrem Denken und in ihren Äußerungen meistenteils auf sich selbst bezogen und widmete der Reaktion ihrer Umgebung scheinbar keine oder nur wenige Gedanken.

Die Flucht in die Irrealität, an deren Zustandekommen die Phantasie maßgebend beteiligt ist, spielte, soweit feststellbar, bei den depressiven Patienten auch eine gewisse Rolle. Die bestehenden Hemmungen erschwerten natürlich eine diesbezügliche nähere Aufklärung. Trotzdem kann aber auch aus den spärlichen Angaben geschlossen werden, daß die Phantasie durch Entwicklung einer Fülle von „schwarzen" (d. h. alles ungünstig sehenden) und aggressiven Gedanken in diesen Depressionszuständen immer wieder vertreten ist.

Es ergibt sich nun eine sehr wichtige Frage: Um welche Art von Depressionen handelt es sich hier:

Sicherlich nicht um endogene. Wir haben von vornherein ja alle Patienten, bei denen der psychiatrisch fest umschriebene Begriff der endogenen Depression (Melancholie) vorlag, abgesondert und werden über sie im Kapitel „Der psychotische Suicid" berichten. Wenn die hier erwähnten Depressionszustände sicherlich nicht endogene Depressionen im psychiatrischen Sinne sind, so möchten wir dennoch das endogene Moment bei einigen von ihnen nicht übersehen. Es ergibt sich nämlich, — allerdings nur vereinzelt — eine nachweisbare hereditäre Belastung, die auf die konstitutionelle Zugehörigkeit zum manisch-depressiven Formenkreis hinweist. Andere Patienten wieder (aber auch nur wenige) zeigen im Verlaufe ihres ganzen Lebens jene andauernd trübe Gefühlsbetonung aller Erfahrungen, die Kraepelin als typisch für die depressive Veranlagung ansah. Ferner darf auch nicht übersehen werden, daß einige dieser Patienten (teilweise spontan) über Perioden mit heiterer und trauriger Grundstimmung in ihrem Leben berichteten, wo ihnen alles auffallend leicht gefallen oder nur recht mühsam von der Hand gegangen war. Sicherlich sind dies Fakten, die auf den cyklothymen Rhythmus im Lebenslauf der Betreffenden hinweisen. Auch die nach den Kretschmer'schen Forschungen für den cyklothymen Menschen kennzeichnenden Charaktereigenschaften können bei diesen Patienten in ihrem bisherigen Leben nachgewiesen werden. Wenn diese Tatsachen teilweise in tiefenpsychologischem Lichte auch andere Aspekte gewinnen, so müssen sie uns dennoch Hinweis dafür sein, daß konstitutionelle Momente bei diesen Depressionen eine Rolle spielen können. Freilich fanden wir sie nachweisbar nur bei einem kleinen Prozentsatz unseres Materials. Ganz falsch wäre es andererseits, diese endogenen Faktoren isoliert zu betrachten; sie müssen vielmehr immer im Zusammenhang mit der Entwicklung des Menschen im Verlaufe seines Daseins, mit den exogenen Faktoren, denen er in seinem Leben begegnet, gesehen werden.

Wir haben gezeigt, daß in den Depressionszuständen unserer Patienten endogene Faktoren mitspielen, ohne daß es sich deshalb um das Bild einer endogenen Depression handelt; ähnlich ist die Situation betreffs der exogenen Momente.

Es finden sich ja in der Lebensgeschichte unserer Selbstmörder genug traumatisierende Erlebnisse — dies wurde bereits ausführlich geschildert — die das Auftreten einer reaktiven Depression oft durchaus verständlich erscheinen lassen. Und tatsächlich ist man bei oberflächlicher Prüfung der Zusammenhänge geneigt, diese Diagnose zu stellen. Vorsichtig wird man aber werden, wenn man weiß, daß wirklich exogene Depressionen relativ rasch vorübergehen und nur selten zum Selbstmord führen[1]) (bei ihnen ist die Entladungsmöglichkeit groß genug). Betrachtet man dann noch den ganzen Lebensweg des Patienten, so sieht man oft, daß die Depression bereits lange vor dem für sie verantwortlich gemachten exogenen Trauma bestand, sicherlich nicht so ausgeprägt, nicht als Symptom, wohl aber als Haltung. Immer schon wurde das Leben von diesen Patienten als Gefahr, als großes Wagnis aufgefaßt, das zu irgendwelchen Sicherungen zwinge. Man findet bei ihnen im ganzen bisherigen Dasein vorherrschende skeptische oder ausgesprochen pessimistische Lebensauffassung. Außerdem kommt dann in der Vorgeschichte die Abhängigkeit von Personen und Dingen zutage, die Voraussetzung für das Entstehen solcher Depressionen ist. Und vor allem entdeckt man — wie schon erwähnt —, daß seit langer Zeit gehemmte aggressive Impulse bestehen. Jedes exogene Trauma verstärkt die aggressiven Tendenzen, mobilisiert gleichzeitig infolge der langen — seit der Kindheit — geübten Haltung neue Hemmungen, und das Widerspiel dieser Kräfte bedingt die Depression. Wohl handelt es sich also um einen exogen ausgelösten, oft durch endogene Faktoren mitbedingten Depressionszustand, der aber vor allem durch neurotische Verarbeitung zustande kommt. Aus all diesen Gründen würden wir für die meisten unserer Patienten, bei denen psychiatrisch eine Depression diagnostiziert wurde, am ehesten, natürlich mit einer gewissen Variationsbreite, den Ausdruck „psychogene Depression" vorschlagen. In ihm sind die beiden großen Faktoren des Seelischen — das konstitutionell Vererbte, das erlebnismäßig Bedingte — ebenso enthalten, wie die entscheidende Leistung der menschlichen Persönlichkeit: Formung und Gestaltung.

Jedenfalls scheint es uns evident, daß bei allen Patienten, die diagnostisch als depressiv bezeichnet wurden, in Wirklichkeit neurotische Mechanismen im Vordergrund standen.

Betrachten wir nun an zweiter Stelle jene Patienten, bei denen eine Neurose diagnostiziert wurde. Wir erwarten, daß sich unser präsuicidales Syndrom bei ihnen am deutlichsten findet, da es ja ein neurotisches Syndrom ist.

Freud verdanken wir die Erkenntnis, daß Aggression und Regression (diese steht ja im Grunde hinter der Einengung) sowie Aufgeben der Realität eine entscheidende Rolle in der Neurose spielen. Auch Adler hat zu wiederholten Malen alle drei Symptome unseres Syndroms als für die Neurose kennzeichnend beschrieben. Als Beweis dafür seien folgende Sätze angeführt: „Der Weg der Neurose führt nicht auf der Linie der sozialen Aktivität, zielt nicht auf die Lösung der gegebenen Lebensfragen, mündet vielmehr in den kleinen Kreis der Familie und erzielt die Isolierung des Patienten." (Einengung.) „Außerdem bringt die Neurose eine feindliche, kämpferische Tendenz in unser Leben (Aggression), raubt uns die Unbefangenheit des Empfindens und versucht es stets, uns der

[1]) Hingegen zieht sich die neurotische Depression, um die es sich bei unseren Patienten in Wirklichkeit handelt, in die Länge und es besteht bei ihr absolute Selbstmordgefahr.

Wirklichkeit zu entfremden. Der Wirklichkeit zum großen Teile abgewandt führt der Nervöse ein Leben in der Einbildung und Phantasie." (Flucht in die Irrealität).

Tatsächlich zeigten die neurotischen Suicidanten fast immer alle drei Symptome des Syndroms. Wichtig ist aber, festzustellen, welche Formen der Neurose bei diesen Patienten vorliegen. Es scheint von vornherein auffallend, daß es sich bei unserem präsuicidalen Syndrom nicht so sehr um charakteristische Symptome einer bestimmten Form der Neurose, sondern vielmehr um allgemeine Kennzeichen der neurotischen Haltung, dessen, was Adler als „nervösen Charakter" beschrieben hat, handelt.

Dem entsprechen die diagnostischen Ergebnisse voll und ganz. Bei all diesen Patienten lassen sich — schon seit der Kindheit — typische neurotische Entwicklungen und Mechanismen feststellen. Wir finden bei ihnen eine Fülle von neurotischen Eigenschaften und Verhaltensweisen: Hypersensibilität, Unbeständigkeit und ständiges Schwanken, krankhaften Ehrgeiz und ausgesprochene Herrschsucht, Minderwertigkeitsgefühl und gesteigertes Geltungsbedürfnis, Affektlabilität, verstärkte Suggestibilität, Zeichen von Gehemmtheit, Passivität, sowie Erscheinungen, die früher in das Gebiet der „Neurasthenie" eingereiht worden wären u. dgl. m.

Es handelt sich dabei um eine Reihe von Symptomen, die trotz der individuellen Färbung dennoch im gesamten eine typische Persönlichkeitsstruktur erkennen lassen. Durch die ständige Wiederholung der gleichen Verhaltensweisen, durch die diesen Menschen fehlende Evolutionsfähigkeit erfährt sie nach Art eines circulus vitiosus eine ständige Verstärkung und schließlich eine völlige Fixierung.

Charakteristisch bei den neurotischen Suicidanten ist aber folgendes: Bis auf drei in das Gebiet der Phobien (ein Fall von Agoraphobie, zwei Fälle mit Luophobie) zu rechnende Patienten fanden sich weder Angst- noch Zwangsneurosen in unserem Material. Wir glauben, daß dies kein Zufall ist. Die ausgesprochenen Angst- und Zwangsneurotiker begehen nämlich selten Selbstmord. Allgemein bekannt ist ja die starke Selbstmordtendenz der Angst- und Zwangsneurotiker. Daß es aber bei ihnen so selten zur Durchführung eines Selbstmordes kommt, scheint seinen Grund darin zu haben, daß Angst und Zwang diesbezüglich geradezu einen Schutzmechanismus darstellen. Oft ist das erste Auftreten von Angst- und Zwangssymptomen verbunden mit Angst vor dem Selbstmord, so daß man den Eindruck gewinnt, die Symptome seien da, um diese Impulse zu verhindern und der Todesangst (der wir mit Kauders eine große Bedeutung in der Neurosenentstehung beimessen) einen anderen Ausdruck zu geben. Deswegen hat Schultz-Hencke unserer Meinung nach vollkommen recht, wenn er schreibt, daß die psychotherapeutische Behandlung dieser Kranken in einer bestimmten Phase unmittelbar am Tode vorbei führt — eine Gefahr, auf die hier wieder besonders aufmerksam gemacht werden soll.

Unter den charakteristischen einer bestimmten Neuroseform zuzurechnenden Bildern dominierte die Hysterie. Besonders bei den Frauen stand sie im Vordergrund. Man findet hierbei alle Stufen: typisches hysterisches Verhalten, die Kennzeichen des hysterischen Charakters, hypochondrische Beschwerden, Erregungszustände, hysterische Anfälle (22 Patienten), dann ausgesprochene Konversionshysterien (6 Patienten), schließlich sogar hysterische Ausnahmszustände (2 Patienten) und hysterische Halluzinationen (1 Patient).

Zwischen dem demonstrativen Selbstmordversuch und der Hysterie besteht ein deutlicher Zusammenhang: viele demonstrative Selbstmordversuche wurden von Frauen begangen, bei denen gleichzeitig die Diagnose Hysterie gestellt wurde. Sicher verhindert der hysterische Mechanismus die suicidale Handlung nicht, aber er schwächt sie ab. In welcher Weise dies geschieht, wurde bereits eingehend besprochen.

Ganz besonders scheint die „Organsprache" die Selbstmordtendenz abzuschwächen, bzw. einzudämmen. Dafür spricht auch die Tatsache, daß sich in unserem Material verhältnismäßig wenige vegetative Neurosen finden (man denke, wie weitverbreitet die vegetative Neurose in der Nachkriegszeit ist). Kohlmann untersuchte zusammen mit Becker 140 Patienten, bei denen in der Ambulanz unserer Klinik die Diagnose „vegetative Neurose" gestellt wurde. Er unterzog einen Teil derselben einer Testung nach Szondi und fand ungefähr bei einem Viertel der von ihm untersuchten Patienten das Vektorbild des eifersüchtigen, verlassenen Ichs, das nach Szondi ein wesentlicher Bestandteil des Selbstmordsyndroms ist und ausdrückt, daß sich die Person mit ihrer Aggression gegen sich selbst wendet, da sie ihre Aggression gegen den anderen nicht ausleben kann. Dieses Selbstmordsyndrom von Szondi läßt aber nur einen Schluß auf die Selbstmordtendenz eines Menschen zu. Nach unseren Erfahrungen möchten wir nun die Ergebnisse Kohlmann's dahingehend auswerten, daß wir sagen: Sicherlich besteht bei einem Teil der vegetativen Neurosen eine Selbstmordtendenz. Es kommt aber nur selten bei ihnen zu suicidalen Handlungen. Diese Tatsache erscheint uns ein Hinweis auf die Richtigkeit der Ansicht von Kauders zu sein, wonach die vegetativen Zentren die Aufgabe von Auffangstellen haben, die die Vitalität vor einer ernsten Schädigung bewahren sollen.

Auch psychosomatische Entwicklungsreihen kamen bei unseren Suicidanten sehr selten vor. Nur bei vier Patienten konnten solche festgestellt werden, sie allerdings zeigten alle Symptome, die man fordern muß, um diese Diagnose rechtfertigen zu können: die entsprechenden organischen Substrate, die psychische Fehlentwicklung, die Parallelität bzw. Verflechtung psychischer und somatischer Mechanismen, die Tendenz, jede Behandlung im Grunde zu sabotieren (wodurch sich der psychosomatische Kranke so oft verrät) und die Ablehnung einer seelischen Behandlung. Hingegen wanderten zwei dieser Patienten von einem Chirurgen zum anderen, von Operation zu Operation (dies ist ja oft der Wunsch und das Schicksal der „Psychosomatiker") und zeigten damit ein Verhalten, das Karl Menninger „Polysurgery" genannt hat und als eine Form des chronischen Suicids beschreibt.

In allen psychosomatischen Bildern scheint die Aggression so reichlich Gelegenheit zu haben, sich gegen den eigenen Körper zu wenden, daß eine andere Form der Selbstaggression nicht mehr nötig ist. Dadurch dürfte die geringe Selbstmordtendenz der Psychosomatiker, die sich aus unseren Untersuchungen ergibt, hinreichend erklärt sein.

Zusammenfassend kann also gesagt werden: Wenn die Aggressionstendenz der Neurotiker ein Objekt gefunden hat, an dem sie sich genügend abzureagieren vermag, wird die Selbstmordgefahr abgeschwächt [1]). Bezeichnend scheint es uns zu sein, daß die wenigsten dieser Patienten wegen psychischer Beschwerden einen Nervenarzt aufgesucht hatten. Die Erkenntnis, daß man psychisch „nicht völlig in Ordnung ist" und die daraus abgeleitete Folgerung, deswegen in fachärztliche Behandlung zu gehen, stellt offenbar schon eine Findung von Aggressionsobjekten im Innern und Äußern dar. Am stärksten sind unserer Meinung nach jene Neurotiker selbstmordgefährdet, die sich ihrer Neurose gar nicht bewußt sind, bei denen es sich um eine „Neurose im Verborgenen" handelt, die sowohl vor dem eigenen Ich als auch vor der Umwelt geheim gehalten wird (unbewußt bleibt).

Eine gewisse Zwischenstellung gerade in dieser Beziehung nehmen die Patienten ein, die als Psychopathen bezeichnet wurden; mit ihnen wollen wir uns nun näher beschäftigen und dabei gleich vorwegnehmen, daß sich hier unser präsuicidales Syndrom fast immer komplett fand. Die Einengung manifestiert sich bei den Psychopathen vor allem durch die stets gleiche, nur wenig modifizierbare Verhaltensweise, ihre Aggression ist bedeutend weniger gehemmt als die der bisher besprochenen Gruppen, die Phantasietätigkeit sicherlich am stärksten ausgeprägt. Die Umgebung leidet unter ihnen, aber sie leiden auch meistens unter sich selbst, d. h. also sie haben Aggressionsobjekte sowohl in der Umwelt als auch im eigenen Ich gefunden. Dennoch besteht auffälligerweise weiterhin Selbstmordtendenz, was auf die übermächtigen Aggressionen dieser Menschen hinweist.

Da wir so weit vorgestoßen sind, ist der Augenblick gekommen, an dem Psychopathiebegriff Kritik zu üben. Wir setzen die verschiedenen Definitionen dieses Begriffes als bekannt voraus und halten uns hier an die Formel, die von Kurt Schneider stammt: „Psychopathische Persönlichkeiten sind solche abnorme Persönlichkeiten, die an ihrer Abnormität leiden, oder [2]) unter deren Abnormität die Gesellschaft leidet." Nach dieser Definition stellten auch die Abteilungsassistenten der Klinik die Diagnose „Psychopathie", wobei dieselbe auf der Frauenseite zu oft vermerkt wurde.

Der Psychopathiebegriff spielte nun gerade im Zusammenhang mit dem Selbstmordproblem eine große Rolle: Man war immer bemüht, die Selbstmörder,

[1]) Dabei kann, wie wir gesehen haben, auch ein Teil des eigenen Körpers diese Rolle des „Auffangobjektes" übernehmen.

[2]) Solms betont mit Recht, daß es statt „oder" „und" heißen muß.

bei denen keine geistige Störung nachgewiesen werden konnte oder deren Selbstmord nicht auf den ersten Blick hin „einfühlbar" war, als Psychopathen zu bezeichnen. So schreibt Gruhle in seiner großen Monographie, daß die Psychopathie (worunter er eine eingeborene Abwegigkeit versteht) als Ursache des Selbstmordes von enormer Wichtigkeit sei. Auch Schwarz versucht eine Einteilung der Selbstmörder in die verschiedenen Untergruppen der Psychopathie, fügt allerdings hinzu: „Mit der Feststellung, daß sich viele Selbstmörder aus den Reihen der Psychopathen, bzw. krankhaft Reagierenden rekrutieren, ist selbstverständlich Letztes über die Vorgänge, die sich im Täter abspielen, nicht ausgesagt."

Dies ist auch der Grund, warum wir die Diagnose „Psychopathie" nur begrenzt akzeptieren. Die frühere Psychopathieforschung ist über ein bloß beschreibendes Vorgehen im Grunde nie hinausgekommen. Die konstitutionswissenschaftliche, physiologische und auch die genealogische Betrachtungsweise der Psychopathen wollte die entwicklungsmäßig im Leben dieser Menschen eine Rolle spielenden Faktoren die längste Zeit übersehen (begreiflich, da nur so der Begriff der Psychopathie haltbar war). In der Zwischenzeit nun beschäftigte sich die Tiefenpsychologie so intensiv und auch ergebnisreich mit dem Psychopathieproblem, daß Kurt Schneider in der Neuauflage seines Buches über die psychopathischen Persönlichkeiten (1950) selbst zugeben muß, daß dieser Begriff heute in gewissem Sinne revisionsbedürftig ist[1]).

In Amerika sprach Karl Menninger schon 1938 von Patienten, „die man nach alten Lehrbüchern als psychopathische Persönlichkeiten bezeichnet hätte". Er und andere Autoren wiesen ferner nach, daß man seit den Erkenntnissen der Psychoanalyse eigentlich nur mehr eine geringe Berechtigung hat, von Psychopathie zu sprechen. Es war durch tiefenpsychologische Schau nämlich möglich geworden, diese Persönlichkeiten nicht nur zu beschreiben und zu klassifizieren, sondern bis zu einem gewissen Grade auch zu verstehen. Die Entwicklung dieser Menschen erfolgt immer unter besonders ungünstigen inneren und äußeren Umständen und führt zu Aggressionstendenzen, die so mächtig sind, daß sie auch die Umgebung betreffen müssen. Andrerseits ist — analytisch gesprochen — ihr Bestrafungswunsch so groß, daß sie nicht nur durch sich selbst, sondern auch durch andere bestraft werden wollen (worauf besonders Alexander hinwies). Während also in Amerika durch tiefenpsychologische Betrachtungsweise längst die nahe Verwandtschaft zwischen Psychopathie und Neurose nachgewiesen war, hielt man hier (teilweise allerdings infolge von Zwangsmaßnahmen, die den Erblichkeitsfaktor unnatürlich in den Vordergrund rückten) an der erbmäßig bedingten „psychopathischen Persönlichkeit" fest. Dafür wird jetzt energisch darangegangen, das Versäumte nachzuholen. Hoff unterstreicht immer wieder die Bedeutung der ersten Lebensjahre bei den sogenannten Psychopa-

---

[1]) Schneider spricht in diesem Zusammenhang von einer „Selbstkritik der klinisch-typologischen Psychopathenbetrachtung".

then und fordert damit eine erklärende, verstehende Betrachtungsweise, statt der alten, rein deskriptiven und im Grunde fatalistischen. Solms hat einen typischen Fall von Psychopathie analytisch aufgeschlüsselt und in Parallele gesetzt zu der Entwicklung verwahrloster Jugendlicher, die Aichhorn studiert und als Aggressionsneurose beschrieben hat. Alle diese Tatsachen lassen uns hoffen, daß das Ende des Mythos von der psychopathischen Persönlichkeit im alten Sinn — um mit Karpenau zu sprechen — bald auch bei uns gekommen sein wird. Karpenau erklärt, daß ein Großteil der sogenannten Psychopathen in Wirklichkeit Neurotiker sind. Dies entspricht in gewissem Sinne dem Ergebnis unserer Untersuchungen. In der Genese der Erkrankung besteht nämlich zwischen den Neurotikern und Psychopathen unseres Materials kaum ein Unterschied. Bei beiden beginnt die Fehlhaltung in der Kindheit und gerade bei den Psychopathen finden wir die ungünstigsten Kindheitsverhältnisse (wir können hier die einzelnen Fälle nicht gesondert besprechen, sondern müssen uns mit dieser zusammenfassenden Feststellung begnügen). Das Gemeinsame von Neurose und Psychopathie ist also: Es handelt sich bei beiden um eine Fehlentwicklung als Reaktion auf frühzeitige Schädigung durch die Umwelt.

In der Genese setzen wir somit Neurose und Psychopathie gleich. In der Struktur sehen wir bei aller Verwandtschaft dennoch gewisse Differenzen zwischen beiden ein. Es gibt diesbezüglich Unterschiede zwischen Neurose und Psychopathie, die nicht geleugnet werden sollen [1]). Gerade das Selbstmordgeschehen deckt einen wesentlichen auf. Könnte der Neurotiker seine Aggression gegen die Umgebung so entladen, wie der Psychopath, es käme bei ihm niemals zum Selbstmord. Beim Psychopathen aber bleiben trotz der Aggressionsentladung nach außen noch genug Potentiale für die Selbstaggression übrig, ein Beweis für die Richtigkeit der bereits erwähnten psychoanalytischen Theorie, wonach die Struktur der Psychopathie durch außergewöhnlich starke Aggression gekennzeichnet ist.

Die Gemeinsamkeit zwischen Neurose und Psychopathie manifestiert sich darin, daß man bei beiden das präsuicidale Syndrom ausgeprägt findet. Der Unterschied hingegen kommt vor allem im Punkt 2 des Syndroms zu Tage: Beim Neurotiker ist die Aggression gehemmt, beim Psychopathen nicht. — Außerdem findet man bei den Psychopathen mehr Debile als bei den Neurotikern. Debile reagieren viel häufiger psychopathisch als neurotisch.

Diese Erkenntnisse werden nicht zu bedeuten haben, daß wir die Wichtigkeit der erbmäßigen Faktoren unterschätzen wollen oder sollen. Sicherlich leisten

[1]) Hoff führt folgende für den Psychopathen charakteristische Punkte an, die ihn vom Neurotiker unterscheiden:

1. Fehlen der libidinösen Beziehungen (außer zum eigenen Körper),
2. Fehlen der Tendenz, sozial vorwärts zu kommen,
3. Fehlen der neurotischen Angst,
4. Unterentwicklung des Gewissens, und
5. Unfähigkeit, innere Spannungen zu ertragen.

auch die Beiträge von dieser Seite wertvolle Dienste bei der Aufklärung, wieso es zu solchen „abnormen Persönlichkeiten“ kommt. Wir wollen hier nur auf die so lange übersehene und doch so deutlich zu Tage tretende Bedeutung der Umstände, unter denen die seelische Entwicklung dieser Menschen erfolgt, hinweisen.

Unser Haupteinwand gegen den Psychopathiebegriff bezieht sich darauf, daß er vielfach noch mit einer rein konstitutionellen Auffassung verbunden ist. Es sei hier an jenen methodischen Grundsatz erinnert, den Allers „das Prinzip der möglichsten Erstreckung des reaktiven Momentes“ genannt hat, und der besagt: „Erst wenn wir auf dem Wege echten Verstehens nicht mehr weiterzugehen imstande sind, haben wir das Recht, uns mit der bloß beschreibenden und feststellenden Methode der Naturwissenschaft zu begnügen. Dies aber heißt in Anwendung auf die Lehre vom Charakter: Es ist unstatthaft, von vorneherein naturhafte Bedingtheiten zu statuieren, solange nicht alle Versuche eines lebendigen Verstehens unternommen wurden. Nur was sich unserem Verstehen endgiltig zu entziehen scheint, darf Gegenstand naturwissenschaftlicher Betrachtung, der Erbbiologie und der Konstitutionsforschung werden.“

Insofern also der Psychopathiebegriff heute noch als erbmäßig bedingt aufgefaßt wird, müssen wir ihn ablehnen. Da er aber auf lange Sicht zu sehr mit dieser einseitigen Betrachtungsweise identifiziert werden wird, möchten wir lieber auch das Wort Psychopathie fallen lassen[1]). — Doch soll es hier nicht um Worte gehen, wichtig ist letzten Endes die Feststellung, daß die meisten unserer Psychopathen im Grunde (Aggressions)-Neurotiker und zu einem gewissen Teil intellektuell leicht unterbegabt waren[2]).

Die größten Schwierigkeiten in der Beurteilung macht jene Gruppe, die unter der Diagnose Alcoholismus chronicus zusammengefaßt ist[3]). Sicher und durchaus verständlich erscheint, daß die überragende Mehrzahl dieser Patienten dem männlichen Geschlechte angehört. Der Alkoholismus ist ja beim Manne viel weiter verbreitet, wohl weil der Mann infolge seiner ganzen Lebensführung viel stärker alkoholgefährdet erscheint als die Frau[4]). Dementsprechend spielt er auch beim Selbstmord des Mannes eine bedeutende Rolle. Ja, es gibt Autoren, die die höhere Selbstmordtendenz des Mannes (die, wie wir gezeigt haben, gar nicht besteht) auf den vermehrten Alkoholkonsum des Mannes zurückführen wollen.

---

[1]) Und statt dessen Aggressionsneurose sagen.

[2]) Freilich muß man bei Psychopathen mit der Diagnose Debilität sehr vorsichtig sein. Häufig genug verhindert das emotionale Zurückbleiben entsprechende intellektuelle Leistungen, die potentiell durchaus möglich wären. Auch der Test kann bei der Unterscheidung zwischen dieser Pseudodebilität und der echten Debilität versagen.

[3]) 10% der nichtpsychotischen Selbstmörder waren chronische Trinker. Dies deckt sich ungefähr mit den durchschnittlichen Ergebnissen anderer Autoren.

[4]) Der Alkoholismus der Frau stellt in der europäischen Zivilisation sicher ein Sonderproblem dar. Unser diesbezügliches Material ist aber zu klein, um Näheres auszusagen.

Wenn dies auch vorsichtig aufzunehmen ist, so kann doch kein Zweifel über einen gewissen Zusammenhang zwischen Alc. chron. und Selbstmord bestehen. Wir meinen damit nicht nur die Reaktion der durch den Alkohol ruinierten Menschen auf ihren Abstieg, sondern wir glauben, daß dieselbe psychische Störung, die zum Alkoholismus führt, auch zum Selbstmord prädestiniert.

Unser präsuicidales Syndrom läßt sich bei den meisten Alkoholikern zeigen. Über die Einengung dieser Menschen, die einen Zug zum Alkohol verspüren, der oft als zwanghaft erlebt wird, und gegen den sie sich ihrer Ansicht nach kaum wehren können, braucht nichts gesagt werden. Nach Art eines circulus vitiosus erzeugt der Alkoholmißbrauch durch die ihm in der Regel folgende Verschlechterung der persönlichen Verhältnisse eine Verschärfung der Einengung, die Anlaß zum neuerlichen Trinken gibt. Die aggressive Komponente der chronischen Trinker liegt ebenfalls auf der Hand. Ihre Aggression wendet sich sowohl gegen die eigene Person, die zerstört wird, als auch gegen die Umgebung, denn auch diese wird auf das Empfindlichste betroffen und in Mitleidenschaft gezogen. Hier ergibt sich eine nahe Verwandtschaft mit der Psychopathiestruktur, also eine übermächtige Aggression, die trotz intensiver Beeinträchtigung der Umwelt und des eigenen Ich (welche auch ohne Selbstmord bis zur psychosomatischen Selbstzerstörung gehen kann) dennoch über heftige Selbstmordimpulse verfügt. Daran kann allerdings — wie bei den sogenannten Psychopathen — auch eine gewisse endogene Komponente beteiligt sein. Bei einigen dieser Patienten war das Bestehen endogener periodisch auftretender Verstimmungszustände, die das Trinken veranlaßten, evident. Besonders selbstmordgefährlich ist bei ihnen dann der Zeitpunkt, wo sie aus dem Rausch erwachen.

Bekannt ist ferner, daß das ausgiebige Trinken in der Regel eine Flucht aus der Realität darstellt, und daß im Rausch die Fiktion zur Wirklichkeit erhoben wird, indem die Illusion triumphiert.

Beim Versuch aber, diese Phantasien nachzuweisen, begannen die Schwierigkeiten, die uns diese Gruppe bereitete. Erstens finden sich in ihr verschiedene Persönlichkeiten und auch verschiedene Verhaltensweisen beim Trinken, so daß eine einheitliche Aussage an und für sich schwierig erscheint. Dann war ein nicht unbeträchtlicher Teil dieser Patienten so lange Zeit dem schädigenden Einflusse des Alkohols ausgesetzt gewesen, daß sich auch alle psychischen Folgeerscheinungen des Alc. chron. (vor allem die Charakterveränderung und die Demenz) mehr oder minder deutlich ausgeprägt eingestellt hatten. Diese aber erschweren eine Untersuchung, die sich die Erfassung und das Verstehen des Lebensweges zum Ziel gesetzt hat, beträchtlich. So konnten wir hier sehr oft nur äußerst dürftige (mitunter überhaupt keine) Auskünfte über die Entwicklung und die Kindheit bekommen. Auch jene Patienten, bei denen die psychischen Veränderungen noch nicht so weit fortgeschritten waren, zeigten einen größeren Widerstand gegen die Aufdeckung ihrer Lebensgeschichte, als wir ihn sonst vorfanden.

So waren wir gezwungen, aus ziemlich spärlichen Andeutungen auf die Phantasietätigkeit bei diesen Menschen, aber auch auf die Genese ihres Trinkens zu schließen. Sicherlich legen diese die Vermutung nahe, daß auch der Alc. chron. oft auf Grund einer schon in der Kindheit entstehenden neurotischen Fehlhaltung zustandekommt [1]). Diese Ansicht vertreten auch die tiefenpsychologischen Schulen Freuds und Adlers seit langer Zeit. Wir dürfen deren Meinungen hier als Bestätigungen unserer Vermutungen anführen.

Die Psychoanalyse sieht den süchtigen Charakter durch zwei Faktoren gekennzeichnet: 1. durch ein triebhaft gesteigertes übermäßiges Lustverlangen (dabei spielt die homosexuelle Komponente eine große Rolle), 2. durch ausgeprägte Ichschwäche (entstanden infolge zu früher oder zu später Entwöhnung von der unbeschränkten Lustbefriedigung). Beide Faktoren entsprechen einer neurotischen Entwicklung und so ist die Psychoanalyse auch der Ansicht, daß sich hinter der Süchtigkeit oftmals eine Neurose verbirgt (bei dieser Gelegenheit sei erwähnt, daß sich neben der Alkoholsucht bei 3 Patienten unseres Materials Morphiumsüchtigkeit [2]), bzw. Schlafmittelsüchtigkeit fand).

Die Individualpsychologie sieht im Alkoholismus einen neurotischen Lösungsversuch des Lebens inmitten einer Unzahl anderer zur Verfügung stehender. Die Trunksucht steht individualpsychologisch betrachtet „in engster Verbindung mit den anderen abartigen Verhaltensweisen“. Sie wird besonders von Menschen gewählt, deren Leitlinie es ist, alles haben zu wollen, und die den Versuch machen, möglichst rasch und unter Vermeidung von Widerstand ihr Minderwertigkeitsgefühl durch ein gewisses Geltungsgefühl zu ersetzen.

Indem wir auf die nahe Verwandtschaft zwischen Alkoholismus und Neurose hinwiesen (weswegen die Tiefenpsychologie auch die psychotherapeutische Behandlung des Alkoholismus in seinen Anfangsstadien fordert) schließen wir die Betrachtung der Krankheitseinheiten, die psychiatrisch diagnostiziert wurden, ab. Hinzugefügt sei noch, daß die gar nicht unbeträchtliche Anzahl von Patienten, bei der nur die Diagnose Selbstmordversuch gestellt wurde, ebenfalls strukturell großteils der Neurose nahestand.

Wir haben besprochen, welcher Art die psychiatrisch diagnostizierten Erkrankungen waren, ferner gezeigt, in welcher Weise das präsuicidale Syndrom bei ihnen vorkam. Unsere Untersuchungen haben ergeben, daß dieses neurotische präsuicidale Syndrom bei allen Patienten feststellbar ist, nicht nur bei den Neurotikern, sondern auch bei den als depressiv, psychopathisch und süchtig Diagnostizierten. Damit Hand in Hand gehend konnten wir beweisen, daß diese Erkrankungen, soweit es sich um die von ihnen betroffenen hier untersuchten Patienten handelt, ihrer Struktur nach im Grunde der Neurose zugehören oder ihr zumindestens nahe verwandt sind.

[1]) Sicher ist, daß der Alkoholismus nur ein Symptom einer psychischen Erkrankung ist, die dann die eigentliche Ursache des Trinkens darstellt. Als solche kommen natürlich verschiedene psychopathologische Zustände in Frage, vor allem aber die Neurose und die Psychopathie.

[2]) Der Anteil von Morphiumsüchtigen an gelungenem Selbstmord ist größer.

Zusammenfassend kommen wir also zu dem Ergebnis, daß die meisten unserer Patienten neurotisch waren und daß die neurotische Verhaltensweise einen entscheidenden Beitrag zu jener Entwicklung leistet, die in einem Selbstmordversuch mündet. Das schließt die Fülle von exogenen traumatisierenden Momenten, die bereits besprochen wurde, nicht aus, besagt aber, daß alles Unglück durch neurotische Verarbeitung verstärkt und so zu einer unerträglichen Belastung wird. Mit anderen Worten: Wir glauben, daß zwischen Neurose und Selbstmord ein ursächlicher Zusammenhang besteht. Die Neurose macht das Leben schwer und läßt es unglücklicher erscheinen, als es in Wirklichkeit ist. Nicht nur die Selbstmordtendenz, auch die suicidale Handlung selbst ist ein Symptom der Neurose. Sicherlich erfolgen bei weitem nicht alle Selbstmorde aus einer Neurose, aber die in der gegenwärtigen Epoche zutage tretende Zunahme der Selbstmordzahlen scheint uns durch die Zunahme der neurotischen Fehlentwicklung und Fehlhaltung bedingt.

Die Verwandtschaft zwischen Neurose und Selbstmord ist aus vielen Parallelen ersichtlich: Ist doch die Neurose im gesamten eigentlich eine Form des chronischen Suicids, um das Wort von Karl Menninger zu zitieren. (Freilich reicht sie oft nicht aus, die Aggressionstendenzen zu befriedigen, weswegen es dann zum eigentlichen Suicid kommt.) Die ganze neurotische Symptomatik kann — wie Schultz-Henke betont — mit einem gewissen Recht auf Lebensangst, Lebensverneinung und Selbstvernichtungsstreben bezogen werden. In diesem Zusammenhang ist es wichtig, auf die Ansicht von Jung hinzuweisen, daß die Neurose im Grunde in einer Instinktentfremdung, in einem Mangel an Bereitschaft, die biologische Lebenskurve psychologisch mitzumachen, besteht. Der Mensch isoliert sich dadurch psychologisch und steht im Gegensatz zu seinem eigenen menschlichen Wesen. Die Angst vor dem Tode, der am Ende jedes Lebens steht, erzeugt die Angst vor dem Leben, die zurückhaltende, hemmende, einengende Tendenz der Neurose. Diese Jungschen Ansichten geben die Möglichkeit, jene „paradoxe Reaktion", die wir oftmals sahen, und bei der die Todesangst zum Selbstmord führte, zu verstehen. Es ist eigenartig, daß dabei die Angst vor den Wandlungen des Lebens (die im Grunde die Angst vor dem Tod sein kann) oft künstlich jenen Tod herbeiführt, der so gefürchtet wird.

Die enge Verwandtschaft zwischen Neurose und Selbstmord wird aber auch dadurch unterstrichen, daß die Kindheit von so großer Bedeutung für das Zustandekommen von beiden ist.

Mitunter schien der Selbstmordversuch unserer Patienten ihnen selbst bald nach der Tat eine inadäquate Handlung zu sein. Erst nach der in manchen Fällen gelungenen Aufdeckung der unbewußten Zusammenhänge war dies nicht mehr der Fall. Auch hierin sehen wir einen Beweis für die Beziehung zwischen Neurose und Selbstmord.

Aus allen diesen Gründen leitet sich auch die Berechtigung der Tiefenpsychologie ab, das Problem des Selbstmordes zu bearbeiten. Wirkliches analytisches Vorgehen, das natürlich im Rahmen einer solchen Untersuchung nicht möglich war — wir mußten uns auf die Aufdeckung der groben Zusammenhänge beschränken — würde sicherlich die enge Verbindung von Neurose und Selbstmord noch deutlicher werden lassen.

Nach diesen Feststellungen können wir zur Besprechung der einzelnen Symptome unseres Syndroms übergehen:

a) Einengung:

Wir finden sie mit fortschreitendem Lebensalter immer deutlicher. Sie beginnt aber schon frühzeitig und oft stellt der Selbstmord eines jungen Menschen den Versuch dar, die Einengung zu sprengen. Ihre Entwicklung erfolgt in drei Etappen:

1. Verlust der expansiven Kräfte, deren Erleben ja größtenteils das subjektive Glücksgefühl des Menschen bedingt.

Wir haben diese Entwicklung schon in der Kindheit einsetzen sehen: Aus Angst (die wieder auf verschiedene Ursachen zurückgeht und vor verschiedenen Dingen besteht) werden viele Dinge nicht angestrebt, und links liegen gelassen. So wird eine Fülle von Möglichkeiten sozusagen von vorneherein ausgeschaltet. Später verstärkt sich dann diese Haltung und führt direkt zu dem, was Karl Menninger den „fokalen Suicid" genannt hat. Einzelne Lebensgebiete existieren dann für den Betreffenden nicht mehr, es ist so, als würde es sie gar nicht geben. Wir haben im Kapitel „Traumatisierung" gezeigt, in welcher Weise die grundlegenden Bereiche Familie, Beruf, und Gemeinschaft entweder gar nicht oder nur sehr mangelhaft von den Selbstmördern angestrebt werden. „Ich arrangiere alles vortrefflich, aber ich arrangiere es so, daß es zum Schluß nicht eintreffen kann", sagte einer unserer Patienten. Ein anderer äußerte ebenfalls sehr bezeichnend: „Weil man das nicht kann, was man können will, was einem vorschwebt, gibt man alles auf."

Die Hauptgründe für diese fehlende oder mangelnde expansive Kraft sind das Minderwertigkeitsgefühl, die Angst vor Niederlagen, vor Verantwortung, sowie die Überzeugung, daß die Welt feindlich, bzw. übermächtig ist. Darum begehen diese Menschen zuerst teilweise Suicid, indem sie Lebensgebiete aufgeben oder in ihnen scheitern, dann aber folgt diesem Suicid auf umschriebener Stelle der allgemeine und totale.

2. Stagnation.

Sobald die expansiven Fähigkeiten verloren sind, bewegt sich der Mensch immer wieder im gleichen Kreis, mitunter auf derselben Stelle. Er ist gekennzeichnet durch das Fehlen der Evolutionsfähigkeit, er hat immer die gleichen Gedanken, immer ein gleichbleibendes Apperzeptionsschema, geht in einförmiger Verhaltensweise an die Dinge heran, die immer den gleichen Ausgang nehmen. Solcherart muß es bei ihm zu unbewußter ständiger Erlebniswiederholung kommen, worüber er aber sehr erstaunt ist. Aus der Fülle der diesbezüglichen Beispiele unseres Materials seien hier zwei besonders typische angeführt:

Ein 42jähr. Patient, der sich dreimal hintereinander in Untermiete begab, fand dabei jedes Mal die gleiche Situation. Immer zog er bei einer Frau ein, deren Mann bereits gestorben war und die eine junge Tochter hatte. Er kam jedesmal in Konflikte, stand immer zwischen Mutter und Tochter und empfand schließlich diese Situation als unerträglich.

Eine 22jähr. Patientin hatte bereits mit 16 Jahren eine Beziehung zu einem um viele Jahre älteren Mann aufgenommen und von ihm ein Kind bekommen. (Der Mann fiel im Kriege.) Später ein Liebesverhältnis mit einem Offizier einer Besatzungsmacht, ebenfalls ein älterer Herr. („Ich kann nur ältere Männer lieb haben.") Schon als der Offizier in die Heimat zurückmußte, dachte sie an Selbstmord. Jetzt lebte sie seit längerer Zeit mit einem 56jähr. Vertreter. Obwohl die Beziehung scheinbar in Ordnung war, bekam Pat. plötzlich das Gefühl, daß sie der Mann loshaben wolle. Sie glaubte, zu jung für ihn zu sein, beging deswegen den Suicidversuch. (Pat. zeigt eine starke Bindung an ihren Vater, den sie frühzeitig verloren hat.)

Entscheidend scheint zu sein, daß diese Menschen nicht imstande sind, aus den negativen Ergebnissen zu lernen, sozusagen durch Schaden klug zu werden. Mißerfolge und Niederlagen sind für sie nur Hinweise darauf, sich passiv zu verhalten und Anlaß, das Leben als hoffnungslos zu empfinden. Sie bewegen sich dann im engsten Kreise, wollen keine neuen Erfahrungen sammeln, keine neuen Menschen kennen lernen. „Ich bin ein gebremster Motor, ich habe mich so eingeschränkt, daß ich schon gar nichts mehr anpacke", heißt es dann, wenn dies bewußt geschieht. Bleibt der kausale Zusammenhang aber im Unbewußten, ist diese Verhaltensweise für den Betreffenden noch durch ihre Unverständlichkeit verschärft: „Ich kann nichts mehr aufnehmen, es ist alles zu, wie wenn ich abgesperrt wäre, ich bin kein produktiver Mensch mehr [1])."

„Zum Selbstmord schreitet, wer nicht wieder aufzubauen vermag", sagt Gruhle. Und diese produktive Unfähigkeit, die hochgradige Entmutigung, um es individualpsychologisch auszudrücken, ist eine Folge der Stagnation. Der Spielraum von Möglichkeiten, ein Ziel zu erreichen, wird immer enger, es sind subjektiv, oft auch objektiv, immer weniger Möglichkeiten vorhanden. Eine Fülle von düsteren Bildern und Vorstellungen begleitet diese Menschen. Es ist, wie wenn ihr Licht schon Jahre vor dem Selbstmord im Erlöschen gewesen wäre, so sehr sind Aufstieg, Entfaltung, Vermehrung und Freude aus ihrem Dasein verbannt. Man kann mit einem unserer Patienten direkt von einer Persönlichkeitsschrumpfung sprechen [2]).

---

[1]) Ebenso bezeichnend war eine andere Äußerung: „Da ich mich nicht ändern konnte, wollte ich mich enden".

[2]) Auf ein wichtiges Kennzeichen dieser Persönlichkeitseinengung sei hier noch nachdrücklich hingewiesen: Viele unserer Patienten gingen nämlich jahrelang mit vorgefaßten Ansichten durchs Leben, die folgendermaßen lauten: „Wenn ich dieses und jenes nicht haben kann, dann will ich nicht leben" oder „wenn das ... je eintreten sollte, dann begehe ich Selbstmord". Es handelt sich hierbei nach dem Ausdruck von Wexberg um eine „einengende Zielsetzung", um eine neurotische „Conditio sine qua non" im Sinne Frankl's.

3. Regression:

Bekannt ist, daß der alternde Mensch in der Regel eine Änderung seiner Verhaltens- und Betrachtungsweise vornimmt (mitunter geschieht dies vor allem unter dem Eindruck des bevorstehenden Todes). Nicht mehr die Zukunft, das Kommende, wird in den Vordergrund gestellt, sondern das Vergangene. Die Erinnerung dominiert.

Dieser Vorgang setzt bei den Selbstmördern verfrüht, jedenfalls lange vor der Erreichung der Lebenswende ein. Sicher finden sich schon in der Kindheit bei ihnen besonders ausgeprägte Tendenzen der Regression, Wünsche, in die Geborgenheit und Sicherheit des frühkindlichen Lebens zurückzukehren. Später verstärkt sich den vergrößerten Schwierigkeiten gegenüber dieser Wunsch. Statt der Weiterentwicklung sehen wir dann den Versuch, in die Kindheit zurückzukehren, den Infantilismus.

Am deutlichsten und zugleich verhängnisvollsten manifestiert sich dies auf dem Gebiete der Liebe. Die Liebesfähigkeit dieser Menschen erlischt. Sie sind nicht imstande, in ihren Liebesbeziehungen wirkliche Aktivität zu zeigen. In klassischer Weise drückte dies einer unserer Patienten aus: „Früher habe ich mir ein Ziel gesetzt, auch in meiner Liebe. Jetzt kehren die Gedanken alle zu mir zurück. Früher gingen die Gedanken zu anderen Dingen und Personen, nach vorne, jetzt bleiben sie bei mir, in meinem Innern, als ob ich krank sein wollte."

Das wichtigste Symptom der hier gemeinten Regression ist: Die Liebe wird dem eigenen Ich zugewandt. Der auf diese Weise zustande kommende sekundäre Narzißmus, von Freud als ein kennzeichnendes Symptom des Infantilismus beschrieben, ist seinerseits eine wesentliche Voraussetzung für das Zustandekommen des Selbstmordes [1]). (Nicht zufällig besteht schon in der alten Sage der Zusammenhang zwischen Narziß und dem Selbstmord: Er verliebt sich in sein eigenes Bild, das er im Wasser sieht und ertrinkt, als er es umarmen will). Er verhindert die Bildung einer wirklichen mitmenschlichen Beziehung. Die Verliebtheit in das eigene Ich (die „ichhafte Liebe" Künkels meint im Grunde genau dasselbe), die daraus abgeleitete unbewußte Verabsolutierung der eigenen Person führt nämlich statt zu Selbständigkeit, in paradoxer Weise zur vollständigen Unselbständigkeit. Man wird abhängig von Menschen, denn man will ja ständig von ihnen anerkannt werden, man wünscht, daß das eigene Urteil über sein Ich auch von anderen bestätigt werde. Diese Abhängigkeit von anderen Menschen, dieses nicht „In-sich-selbst-ruhen", die Regression ins Infantile also ist es, die den Mitmenschen und ihrem Verhalten eine so große Bedeutung, eine so große Macht einräumt. Man lebt nicht mehr durch die eigene Lebenskraft, sondern man wird von anderen am Leben gehalten. Es kommt dann oft direkt zu einem Anklammern an eine bestimmte Person, der man sich ganz ausliefert, von der buchstäblich unter Umständen Leben und Tod abhängig ist. Ihr Urteil entscheidet dann.

---

[1]) Freilich schwächt der Narzißmus andererseits die Ausführung des Suicids oft ab.

Oft und oft hörten wir von unseren Patienten: Es hat mich niemand am Leben gehalten, ich habe mein Einziges auf der Welt verloren und dergleichen. Durch diese Abhängigkeit, das Gehalten w e r d e n (die Passivität statt der Aktivität) erlangt jedes Trauma, das einem von den Mitmenschen zugefügt wird, eine pathologische Bedeutung. So wird insbesondere auch der Tod nahestehender Menschen zu einem u n e r s e t z l i c h e n Verlust. Gewiß findet man beim Erforschen der Lebensgeschichte der Selbstmörder diesbezüglich mitunter besonders traurige und außergewöhnliche Schicksale: Wir denken hier neben dem bereits erwähnten f r ü h z e i t i g e n Verlust eines oder beider Elternteile an gehäufte Todesfälle (diese kamen bei 26 Patienten vor) und an den Tod des einzigen Kindes oder mehrerer Kinder (17 Patienten erwähnten dies). So hatte z. B. eine unserer Patientinnen den Mann und drei Kinder, eine andere gleichzeitig den Mann und den einzigen Sohn verloren. Einem Patienten zerstörte der Tod der Gattin dreimal hintereinander die Ehe. Jene Patienten, die Kinder verloren hatten, motivierten den Selbstmordversuch fast immer mit dem Wunsche, dem Kinde „nachzugehen" und wiesen auf die Widersinnigkeit der Tatsache hin, daß die Kinder v o r den Eltern sterben.

Diese Schicksale werden wir als außergewöhnlich zu bezeichnen haben. Die anderen Patienten aber erlitten nur jene Todesfälle in ihrer Umgebung, die ein Mensch p h y s i o l o g i s c h e r w e i s e im Verlauf seines Daseins in Kauf nehmen und mit denen er durch die „Trauerarbeit" fertig werden muß. Dazu ist aber der Neurotiker nur mangelhaft oder überhaupt nicht befähigt. Der Schlag ist für ihn an und für sich ein größerer, weil er, wie gesagt, oft völlig an einen Menschen fixiert und von ihm abhängig ist; ausschlaggebend ist aber, daß er ihn außerdem in neurotischer Weise verarbeitet. Es erfolgt oft eine völlige Identifikation mit dem Verstorbenen und deren Ergebnis ist das Gefühl, daß man zusammen mit dem anderen sterben müsse.

Ein charakteristisches Beispiel: 42jähr. Patient, Selbstmordversuch durch Schnittverletzungen in der Halsgegend und Schlafpulver. — Lebensgeschichte: Vater früh verstorben, Pat. von Kind auf sehr an die Mutter fixiert. Dagegen ständige Differenzen mit den Geschwistern, denen gegenüber er sich zurückgesetzt fühlt. In der Kindheit an Lupus faciei erkrankt, wegen der dadurch bedingten Entstellung verstärktes Minderwertigkeitsgefühl. Immer sehr schüchtern und zaghaft. Neigte zu Schreckhaftigkeit und litt seit der Jugend an kalten und feuchten Händen und Füßen. Seit dem 14. Lebensjahr gelegentlich Masturbation. Mit 25 Jahren 1. Gvk. Mit 30 Jahren bemerkt er eine Abnahme der Erektionsdauer, gleichzeitig kommt es zu Ejaculatio praecox. Pat. hatte dabei nur Gelegenheitsbekanntschaften, die er sehr rasch wechselte. „Wenn mir bei einer das Malheur passiert ist, daß es zu früh losgegangen ist, habe ich mich vor ihr geniert und habe mir dann wieder eine andere gesucht." Mit 32 Jahren heiratet Pat. eine um 3 Jahre jüngere Frau, anfänglich ist die Ehe glücklich, Geburt eines Kindes. Später Abnahme der Libido, außerdem Verstärkung der sexuellen Schwierigkeiten. Monatelanges Nebeneinanderleben der Ehepartner. Die Gattin wirft ihm seinen Fehler vor und äußert oft: Wenn ich das gewußt hätte .... Pat. wird eifersüchtig und glaubt, die Gattin habe eine Beziehung zu einem anderen Mann. Schon in dieser Zeit bestehen Selbstmordgedanken, mit denen er jedoch fertig werden kann. 1949 verschlechtert sich seine Situation immer mehr, die Eifersucht steigt, es kommt zu heftigen ehelichen Auseinandersetzungen. „Ich bin ganz allein dagestanden, meine Geschwister sind alle viel besser verheiratet als ich, haben sich nicht um mich gekümmert, ich hatte nur die Mutter." 4 Wochen vor seinem Selbstmordversuch stirbt die Mutter. „Sie war die einzige, die mich verstanden, getröstet und aufrecht erhalten hat, erst in dieser Situation erwiesen sich die Selbstmordimpulse stärker als ich selbst."

Dieser Fall zeigt deutlich, wie die neurotische Entwicklung dem Pat. keine wirkliche feste Bindung außer der Mutterbindung gestattet und daher zwangsmäßig zur Abhängigkeit von einer Person (eben der Mutter) führt.

Unsere Untersuchungen legen ferner den Gedanken nahe, daß die bis zum Todesgedanken gehende Identifizierung nicht nur davon abhängig ist, ob der Tote einem sehr nahe stand, sondern auch von dem Ausmaß der Schuldgefühle, die man ihm gegenüber hat. Jedenfalls wirken die Todesfälle dann traumatisierend weiter — selten kam es in unseren Fällen unmittelbar nach dem Verluste zu suicidalen Reaktionen, in der Regel erfolgten diese erst nach einer Zeit erfolgloser neurotischer Verarbeitung des Traumas. Das dabei auftretende Phänomen der Identifizierung ist ein Zeichen der vollständigen Unselbständigkeit, in gewissem Sinne ein Symptom der Aufgabe des eigenen Ichs.

Der ins Infantile, Unselbständige, regredierende Mensch hat auch ständig das Gefühl der Einsamkeit. Damit kommen wir zu einem Begriff, der bei der Erklärung des Selbstmordes immer wieder eine große Rolle spielt. Tatsächlich findet man nun bei allen Selbstmördern Einsamkeit oder das Gefühl, vereinsamt zu sein. Zwischen diesen beiden Dingen besteht aber unseres Erachtens ein großer Unterschied. Wirkliche Einsamkeit ist bei jenen Patienten gegeben (es sind einige, aber im Gesamten nicht allzu viele), die ein grausames Geschick aller ihrer Angehöriger beraubt hat und die zur Wiederaufnahme neuer mitmenschlicher Beziehungen zu alt[1]) und oft auch zu entmutigt sind. Das Gefühl der Einsamkeit hingegen besteht erstens überall dort, wo besonders ungünstige Umstände eine längere Trennung von den Angehörigen erzwingen.

Zwei Beispiele dafür: Eine 23jähr. Patientin, die früher niemals Schwierigkeiten hatte und zu Hause sehr verwöhnt wurde, war eine Ehe mit einem Schädeltraumatiker und Alkoholiker eingegangen. Eines Tages randalierte der Mann in betrunkenem Zustand, schlug eine Auslagenscheibe ein und wurde, da er in den Verdacht des Diebstahles geriet, inhaftiert. Gleichzeitig mußte sich die Patientin von ihrem 9 Monate alten Kind trennen, das sie in der Heilanstalt Glanzing nur durch eine Türe sehen durfte. Die Patientin, die früher nie an Selbstmord gedacht hatte, kam in dieser Situation nach Hause, sah das leere Bett ihres Mannes und ihres Kindes und hatte dabei das Gefühl, ganz allein auf der Welt zu sein („das Leben hat keinen Zweck, es hält mich nichts mehr am Leben"). Selbstmordversuch mit Leuchtgas.

Eine 26jähr. Patientin, die frühzeitig wegen Unstimmigkeiten das Elternhaus verlassen mußte, heiratete, als sie 18 Jahre alt war. Sie bekam 3 Kinder, der Mann fiel im Kriege. Da ihr Mann Reichsdeutscher war, galt sie weiterhin ebenfalls als solche und bekam keine Unterstützung für die Kinder. Das älteste Kind konnte sie zu Hause halten, das zweite gab sie zur Großmutter, das jüngste zu Zieheltern. Diese wollten das Kind mit nach Amerika nehmen, wohin sie auszuwandern beabsichtigten. Pat. war sich klar

[1]) Auf die besonderen Probleme, die die Einsamkeit den alten Menschen auferlegt, wurde schon hingewiesen.

darüber, daß sie auf das Kind verzichten müsse, da sie nicht imstande sei, es zu erhalten. Pat. lebt von Gelegenheitsarbeiten und verdient S 20.— in der Woche. Ihren Selbstmordversuch schildert Pat. wie folgt: „Ich ging an der Donau spazieren und klagte mir dabei selber mein Leid, weil ich keinen Menschen hatte, dem ich hätte erzählen können, wie schlecht es mir geht. Dann versuchte ich hineinzuspringen."

Hier ist das Gefühl der Einsamkeit durch die zeitweilige Trennung oder durch den drohenden Verlust bedingt. Einsamkeit können aber auch Menschen erleben, die in mitmenschliche Beziehungen eingebaut sind. Umgeben von einer Schar von Angehörigen kann plötzlich das Gefühl aufkommen: Ich bin im Grunde ganz allein. „Gewiß", heißt es dann, „es sind Menschen um mich, aber sie kümmern sich zu wenig, sie verstehen mich nicht." Sicher ist hier auch Lieblosigkeit der Umgebung im Spiele, im Grunde aber entsteht dieses Gefühl der Einsamkeit meistenteils aus neurotischen Übertreibungen, aus jener Überempfindlichkeit, die vor allem bei Hysterikern so häufig zu beobachten ist.

Neben der erlebten Einsamkeit gibt es aber noch die gewählte Einsamkeit. Damit sind jene Patienten unseres Materials gemeint, deren Tendenz während aller Zeit im Grunde darauf gerichtet war, niemanden an sich heranzulassen, sich keinem Menschen in die Hand zu geben, kurzum, einsam zu bleiben. Ein ausgezeichnetes Mittel dazu ist die Unzufriedenheit mit jedem zum Zusammenleben bereiten Partner, während Unerreichbare verehrt werden. Ebenso tauglich für denselben Zweck erweist sich die Fixierung an einen Menschen, den man verloren hat und dem man „unbedingt treu bleiben muß". In ausgezeichneter Wortwahl spricht Szondi in diesem Zusammenhang von einem „irrealen Block", wobei das untrennbare, irreale Weiterkleben am verlorenen Objekt jede neue Bindung blockiert. Szondi sieht gleich uns in dieser irrealen Bindung eine der Hauptursachen für das Auftauchen von Selbstmordgedanken. Die zahlreichen Patienten unseres Materials, die in diese Kategorie fallen, zeigen das Bild eines Menschen, der in eine Sackgasse geraten ist. Er konstruiert so unbewußt seine Vereinsamung und später beklagt er sie als sein größtes Unglück. Zur Gruppe der „gewählten Einsamkeit" zählen schließlich auch alle jene, die nach Verlust eines Liebesobjektes sich zwar bewußt bemühten, neue Beziehungen anzuknüpfen, infolge unbewußter neurotischer Hemmungen aber dazu unfähig waren. Es muß hier mit Horney auf eine besondere Folge der „Einsamkeit" hingedeutet werden. Nähere Beziehungen zu anderen Menschen geben dem Neurotiker Gelegenheit zur Aggressionsbefriedigung. Fehlen diese Beziehungen aber, steht auch kein Objekt zur Entladung der Aggression zur Verfügung. Daher kehren sie dann mit ihren Aggressionstendenzen zu sich selbst zurück. Wir müssen also bei der Einsamkeit der Selbstmörder unterscheiden:

1. Wirkliche Einsamkeit,
2. Erlebte Einsamkeit,
3. Gewählte Einsamkeit.

Zweifellos fiel die Mehrzahl unserer Patienten in die zweite und dritte Gruppe. Andics versuchte das Phänomen des Selbstmordes vor allem durch die Einsamkeit zu erklären. Ausgehend von der Erkenntnis, daß der Mensch das Für-jemand- und Für-etwas-dasein erstrebe, sah sie den Hauptgrund für den Suicid darin, „daß dieses Dasein nicht durch erwiderndes Für-sie-sein der Umgebung entgegengenommen und anerkannt wird." Denn damit steht und fällt — nach derselben Autorin — die Sinnhaftigkeit des Lebens.

Es sei nun nicht bestritten, daß die Umgebung unserer Patienten oft nicht die richtige war. (Beziehungsweise mitunter völlig fehlte, bzw. häufig sich falsch verhielt.) Dennoch glauben wir hier noch an andere Zusammenhänge zwischen Selbstmord und Einsamkeit [1]). Einen wichtigen Hinweis für die Richtigkeit dieser Ansicht stellt die eben doch zu wenig beachtete Tatsache dar, daß es sich — wie wir bereits gesehen haben — oft nur um erlebte oder gar um gewählte Einsamkeit handelt. Sie bestätigt, daß nicht nur Verlassenwerden, sondern auch Versagen und Zerstörung der Liebesfähigkeit bei dieser Einsamkeit eine große Rolle spielt. Die Zerstörung der Liebesfähigkeit [2]) ist aber Voraussetzung für den Selbstmord. Zilboorg sprach bei Selbstmördern von einer ungewöhnlichen Unfähigkeit, andere zu lieben und von Sadger stammt der bekannte Satz: „Niemand gibt das Leben auf, der nicht die Hoffnung auf Liebe aufgeben mußte", ein Ausspruch, der noch durch die Worte: „Hoffnung auf seine Liebesfähigkeit" ergänzt werden sollte. Erst nach Verlust der konstruktiven Kräfte, deren wesentlichste Manifestation in der Liebe erfolgt, haben die Mächte der Destruktion freien Lauf. Die Zerstörung der Liebesfähigkeit hatte bei einigen unserer Fälle solche Grade erreicht, daß sie selbst diese Tatsache nicht mehr übersehen konnten. „Ich kann ganz einfach nicht mehr lieben", sagten ziemlich gleichlautend mehrere Patienten (auch die Äußerungen einiger Patienten, sie könnten nur mehr Tiere gern haben, möchten wir als Zeichen der gestörten Liebesfähigkeit ansehen). Andere Patienten erkannten zwar, daß sie nicht imstande waren, einen Partner zu finden, gaben aber dafür einer Unzahl von Außenfaktoren die Schuld, wollten also die eigene Liebesunfähigkeit nicht wahrhaben: die hier stattgehabte Verdrängung dieser unangenehmen Erkenntnis ist jedoch nicht imstande, die praktischen Folgen des Versagens erträglicher zu machen, zumal eine gewisse „dunkle Ahnung" doch den wahren Grund offenbart.

Wer aber nicht lieben kann, für den hat das Leben keinen Sinn. Wir müssen mit dem Worte „Sinn" äußerst vorsichtig sein. Es ist kein Zweifel, daß der Selbstmord das subjektive Gefühl eines Menschen von der Sinnlosigkeit seines Daseins ausdrückt. Aber was die Menschen als „sinnvoll" und „sinnlos" bezeichnen, widerspricht sich mitunter und eine andere Beurteilung verändert oft (schon kurze Zeit nach dem Selbstmordversuch) die Gesichtspunkte. Sicher ist aber, daß das als sinnvoll erlebt wird, was auf irgendeinen Zweck zu beziehen ist,

[1]) Hier werden die Grenzen einer Untersuchungsmethode sichtbar, die auf tiefenpsychologische Gesichtspunkte bewußt verzichtet, wie dies Andics getan hat.

[2]) Wichtig ist es, darauf hinzuweisen, daß diese Zerstörung sich oft hinter einer scheinbar besonders „glühenden" Liebesneigung verbirgt. Ein Mensch wird dann um so mehr geliebt, je weniger er davon etwas wissen will, je deutlicher er sich distanziert.

auf ein gewisses persönliches oder sachliches Ziel hin Bedeutung hat und den Menschen weiterbringt. Hier muß der Ansicht widersprochen werden, daß alles, was Leid bringt, vom Menschen als sinnlos erlebt wird. Es scheint vielmehr so zu sein, daß das Leid erst für d e n Menschen keinen Sinn hat, der nicht lieben kann. Für wen sollte er es auf sich nehmen? Für andere? — Nein. Für sich selbst? Damit dies möglich wäre, müßte der Mensch bereit sein zur Selbsterkenntnis. Nichts treibt uns ja so sehr zur Erkenntnis unseres Ichs als das Leid. Aber das Leid kann diese Menschen nicht zu ihrem Selbst führen, weil sie ja schon zu ihrem Ich zurückgekehrt sind, freilich in falscher Art, nämlich in Form der Regression. Der Narzißmus aber hat die völlige Starrheit, die Unfähigkeit des Sichwandelns, die Unmöglichkeit der Selbsterkenntnis zur Folge und somit vermag die Ichliebe dem Leid keinen Sinn zu geben. Das Leid kann bei diesen Menschen keinen dynamischen Vorgang erzeugen, es kann damit auch keinen Sinn bekommen. Wenn aber das Leid, das ein unvermeidbarer Bestandteil des Lebens ist, nicht sinnvoll erlebt wird, kann auch das Leben nur schwer einen Sinn bekommen.

Daran scheitern diese Menschen. Nicht allein an der Summierung traumatisierender Erlebnisse, die Leid zur Folge haben, sondern vor allem daran, daß das Leid für sie keinen Sinn gewinnen kann. „Sinnlosigkeit des Lebens ist ein seelisches Leiden — schreibt C. G. J u n g — das unsere Zeit noch nicht in seinem ganzen Umfang und in seiner ganzen Tragweite erfaßt hat." Das Studium des Selbstmordes gäbe genug Gelegenheit, das Versäumte nachzuholen.

So haben wir den Weg der Einengung vom Verlust der expansiven Fähigkeiten über die Stagnation zur Regression führen sehen. Ihren Höhepunkt erreicht sie aber sicherlich i m M o m e n t d e s S e l b s t m o r d e s. Die Mehrzahl unserer Patienten bezeichnete den Moment des Selbstmordes als einen Augenblick, in dem sie gar nicht anders hätten handeln können, in dem jede Überlegungsfähigkeit geschwunden gewesen sei. Hier nur einige diesbezügliche Äußerungen: „Es war nichts anderes, als ein verschwommenes und unklares, aber zwanghaftes Gefühl, Schluß zu machen, überdrüssig des Lebens zu sein", „mein Selbstmord war ein freiwilliger Zwang", „ich habe nicht rechts und nicht links geschaut, ich habe nur den einzigen Ausweg des Todes gesehen", „ich habe es einfach tun müssen", „ich mußte den Weg gehen, der mir vorgeschrieben war", „vor dem Selbstmord hat sich in meinem Gehirn eine ganze wilde Jagd von Gedanken abgespielt, einer erzwang den anderen, führte ihn einfach herbei".

Man könnte also sagen: Es erscheint auffallend, daß sehr viele unserer Patienten den Selbstmord als eine z w a n g h a f t e Handlung beschreiben, die ihnen unerklärbar erscheint, bei der sie keine Entscheidungsmöglichkeit und -fähigkeit hatten, die also sozusagen außerhalb ihrer Verantwortung lag. Ähnlich müssen sich die Patienten von A n d i c s verhalten haben, da diese Autorin auf Grund ihrer Äußerungen zu dem Schluß kommt, „daß die subjektiven und objektiven Einschränkungen den Lebensraum, besonders aber das Blickfeld der Suicidanten in einem Maße b e e n g e n, daß ihnen der weitere Weg wie abgeschnitten vorkommt."

Es fragt sich jetzt nur: Wie weit kann man diesen Äußerungen nach dem mißlungenen Selbstmord Glauben schenken? Karl Menninger ist hierin äußerst skeptisch und meint: „Zahlreiche Patienten möchten den Eindruck erwecken, als hätten sie ihre Sinne während des Selbstmordes verloren. Dies ist ein Wunsch, die Kontrolle über sich zu verlieren und für die Aggression nicht verantwortlich zu sein."

Wir glauben nun durchaus, verstehen zu können, wieso die Selbstmörder zum Erlebnis des „Zwanghaften" im Moment des Selbstmordes kommen. Wir sind nicht der Ansicht, daß es sich bei ihren diesbezüglichen Äußerungen um bloße Entschuldigungsversuche handelt, vielmehr sollen sie, so gut es eben möglich ist, das subjektive Erleben der Betroffenen wiedergeben. Wir meinen, daß der lange Weg der Einengung, den diese Menschen gingen, konsequenterweise zur vollständigen Einengung (= erlebter Zwang) führen muß.

Das Sein des Menschen wurde von Jaspers in wunderbarer Weise als ein „entscheidendes Sein" definiert. Die Selbstmörder sind nun Menschen, die diese Entscheidungsfähigkeit im allgemeinen seit langem verloren haben. Einerseits nämlich verkümmerte sie angesichts des typischen ständigen Schwankens zwischen zwei Möglichkeiten, andererseits stellt das Leben jeden, besonders aber den Zögernden ganz einfach vor vollzogene Tatsachen, die dann von letzterem als Beweis dafür aufgefaßt werden, daß es sowieso keinen Sinn habe, von sich aus Entscheidungen zu fällen. So ist dann alles, was geschieht, außerhalb des eigenen Willens und der „Gestaltbarkeit" entzogen: aus dem entscheidenden Sein wird ein „zwanghaftes Sein", auch in dem Sinne, daß das ganze Leben, die Tatsache der Existenz als aufgezwungen angesehen wird. Betrachtet man die Vorgeschichte der Selbstmörder, so fällt auf, daß ihnen mitunter das Leben manche Möglichkeit nahm, daß sie aber vor allem selber die unbewußte Tendenz zeigen, ihre Möglichkeiten auf allen Lebensgebieten zu reduzieren. Oft verstärkt sich in der präsuicidalen Entwicklung das Gefühl „nur eine Möglichkeit zu haben" immer mehr. Dadurch wird jenem Empfinden der Weg geebnet, das sie im Moment der Tat haben: Es bleibt mir keine andere Möglichkeit als der Tod. Daher erleben sie den Zwang zum Selbstmord. Sie handeln in diesem Augenblicke sozusagen „aus dem Kraftfelde einer Situation heraus", von welcher Verknüpfung bis zu einem gewissen Grade frei zu sein ansonsten das Vorrecht des Menschen ist. Das „Zwanghafte" des Selbstmordes ist nichts anderes, als die unerbittliche Konsequenz, mit der der Weg einer falschen Lebenshaltung schließlich zur maximalen Einengung, zum erlebten Zwang führt.

Das berichtete Erlebnis der Zwanghaftigkeit soll also ausdrücken, wie heftig sie sich im Moment von einer unerklärlichen Kraft vorwärtsgedrängt fühlten. Dabei muß noch die Dynamik der Entladung lange zurückgedrängter Aggressionstendenzen (siehe später) berücksichtigt werden, die das ihre zur Komplettierung der Einengung beiträgt. Es fällt dementsprechend auf, daß gar nicht so selten die Selbstmörder weder imstande sind, exakt die Gründe ihrer Tat noch ihre Absichten anzugeben. Besonders die Finalität kann ganz im unklaren bleiben. Einige Patienten waren sich im Moment ihres Selbstmordes gar nicht richtig bewußt, daß sie einen Versuch unternahmen, sich zu töten. (Ein besonders klassisches Beispiel dafür ist ein 25jähriger, allerdings leicht debiler Patient, der aus Liebeskummer, ohne zu bemerken, was er eigentlich tue, eine Tablette Luminal nach der anderen schluckte. Zum Schluß waren es 20 Tabletten und er fiel in tiefe Bewußtlosigkeit. Patient wußte nachher selbst nicht — diese Schilderung, die mehrere Monate nach seinem Selbstmord gegeben wurde, wo er gar kein Interesse mehr hatte, den Vorgang zu bagatellisieren, war durchaus glaubhaft — ob das ein Selbstmordversuch gewesen sei oder nicht!). Jedenfalls bleibt die Finalität des Selbstmordversuches oft mehr im Unbewußten als seine Kausalität und auch dieser Umstand kann dazu beitragen, daß er als zwanghaft erlebt wird.

Dadurch ist auch die berichtete „Sinnesverwirrung" verständlich geworden. Sie soll besagen, daß das eigentliche Ziel der Handlung damals im Grunde nicht bekannt war, sie soll aber auch andeuten, wie unerklärbar der Vorgang nach erfolgter Rettung in der Regel geworden ist. Der Selbstmord wird nach der Entladung ja sehr häufig als „sinnlos" erlebt — daher muß er in „sinnberaubtem Zustand" vollführt worden sein.

Daß wirklich ein entscheidender Zusammenhang zwischen Einengung und Selbstmord besteht, beweist die Tatsache am besten, daß die überwiegende Mehrzahl unserer Patienten in mehr oder minder starker affektiver Erregung handelte. Natürlich gibt es auch Selbstmorde, die einem seit längerer Zeit gefaßten und sozusagen „wohlüberlegten" Entschluß entspringen. Abgesehen aber davon, daß sie (auch in unserem Material) absolut selten sind, wäre es ein grober Fehler, nicht zu unterscheiden zwischen nüchterner Überlegung v o r und w ä h r e n d der Tat. Es zeigt sich nämlich, daß der Plan zum Selbstmord auch in solchen Fällen erst in momentaner Einengung realisiert wird: fast immer ist noch ein plötzliches, Affekte auslösendes Trauma nötig, um die Absicht zur Tat werden zu lassen. Solange diese letzte Einengung nicht gegeben ist, kann zwar verstandesmäßig bereits kein anderer Ausweg als der Tod gesehen werden, wird aber die A u s f ü h r u n g im allgemeinen immer wieder hinausgeschoben. In diesem Zusammenhang sei erwähnt, daß viele unserer Patienten bereits längere Zeit an Selbstmord g e d a c h t hatten. Ein schwaches Drittel gab an, den Selbstmord schon längere Zeit ernstlich erwogen zu haben, ein weiteres Drittel, gelegentlich an Selbstmord gedacht zu haben, das restliche Drittel behauptete fürs erste, in keiner Weise je irgendwelche Absichten gehabt zu haben, erst im Affekt sei es zu dieser „unverständlichen Handlung" gekommen. Nähere Überprüfung ergab jedoch auch bei den letzteren gelegentlich anamnestisch nachweisbare Selbstmordgedanken. Man kann also diesbezüglich folgendes sagen:

a) Die Mehrzahl unserer Patienten dachte schon längere Zeit an Selbstmord und verlieh diesen Gedanken oft auch mündlichen Ausdruck. Ein Hinweis auf das V e r s a g e n d e r U m g e b u n g, die rechtzeitig hätte eingreifen können und müssen, ein t r o s t r e i c h e r Gesichtspunkt aber für die Möglichkeiten der Selbstmordprophylaxe, wenn einmal das Verantwortungsbewußtsein geweckt ist.

b) Selbstmordgedanken, ja sogar intensive Pläne bahnen zwar den Selbstmord, sie müssen jedoch noch nicht unbedingt bedeuten, daß es tatsächlich zum Suicid kommt. Dieser wird häufig erst im Zustande affektiver Entladung, in der dadurch bedingten maximalen Einengung durchgeführt. Freilich trägt die suggestive Kraft, die vom Spielen mit Selbstmordgedanken ausgeht, dazu bei, daß es um so leichter zu dieser Einengung kommt.

Trotz aller hier festgehaltener Tatsachen glauben wir nicht, daß die Verantwortlichkeit der Selbstmörder völlig aufgehoben ist. Vielmehr sind wir der Ansicht, daß der nichtpsychotische Selbstmörder für seine Handlung zwar in eingeschränktem Maße, aber doch verantwortlich ist. Diese Verantwortlichkeit begründen wir wie folgt: Der Moment des Selbstmordes mit seiner besonderen Einengung ist ja nur der Endpunkt einer langen Entwicklung. Man kann den Suicid, wie schon gesagt, nur aus dem Lebensweg erfassen. Für diesen nun ist der Mensch verantwortlich. Sicher haben wir viele, oft seit der Kindheit wirksame Faktoren gezeigt, die eine günstige Entfaltung der Persönlichkeit erschweren. Keinesfalls aber können sie zwanghaft eine ungünstige Entwicklung bedingen. Dafür gibt es viele wissenschaftliche Beweise. Ein gewisses Maß von Freiheit und damit von Verantwortung für den eigenen Lebensweg kann selbst bei dem Bestehen ungünstigster exogener Faktoren nicht geleugnet werden. Ein Mensch bleibt daher auch (vorausgesetzt, daß er nicht geisteskrank ist) in demselben Maße für seinen Selbstmord verantwortlich.

Die Einschränkung der Verantwortlichkeit, die wir ausgesprochen haben, wird durch die erlebte Einengung im Moment der Tat sowie durch die erschwerten Entwicklungsbedingungen, die im Leben dieser Patienten besonders auffallend sind, gegeben sein. Wir nehmen damit einen ähnlichen Standpunkt ein wie Niedermeyer, der schreibt: „Wir können nicht der extremen Anschauung beitreten, jeden Suicidfall unter allen Umständen zu exkulpieren. Desungeachtet dürfen wir ruhig zugeben, daß in praxi der Mehrzahl der Suicidfälle alle nur in Frage kommenden exkulpierenden Momente zuzubilligen sind."

b) Aggression.

Es sei vorweggenommen, daß es ausgeschlossen ist, den Suicid ohne Zuhilfenahme dieses von der Psychoanalyse geprägten Begriffes zu erklären, da, wie wir noch sehen werden, eine tiefe Beziehung zwischen Selbstmord und Selbstaggression besteht. Als bekannt darf vorausgesetzt werden, daß die Aggressionstendenz bereits in der frühesten Kindheit dadurch entsteht, daß die starken Triebe an jene Grenzen stoßen, die sich ihnen hemmend in den Weg stellen. Adler, der die infantilen Erlebnisse im ganzen völlig anders als Freud deutete, war hierin mit Freud einer Meinung, wie aus seiner Abhandlung über den „Aggressionstrieb" hervorgeht. Über die ursprüngliche Entstehung der Aggression konnten wir im Rahmen unserer Untersuchung natürlich so gut wie nichts erfahren, um so eindeutiger fanden wir aber die Aggression in der Kindheit unserer Patienten, versteckt unter vielerlei Masken, auf die wir im diesbezüglichen Kapitel bereits hingewiesen haben.

Die Aggressionstendenzen der Selbstmörder haben nun eine ganze Reihe von typischen Eigenschaften, auf die hier näher eingegangen werden soll:

1. Die Aggression ist lange Zeit gehemmt, das heißt, die Hemmung, die den Ausbruch der Aggression nicht gestattet, steht durch viele Jahre im Vordergrund. Immer wieder sehen wir, wie diese Menschen einen Anlauf nehmen, um die Aggressionen zu entladen, wie sie aber dann an einem bestimmten Punkt haltmachen und wieder umkehren. Von diesem Moment an, da die aggressiven Tendenzen unterdrückt und verdrängt werden, wenden sie sich gegen das eigene Ich und es beginnt die Selbstmordgefahr. Typisch ist die Art, sich in keiner Form „Luft machen zu können", „alles in sich hineinzufressen", wie die Patienten oft sagen. Typisch ist auch, daß jene Patienten, die später einen ernsten Selbstmordversuch durchführen, oft mit auffallender Hemmung ihre Vorwürfe gegen die Umgebung vorbringen — wenn sie solches überhaupt tun — und daß der Selbstmord in dem Maße „harmloser" wird, in dem die Anschuldigungen heftiger werden. „Andere Menschen lassen die Wut eben aus, ich kann das nicht, bei mir wendet sich das gegen mich selber" äußerte einer unserer Patienten, ein anderer sagte: „Früher habe ich mich eben gewehrt, aber jetzt bin ich ganz passiv".

Fragen wir uns nun, wieso diese Hemmung der aggressiven Tendenzen zustande kommt, so finden wir zwei hauptsächlich dafür verantwortlich zu machende Faktoren. Diese sind:

a) Der in der Kinderzeit angewöhnte und seither eingeübte Mechanismus, eine Hemmung vor die Aggression zu stellen: Unter den zahlreichen diesbezüglichen Möglichkeiten tritt die Angst am stärksten hervor. Später kann diese zur gehemmten Haltung erstarrte Verhaltensweise kaum mehr geändert werden.

b) Die als übermächtig erlebte Umgebung. Auch das „Minderwertigkeitsgefühl" stellt einen Mechanismus der Aggressionshemmung dar. Im Zustande der Minderwertigkeit ist nämlich eine Aggressionsentladung so gut wie ausgeschlossen.

Mitunter allerdings ist der Mensch tatsächlich ohnmächtig gegenüber den äußeren Umständen. Dazu kommt noch, daß ihm fast immer die eigentlichen Ziele seiner Aggression unbekannt sind und er statt dessen Ersatzobjekte sucht. Ihnen gegenüber kann er seine Aggression — selbst wenn es dazu kommt — nicht vollständig entladen, dies wäre nur den wirklichen Objekten gegenüber möglich. Es besteht also auch, um es so auszudrücken, eine Zielhemmung. Schließlich sei noch auf die Tatsache hingewiesen, daß es der menschlichen Natur nicht angemessen ist, „Affekte ständig in überdurchschnittlicher Weise inne zu haben", um mit Kauders zu sprechen. Das bedeutet, daß Affekte sich entweder bald entladen, oder, wenn dies nicht der Fall ist, der Hemmung und Verdrängung anheim fallen müssen. Das Ergebnis dieser Verdrängung ist: Die

Aggressionen verschwinden scheinbar, kehren dann aber in Form der Selbstaggression wieder.

2. Wenn unsere im ersten Punkt geäußerte Ansicht richtig ist, so müßte jede Aggressionsentladung den Selbstmord verhindern oder zumindestens aufschieben. Tatsächlich nun wurde dies schon wiederholt beobachtet (so schreibt z. B. Andics: „Auch ein Verzweiflungsausbruch in der Form einer Aggression gegen jenen Menschen, dessen ablehnende Haltung die Schwierigkeit der Berichtsperson verursacht hat, findet sich manchmal als ein Ersatz für den Selbstmordversuch"). Aus unserer Erfahrung könnten zur Bestätigung ebenfalls einige Fälle dargestellt werden, bei denen eine geringe Aggressionsentladung den Selbstmord um einige Tage hinausgeschoben hat, eine ausgiebige jedoch ihn sogar völlig unterbleiben ließ. Nur ein Beispiel für letzteres:

44jähr. Patientin gibt an: „Meine Kindheit kann nicht schön gewesen sein, denn schon damals war ich sehr nervös. Der Vater war jahrelang krank und darunter litt die ganze Familie. Später summierten sich die Schicksalsschläge, meine Ehe ging auch schlecht aus, der Mann starb mir. Ich stand ganz allein da, bis ich vor kurzem wieder einen anderen Mann kennen lernte. Ich liebe ihn sehr und will ihn unbedingt heiraten. Die Wohnung gehört aber meinem Sohn und dieser ist gegen den Freund eingestellt. Ich habe dem Sohn nahegelegt, die Wohnung zu räumen, aber er ist nicht bereit dazu." Die Patientin, die lange an Selbstmord dachte, machte schließlich zu Hause einen „fürchterlichen Krach", wie sie sich ausdrückt, vermerkt selbst, daß sie seither, obwohl sie praktisch keine Änderung erreicht hätte, nicht mehr an Selbstmord denke. Tatsächlich ist es auch in der Folge zu keinem Selbstmord gekommen.

Einen scheinbaren Beweis gegen diese Behauptung stellen jene (diagnostisch gewöhnlich als Psychopathen und Hysteriker bezeichneten) Patienten meist weiblichen Geschlechtes dar, die ständig ihre Umgebung schikanieren und aggressieren und bei denen es dann dennoch zu einem Selbstmordversuch kommt. In Wirklichkeit aber sind diese Aggressionsentladungen zu schwach oder aber die aggressiven Tendenzen selbst sind zu stark — so daß noch ein Aggressionsrest übrig bleibt, der sich gegen das eigene Ich wenden kann. Dieser Rest ist jedoch nicht mächtig genug, zum Tode zu führen. So entsteht dann ein „demonstrativer Selbstmordversuch". Gerade diese Fälle sind also ein Beweis für die Richtigkeit unserer Theorie, die folgendermaßen erweitert werden muß: Die Entladung der Aggression kann — je nach dem Grade der Entladungsstärke — den Selbstmord verhindern, aufschieben oder abschwächen. Natürlich hängt dies auch von dem Umfang der vorhandenen Aggression ab. Es ist so, wie Teicher sagt: „Zu einer ungenügenden Ausführung kommt es dann, wenn die Aggression nicht mehr genügend stark ist." Beim einen ist die Aggression durch die Entladung aufgebraucht, beim andern (insbesondere beim Psychopathen) so groß, daß trotz wiederholter, ja ständiger Entladung, eine Selbstaggression — freilich nicht genügend stark — stattfindet.

3. In geradezu klassischer Weise manifestiert sich die gehemmte Aggression bei jenen Patienten, die in unverständlicher Weise oft durch lange Zeit eine unerträgliche Situation aushalten.

Hier zwei Beispiele: 33jähr. Patientin, von Beruf Schneiderin, gibt an: „Ich heiratete frühzeitig einen Studenten. Anfangs war die Ehe gut, aber als der Mann aus der Gefangenschaft zurückkam, erhielt er durch Vermittlung einen sehr guten Posten als Verwalter und seit dieser Zeit war das gute Einvernehmen gestört. So lange wir in ärmlichen Verhältnissen waren, ging es viel besser, dann aber war alles, was ich machte, falsch. Mein Mann hatte eine Reihe von anderen Frauen und schließlich sollte es wegen einer derselben über seine Initiative zur Scheidung kommen. Der Mann machte mir folgenden Vorschlag: Er werde sich zwar von mir scheiden lassen, mich aber weiterhin als Freundin behalten, so daß er dann zwei Frauen haben werde, die andere, die er heiraten werde, mehr zum Repräsentieren, mich hingegen als „Nicht-offizielle". Ich akzeptierte dieses Angebot, freilich hat es der Mann nur unter Drohungen erreicht. (Worin die Drohungen bestanden, konnte Patientin im Grunde allerdings nicht angeben.) Später, nach einiger Zeit, verlangte ich dann, daß der Inhalt des Abkommens auch der anderen Frau mitgeteilt werde. Mein Mann lehnte dies jedoch entschieden ab. Dies schien mit der Gipfelpunkt der Falschheit zu sein und in meiner Verzweiflung drehte ich den Gashahn auf."

45jähr. Patientin, seit dem 31. Lebensjahr besteht eine Encephalomyelitis disseminata. Sie ist bemüht, ihren Suicidversuch als Gasunfall darzustellen, fügt aber selbst hinzu: „Wenn der Unfall gelungen wäre, so wäre ich froh gewesen." Daseinssituation: „Seitdem ich krank bin, hat der Mann ständig andere Frauen. Der Arzt hat zum Mann gesagt: „Sie müssen ihre Frau schonen. Das hat er gemacht und hat sich andere genommen. Besser, er hätte mich nicht geschont! Er sagt oft zu mir: Du darfst keine Ansprüche stellen, denn Du kannst auch nichts leisten. Ich habe ihm immer eine andere Frau erlaubt, ich bin ja vernünftig. Seit längerer Zeit hat der Mann ein Verhältnis mit einer verheirateten Frau. Ich habe oft mitansehen müssen, wie er mit der anderen Frau im selben Bett liegt, ich habe sogar bei den Liebesszenen zuschauen müssen. — Zur Trennung hatte ich nicht die Kraft, auch lehnte sie mein Mann ab. Jetzt ging das aber schon zu lange. Wenn der Unfall gelungen wäre, hätte sich mein Mann gefreut."

Oft kann man nicht verstehen, wieso diese Menschen solche Situationen, die bei Nachprüfung sich als wirklich bestehend erwiesen, aushalten und noch dazu durch längere Zeit ertragen können. Man sieht unheimlicherweise keine Reaktion, keinen Ausbruch, sondern es bleibt scheinbar alles ruhig. Solche Patienten sind oft bereit, das letzte auf sich zu nehmen [1]), jede Demütigung, jede Mißhandlung. Mitunter haben sie sogar ein Verlangen darnach, so daß man von einer masochistischen Komponente sprechen könnte. Es finden sich übertriebener Hang zum Gehorsam, zur Unterwerfung, zur Selbstbestrafung, zum „Die-Schuld-auf-sich-nehmen". (So fiel es uns z. B. auf, daß eine Reihe unserer Selbstmörder beiderlei Geschlechts in der Scheidungsverhandlung gerne bereit gewesen war, die Schuld auf sich zu nehmen, obwohl dies offenbar den Tatsachen nicht entsprach).

Damit wird ad oculos demonstriert, wieviel zu erdulden sie bereit sind. Nur äußerlich aber werden solche Situationen und Demütigungen, wie wir sie beschrieben haben, ruhig ertragen. In Wirklichkeit werden sie zum Anlaß genommen, Haß und Erbitterung noch zu verstärken. — Außerdem aber deutet

[1]) Sich mehr zuzutrauen, als man aushalten kann, ist überhaupt für eine präsuicidale Entwicklung sehr charakteristisch, worauf aus diagnostischen Gründen hingewiesen werden soll.

jene Bereitschaft, die Schuld auf sich zu nehmen, auch auf unbewußte Schuldgefühle (die sicherlich die Folge der zwar verdrängten und gehemmten, aber nicht überwundenen Aggressionen sind) sowie den Versuch, dafür zu „büßen" hin. Zur Bestrafung der verstärkten Aggressionstendenzen reichen die bisherigen Mechanismen dann nicht aus, es muß eine stärkere Selbstbestrafung erfolgen, eben der Selbstmord. Und zweifellos ist die Selbstbestrafungstendenz bei jedem Selbstmord ein nicht zu übersehender Faktor. Sie ist neben der Hemmung der gegen andere gerichteten Aggressionen ein bestimmender Grund für das Zustandekommen der Selbstaggression.

4. Die Entladung der lange zurückgehaltenen Aggressionstendenzen erfolgt oft durch eine relativ geringfügige auslösende Ursache.

Ein vom Manne gebastelter Gegenstand, den die Gattin als „Schmarrn" bezeichnet, ein Wecker, den die Gattin wegräumt, um nicht so früh aufstehen zu müssen, eine nicht abgeputzte Messingwaage, ein „Patzerl Zucker", das auf den Boden fällt, wird so zum Stein des Anstoßes, um nur ein paar Beispiele zu nennen. Immer haben die anscheinend so unbedeutenden Dinge in Wirklichkeit aber Symbolcharakter und stellen in irgendeiner umschriebenen Form im Grund den Konflikt dar. Dies zeigt am deutlichsten der folgende Fall:

17jähr. Patientin, Suicidversuch durch Leuchtgas. Daseinssituation: Die Eltern geschieden, Patientin lebt mit zwei jüngeren Brüdern bei der Mutter. Die Mutter muß verdienen, kann also auf die Kinder nicht aufpassen. Daher muß Patientin diese Aufgabe übernehmen und ihre Berufsausbildung aufgeben. „Das Verhältnis zwischen mir und meiner Mutter ist nicht gut, Tag für Tag habe ich mich mit ihr gestritten. Anfänglich kam ich dabei in Erregung, später habe ich gelernt, mich zu beherrschen. Aber der Mutter war einfach nichts recht, was ich machte. — Seit 3 Monaten habe ich einen Freund, von Beruf Hilfsarbeiter in einer Molkerei, er besucht mich zu Hause. Ich verstand mich mit ihm gut. Gestern war mein Freund wieder bei mir und verlangte eingemachte Kirschen. Dadurch kam ich in einen Konflikt: Wenn ich sie ihm gebe, wird die Mutter wütend sein, weil sie die Kirschen besonders hütet, wenn ich sie verweigere, ist der Freund unzufrieden. Aus der Angst vor der Mutter verweigerte ich sie ihm schließlich. Er sagte: Du willst sie für Dich haben, Du bist gierig. Wir stritten dann hin und her, er sagte noch: Du läßt mich lieber stehen, als daß Du mir das Glaserl gibst. Gibst Du mir es nicht, dann gehe ich. Ich antwortete: Dann kann man nichts machen, dann geh eben." — Kaum, daß er weggegangen war, drehte Patientin in Verzweiflung den Gashahn auf.

Dieses Beispiel zeigt aber auch noch etwas anderes: Die Aggression richtet sich im Grunde gegen den Freund, gegen die Geschwister und vor allem gegen die Mutter, tritt aber als Selbstaggression in Erscheinung. Das ist der entscheidende, zum Selbstmord führende Vorgang: Der Ausbruch der gehemmten, angestauten aggressiven Tendenzen in Form der Aggression gegen das eigene Ich.

Sicher ist, daß der Selbstmord die stärkste Form der Selbstaggression darstellt. Ebenso sicher aber ist, daß diese Aggression im Grunde auch gegen andere gerichtet ist. Wenn die Entwicklung zur Bildung von Aggressionen führt, diese aber weder verarbeitet, noch entladen werden können, wenden sie sich statt gegen die unerreichbaren Außenobjekte gegen das eigene Ich. Unsere Untersuchungen zeigen aufs neue in ganz eindeutiger Weise, die nahe Verwandtschaft von Fremd- und Selbstaggression und bestätigen damit die diesbezügliche in ihrer Bedeutung nicht hoch genug einzuschätzende Theorie der Psychoanalyse. Die Individualpsychologie sieht hier die Zusammenhänge ähnlich, da sie mit Adler auf die starke Rachetendenz der Selbstmörder hinweist.

Karl Menninger findet folgende Wunschtendenzen bei den Selbstmördern: 1. Den Wunsch, zu töten. 2. Den Wunsch, getötet zu werden. 3. Den Wunsch, zu sterben. Jamieson formuliert den Satz: „Niemand bringt sich um, der nicht vorher den Wunsch hat, zu töten, oder zumindest den, daß eine andere Person sterbe." Stekel drückt sich ganz ähnlich aus. Die Psychoanalyse meint also — wofür noch viele andere Belege erbracht werden könnten — daß jeder Selbstmord im Grunde ein Mord sei. Wir konnten die aggressiven Tendenzen der Selbstmörder gegen die Außenwelt wiederholt nachweisen, daß sie bis zu Todeswünschen, ja selbst Mordabsichten gehen, ist sicherlich wahrscheinlich, entzieht sich aber bis zu einem gewissen Grade der Kompetenz unserer Untersuchung; denn es ist klar, daß geheime Todeswünsche in der Regel erst nach langer Analyse preisgegeben werden und somit waren in den uns gesetzten Grenzen diesbezüglich keine Resultate zu erwarten. Die Aggression ließ sich nachweisen, die Todeswünsche gegen andere ließen sich oft nur ahnen, lagen allerdings mitunter auf der Hand, wurden aber nur selten ausgesprochen.

Mitunter verrieten sich die Patienten aber durch ihre Handlungen. So ging ein Patient vor seinem Selbstmordversuch mit dem Messer auf seine Gattin los, ein anderer bedrohte den Vater mit einer Hacke, einige Patienten äußerten präsuicidal mehrmals Todeswünsche gegen ihren Mann, die sich bis zu Mordabsichten steigerten.

Besonders deutlich sind die Mordimpulse bei den sogenannten „erweiterten Suicidversuchen". Bei den 7 Fällen dieser Art in unserem Material, handelt es sich um Frauen, die ihre Kinder in den Tod mitnehmen wollten. Bis auf einen Fall, bei dem schwerste Aggressionen gegen das unerwünschte Kind bestanden, waren die Kinder sicher nicht die wirklichen Aggressionsobjekte, vielmehr spielten sie für die Mordtendenzen die Rolle von Ersatzobjekten. Es ist wichtig, immer wieder darauf hinzuweisen, daß der „erweiterte Suicid" ein Mord ist. Interessanterweise zeigen die Betreffenden aber auch nach ihrer Tat diesbezüglich keine wirkliche Einsicht. Sie halten es für erlaubt, bzw. „durchaus für ihr Recht", über das Leben der Kinder zu verfügen und sind erstaunt, wenn das Wort „Mord" auch nur erwähnt wird [1]). Sie weisen darauf hin, daß die Kinder ohne sie dem sicheren Untergange preisgegeben gewesen wären. Die Kinder werden in diesen Fällen nicht als eigene, neue Lebewesen respektiert, sondern

[1]) Dabei ist dies unvermeidlich, da ja jeder „Homocidversuch" gerichtlich verfolgt wird. Wir möchten allerdings darauf hinweisen, daß man unserer Ansicht nach die ersten Einvernahmen erst dann gestatten soll, wenn der Patient innerlich mit den Problemen so weit fertig ist, daß er dieser Belastung gewachsen erscheint, wie es die Klinik Hoff auch in der Praxis handhabt.

ganz in das eigene Ich einbezogen. Diese Einbeziehung gestattet dann, das Ausleben von Mordimpulsen gegen sie, ohne sich einer strafbaren Handlung bewußt werden zu müssen. Denn auch die Aggression gegen die Kinder wird so als „erlaubte Selbstaggression“ empfunden.

Was nun die Mordtendenzen der Selbstmörder betrifft, sei hier ein äußerst interessanter und aufschlußreicher Fall knapp dargestellt:

Es handelt sich dabei um eine 38jähr. Patientin (Selbstmordversuch mit Phanodorm), die während des Krieges als Schreiberin in einem Lazarett dienstverpflichtet war. Dort sei es zu Spannungen mit einem ihr vorgesetzten Feldwebel gekommen, weil er bei ihr nichts erreicht hätte. Schließlich habe dieser zwei jüngere Kräfte eingestellt, um Patientin aus ihrer Stellung zu vertreiben. In dieser Situation hätte sie einen fingierten Mordversuch an einem dieser Mädchen verübt und sei deswegen lange Zeit in Untersuchungshaft gewesen. Sie hätte dies getan, weil sie das Mädchen am liebsten wirklich getötet hätte, vor allem aber, um dem Feldwebel eins auszuwischen, sie hätte sich nämlich vorgestellt, es werde bei der Verhandlung herauskommen, wie gemein der Feldwebel gegen sie gewesen sei. — Ihr Verhalten während der Untersuchung aber war anscheinend durchaus nicht darauf gerichtet, andere bloßzustellen, sondern eher darauf, die Schuld auf sich zu nehmen. Dies ging so weit, daß nur Hilfe von außen ihre Freilassung erreichen konnte. Der Selbstmordversuch der Patientin hing insofern mit dieser seinerzeitigen Affäre zusammen, als er durch eine konfliktuöse Situation mit jenem Manne ausgelöst wurde, der ihr damals geholfen hatte.

Dieser Fall zeigt die Mordimpulse der Selbstmörder. Er gibt auch Gelegenheit, an die psychoanalytische Auffassung zu erinnern, daß der Selbstmord sozusagen eine durchgeführte Selbstbestrafung für die unerlaubten Todeswünsche und Mordtendenzen sei. Mag sein, daß schon während der Untersuchung bei der Patientin der Wunsch bestand, für das gedankliche Verbrechen gerichtet zu werden. Weber hat unter dem Titel „Selbstmord als Mordmotiv“ Fälle zusammengestellt, bei denen das Mordmotiv einzig und allein in dem Wunsche gelegen war, dafür hingerichtet zu werden. Auch den Gerichtsmedizinern sind solche „indirekte Selbstmorde“ wohl bekannt. Sicherlich wird man selten Gelegenheit haben, den Wunsch zu töten und getötet zu werden, so deutlich ausgeprägt zu finden. (3 unserer Patienten äußerten — ohne daß irgend ein Anhaltspunkt für das Bestehen einer Melancholie vorlag — sie hätten ein Verbrechen begangen, sie wüßten nicht was und nicht warum). Daß aber beides wesentlichen Anteil am Zustandekommen des Selbstmordes hat, steht außer Zweifel. Über den 3. Punkt der Menningerschen Trias braucht wohl kaum gesprochen werden: Es ist klar, daß, wenn auch in verschiedener Intensität, der Wunsch tot zu sein, beim Selbstmörder immer besteht. Wir möchten es nur ablehnen, diesen Todestrieb als normal zu bezeichnen, wir sehen vielmehr in ihm ein psychopathologisches Zeichen.

Wir haben die nahe Verwandtschaft der Selbst- und der Fremdaggression besprochen. Wir haben erwähnt, daß die gegen das Ich gerichtete Aggression im Grunde andere, unerreichbare Objekte meint. Es bleibt jetzt noch zu klären, um welche Objekte es sich dabei handelt. Ohne länger dauernde Analyse ist es natürlich nur sehr schwer zu entscheiden, gegen wen im Grunde die Aggression gerichtet ist. Mitunter war das Inadäquate der Haßeffekte gegen eine bestimmte Person so deutlich, daß man sicher annehmen konnte, sie seien eigentlich gegen eine andere Person gerichtet. Nach unseren Untersuchungen ergeben sich im wesentlichen drei Aggressionsobjekte:

1. Die Menschen der nächsten Umgebung. Hier muß man vor allem an die Eltern, an die Ehepartner, an Verwandte und nahestehende Menschen denken.

Einige Beispiele:

45jähr. Patientin, die glaubt, seit ihrer Kindheit gegenüber dem männlichen Geschlecht zurückgesetzt worden zu sein. Sie berichtet: „Schon zu Hause hat man meine Brüder bevorzugt. Eine Frau wird nie richtig geachtet und respektiert. In meiner nun 27 Jahre währenden Ehe bin ich von meinem Mann niemals verstanden worden. Zum Arbeiten war ich stets gut genug, aber sonst sieht er über mich hinweg. Wenn mein Mann mich nur als gleichwertig anerkennen würde. 5 Kinder habe ich in die Welt gesetzt, da hat man auch ein Recht auf ihre Erziehung. Aber mein Mann will alle selber erziehen, er läßt sich da nichts dreinreden. In einer momentanen Verzweiflung über mein Los habe ich die Schlafpulver eingenommen ...." (Interessant ist, daß die Patientin auch durch menstruelle Erregungszustände die Ablehnung der weiblichen Rolle demonstrierte.)

Eine 30jähr. Patientin bekam seinerzeit wegen Typhus eine Bluttransfusion und verliebte sich in den Spender. Es kam zu einer intimen Beziehung, der Mann war jedoch mit einer älteren Frau verheiratet. Diese drohte, als sie von dem Verhältnis erfuhr, mit Selbstmord. Daraufhin sagte der Mann zur Patientin, er werde nicht mehr zu ihr kommen. Patientin hielt dies einen Tag aus, dann drehte sie den Gashahn auf. — Der Arrangementcharakter ist deutlich sichtbar, in seiner Durchführung war der Selbstmordversuch aber ernster Natur. Die Aggression gegen den Mann liegt auf der Hand. Die Patientin wollte ausdrücken: Um das Leben der anderen Frau hast du Angst, um meines nicht ....

Eine 23jähr. Patientin versicherte bei wiederholtem Examen, sie könne keine Gründe für ihren Selbstmordversuch angeben. Erst die Narkoanalyse bringt Aufklärung. Die Patientin gerät alsbald in Erregung und beschuldigt die Mutter, sie schlecht zu behandeln: „Ich bin das jüngste Kind, die ältere verheiratete Schwester wird mir vorgezogen. Ich liefere meinen Wochenlohn ab, die Mutter aber gibt das Geld der Schwester. Ich will mich oft der Mutter anvertrauen, sie aber stößt mich zurück. Oft bat ich z. B. früher die Mutter, nachts zu ihr ins Bett kommen zu dürfen, aber ich wurde immer abgewiesen. Der Vater ist alt und kümmert sich um nichts. Die Mutter aber überwacht mich ständig, sie wartet so lange, bis ich heimkomme. Die Mutter hat mich sexuell nicht aufgeklärt, ich weiß noch immer nicht, was Geschlechtsverkehr ist. Die bevorzugte Schwester hat schon ein 5jähr. Kind (Patientin bezeichnet dieses als ihre Enkelin). — Dieser Fall zeigt besonders deutlich, wie die Aggressionstendenzen oft verheimlicht werden.

In krassen Fällen verbergen sich die Aggressionstendenzen hinter einem scheinbaren Altruismus, hinter einer Opferbereitschaft und einer unnatürlichen, überhöhten Liebe zu im Grunde verhaßten Personen.

Eine 42jähr. Patientin (Selbstmordversuch durch Leuchtgas) mit folgender Vorgeschichte: Zu Hause sehr streng erzogen, die Ehe der Eltern war auseinandergegangen, die Mutter betrieb der Patientin gegenüber Überkompensation. Trotzdem bekam die Patientin mit 19 Jahren eine uneheliche Tochter. Sie erzog nun diese ihrerseits streng, damit sie nicht auch vorzeitig „auf Abwege" gerate. Die Tochter der Patientin heiratete jedoch mit 18 Jahren gegen den Willen der Patientin und ging mit ihrem Mann auf und davon. Patientin selbst heiratete später, der Mann fiel im Kriege, aus diese Ehe keine Kinder. Dann lernte Patientin einen Witwer mit einem 13jähr. Töchterl kennen und wurde seine Lebensgefährtin. Es entstanden jedoch Schwierigkeiten mit dem Kind.

Dieses wurde von der Patientin als schlampig bezeichnet. Schließlich beendete der Vater die ständigen Zwistigkeiten dadurch, daß er erklärte, er werde das Kind in ein Internat geben. Patientin behauptet nun, aus Verzweiflung darüber den Selbstmord unternommen zu haben. — Die Narkoanalyse stellt sicher, daß es seit langer Zeit ihr sehnlichster Wunsch war, das Kind wegzugeben. — Hinter der scheinbaren Liebe zum Stiefkind steckt die Aggression. In dem Moment, da sie sich verpflichtet fühlt, den Weggang des Kindes, den sie in Wirklichkeit so ersehnt hat, zu bedauern, wendet sich die gehemmte Aggression gegen das eigene Ich. Nicht zu übersehen ist auch die Selbstbestrafung für den ständig gehegten Wunsch, das Kind zu verlieren.

Typisch für die Art der Aggression gegen die nächste Umgebung ist, daß wir bei den Selbstmördern vor ihrer Tat oft kleine, ganz hilflose aggressive Handlungen finden, womit sie bemüht sind, die Haßtendenzen zu entladen (ohne daß dies im Grunde gelingt). Wir erwähnen hier z. B. das Verlegen von Gegenständen, die der andere dringend braucht, „unabsichtliches" Anrichten von Schaden, unbedeutende Diebstähle innerhalb der Familie und ähnliche Symbolhandlungen. Andrerseits fiel bei 12 unserer Patienten die Angabe auf, sie hätten den Selbstmord unternommen, nachdem ein von ihnen geliebter Mensch gesagt hatte: „Häng Dich auf" oder „Ich werde mich freuen, wenn Du Dich umbringst" und dergleichen mehr. (In einem Fall wurde der Selbstmordversuch dann tatsächlich der Aufforderung entsprechend durch Erhängen ausgeführt). Solche Äußerungen müßten normalerweise Abwehrreaktionen hervorrufen. Bei diesen Menschen jedoch steht die Selbstaggression anstelle eines solchen Verhaltens.

2. Die Gemeinschaft. Damit ist gemeint, daß sich die aggressiven Tendenzen über einzelne Personen hinaus gegen die Gesamtheit der Menschen, gegen die menschliche Gemeinschaft, gegen die Welt, richten.

„Die Welt ist für die Katz" sagte einer unserer Patienten, ein anderer versicherte „es habe ihm vor allen Menschen geekelt", andere drückten in mannigfacher Form die Verneinung und Ablehnung aller Mitmenschen, der Gesellschaft, der Gemeinschaft und ihrer als untauglich und wertlos erlebten Einrichtungen aus.

Nach der Überzeugung der Individualpsychologie ist der Neurotiker bemüht, sich abseits von der Gemeinschaft zu stellen, ihre allgemeingültigen Forderungen zu überhören und zu übergehen. Die Aggression der Selbstmörder, die ja meistenteils Neurotiker sind, gegen die Gemeinschaft wird uns daher nicht wundern. Hat doch jeder dieser Menschen im Grunde die Vorstellung, die Welt forme sich in seinem Kopfe, und bestehe nur solange, als sie sich in seinem Gehirne und seiner Persönlichkeit abbildet. Leitet er doch aus dieser Vorstellung mitunter den Schluß ab, die Welt müsse mit ihm zu Grunde gehen. Der Selbstmörder versucht, nicht nur sein Ich, sondern auch das Bild der Welt, das in ihm ist, auszulöschen. In diesem Zusammenhang ist es von Interesse, auf den Satz hinzuweisen, den Kierkegaard niedergeschrieben hat: „Das ist ja im Grunde ein und dasselbe, wenn Kaligula wünscht, daß aller Menschen Köpfe auf einem Hals säßen, damit er mit einem

Hieb die ganze Welt vernichten könnte, und wenn ein Mensch sich selbst das Leben nimmt."

Man könnte bei diesen Aggressionstendenzen gegen die gesamte Umwelt oft geradezu von einer „Simson-Reaktion" sprechen, die unter dem Motto vor sich geht: Ich gehe zu Grunde, aber alle anderen sollen mit mir sterben.

3. Gott.

Nur selten wird sie ausgesprochen. („Der Zweck ist schon derselbe, ob es die Natur macht, ob es Gott macht oder ob ich es mache", „ich wollte dem lieben Gott ein bisserl nachhelfen", „ich habe mir meine eigene Theorie gebildet: Ich habe niemandem um mein Leben gebeten und verlange damit das Recht, mir jederzeit das Leben zu nehmen").

Gewöhnlich wird darüber aber nichts gesagt. Es besteht jedoch kein Zweifel, daß der Selbstmörder sich sozusagen zum Herrn über Leben und Tod seiner Person macht. Damit greift er in göttliche Rechte ein. Von Gott hat er das Leben empfangen, aber Gott hat es seiner Meinung nach im Leben nicht gut mit ihm gemeint und deswegen lehnt er das empfangene Leben ab. — Adler hat immer wieder darauf hingewiesen, daß der Neurotiker, unabhängig von seiner religiösen Einstellung, das unnatürliche Ziel der Gottähnlichkeit anstrebt. Der Selbstmordversuch ist eine Versuchung Gottes, eine Anmaßung der göttlichen Rolle, eine Aggression gegen Gott. (Vergleiche Kierkegaard: „Die Pointe beim Selbstmord ist, daß er ein Verbrechen gegen Gott ist.") Die meisten Patienten freilich schämen sich ihrer nach dem Selbstmordversuch und sind daher bemüht, sie zu verbergen. Der dem Selbstmörder und dem Neurotiker gemeinsame Wunsch der Gottähnlichkeit ist ein Hinweis mehr auf das Zueinandergehören von beiden.

Wir sagten: Die Aggression des Selbstmörders richtet sich im Grunde auch gegen die Außenwelt, trifft aber das eigene Ich. Parallel dazu geschieht folgendes: Der Selbstmörder meint und will ausdrücken, daß die Außenwelt an seinem Tode schuld ist. Er nimmt aber die Schuld anscheinend oft auf sich. Dies beweisen die Abschiedsbriefe vieler Selbstmörder. Schon Morgenthaler und Steinberg, die den letzten Aufzeichnungen von Selbstmördern eine eigene Monographie gewidmet haben, ist es aufgefallen, daß bei der Mehrzahl ihrer Briefe Fremdanschuldigungen entweder nur indirekt, unbestimmt oder bloß in einzelnen Ausdrücken vorkommen. Fast bei einem Viertel der geschilderten Fälle finden dieselben Autoren sogar ausgesprochene Selbstanschuldigungen in den Abschiedsbriefen, allerdings halten sie nur die Minderzahl davon für Falschmotivierungen. Sie fügen hinzu, daß „Fälle, in denen die Motivierungen direkt Gegenstücke zu den wirklichen Motiven sind, wie wir sie im Leben besonders in der Gerichtspraxis nicht selten finden, in ihrem Material nicht klar zum Ausdruck kommen". Morgenthaler läßt also offen, ob die Selbstanschuldigungen in den letzten Aufzeichnungen berechtigt sind (weil sie der Wirklichkeit entsprechen) oder ob sie eine Veränderung von im Grunde gegen die Umwelt erhobenen Anschuldigungen darstellen. Er konnte diesen Punkt bei einer Untersuchung, die sich nur mit gelungenen Selbstmorden beschäftigt, der nachträglichen Interpretierung durch die Handelnden also entbehren muß, selbstverständlich nicht klären.

Wir waren hier in einer anderen Situation. Und wir sahen unsere Aufgabe nicht so sehr darin, zu erkennen, ob die Angaben der Abschiedsbriefe objektiv richtig seien, sondern vor allem darin, ob in diesen letzten Zeilen und Grüßen ein typisches, subjektives Erleben nachzuweisen sei.

Dies glauben wir bejahen zu können. Die Mehrzahl unserer Patienten hatte freilich keinen Abschiedsbrief verfaßt. Man denke an die vielen Affektselbstmorde. Andere wieder hatten sie vernichtet oder wollten sie aus verschiedenen Gründen nicht aus der Hand geben. Die Aufzeichnungen aber, die uns zugänglich waren, zeigten überwiegend jene bereits erwähnte Tendenz: Die Schuld auf sich zu nehmen. Die späteren Explorationen ergaben dann, wie sehr diese Tendenz das gerade Gegenteil von dem ist, was die Selbstmörder im Grunde meinen: Daß nämlich die anderen schuld sind. (Dieser Vorgang ist ganz unabhängig von der objektiven Wahrheit: Die Selbstmörder sind bewußt eigentlich von der fremden Schuld auch dann überzeugt, wenn die Schuld in Wirklichkeit zum Großteil bei ihnen liegt. Unbewußt bestehen freilich, wie bereits gesagt, auch starke Gefühle der eigenen Schuld).

In merkwürdiger und ziemlich übereinstimmender Art vermeiden es also die Abschiedszeilen unserer Patienten, anderen die Schuld zu geben (was im Grunde gemeint wird), vielmehr kommt es zu mehr oder weniger ausgeprägten Selbstbeschuldigungen. Wir sehen darin nur ein Symptom des Gesamtvorganges, die Fremdaggression in eine Selbstaggression zu verwandeln.

Schon das wiederholt geäußerte: „Verzeiht mir“ ist ein typisches Beispiel dafür. Spätere Äußerungen der Patienten ergaben immer wieder, daß dies im günstigsten Falle „Ich verzeihe Euch“, meistens aber: „Ich kann Euch nicht verzeihen, daß Ihr es so weit kommen ließet“, heißen soll.

Einige Beispiele sollen die Ersetzung der Anklage durch das „Auf-sich-nehmen der Schuld“ illustrieren.

1. Fall: 20jähr. Patientin, einziges Kind, Selbstmordversuch in der Wohnung der Großmutter durch Öffnen der Gashähne. Sie schrieb unmittelbar vor ihrem Versuch folgende Zeilen:

„Liebe Eltern! Meine letzten Worte, ich will nicht mehr 21 Jahre alt werden. Ich muß meinem Leben ein Ende machen, ich bin nicht wert...“ (Es sollte nach Angabe der Patientin weiter heißen: Bei Euch zu weilen). — Die spätere Unterredung ergibt, daß der Selbstmordversuch in Wirklichkeit eine einzige Anklage gegen die Eltern war. „Ich bin praktisch von der Großmutter aufgezogen worden. Ich wohne wohl bei den Eltern, aber es kümmert sich niemand um mich, so daß ich immer zur Großmutter gehe. Jetzt habe ich eine Bekanntschaft gemacht und da haben mich die Eltern nicht länger zu Hause dulden wollen. Ich mußte ausziehen, aber ich wußte nicht, wohin."

2. Fall: 35jährige Patientin, Selbstmordversuch durch Öffnen der Gashähne. Lebensweg: Glückliche Kindheit, gutes Einvernehmen mit den Eltern und zwei Geschwistern. Ihre Ehe führte bald zum Auseinanderleben der beiden Partner und schließlich kam es zur Scheidung. Zwei Jahre später starb das einzige Kind. Patientin hatte seit einiger Zeit einen Lebensgefährten, mit dem es zu ständigen Differenzen kam, außerdem bestanden exogene Schwierigkeiten, vor allem drohte Wohnungsverlust.

Abschiedsbrief an die Mutter: „Liebe Mutter, bitte, verzeihe mir vielmals, daß ich Dir dieses antue. Ich bin mir voll bewußt, was ich mache. Ich tauge nicht auf dieser Welt. Vergönne mir endlich die Ruhe. Ich will meinem Kinde nachgehen. Wenn es auch so ausgeschaut hat, als wenn ich das Kind vergessen hab, o nein, Mutter, es hat in mir gefressen Tag und Nacht. Ich kann auf dieser Welt kein Glück haben, denn durch mein anderes Glück habe ich meinen Buben vergessen, aber bitte, nur äußerlich. Bitte, nenne es nicht Feigheit, denn zu diesem Schritt gehört eine Menge Mut dazu. Mutter, ich kann nicht anders. Die Wohnung wurde mir weggenommen und mein Lebensglück. Ich war halt trotz meinem Hamur, unglücklich. Bete für mich, damit ich im Grabe Ruhe habe. Hermann (= Lebensgefährte) kann nichts dafür, ich kann mich halt nicht ändern. Er war arm bei mir. Ich habe ihn sehr gequält, aber nur aus übergroßer Liebe. Hermann kann nichts dafür. Alles Gute für sein ferneres Leben, er war halt zu schwach für mich. Wäre mir sehr recht, wenn ich bei meinem Kind liegen könnte. Ich kann nicht mehr weiter, lebt alle wohl."

Die Exploration ergibt heftige Vorwürfe gegen die Mutter, die ihr jede Lebensfreude mißgönnt und sie stets an das „tote Kind" erinnert habe. Heftige Vorwürfe auch gegen den Lebensgefährten, der sich in fraglicher Gesellschaft herumtreibe, ihr zu Hause wegen jeder Kleinigkeit Szenen mache, wahrscheinlich auch andere Frauen habe.

3. Fall: 20jähr. Patientin, Selbstmordversuch mit Schlafmitteln und durch Aufschneiden der Pulsadern. Lebensweg: Anfänglich geordnete Verhältnisse bei den Eltern. Der Vater wurde jedoch immer stärkerer Trinker, versuchte im Rausch wiederholt an der Patientin Inzest, so daß schließlich die Polizei intervenieren mußte. Patientin zog aus dem Elternhause, erlernte nach Absolvierung der Hauptschule keinen Beruf. Sie nahm dann eine Beziehung zu einem ehemaligen deutschen Soldaten auf, der sie später verließ und in die französische Legion in Indochina eintrat. („Ich lernte ihn kennen, als ich 16 Jahre war, er hat mich zur intimen Beziehung gezwungen, er hat mich schlecht behandelt, oft geschlagen, er hat eine Kopfverletzung gehabt — Glück habe ich bei ihm nie empfunden"). Aus dieser Beziehung hatte Patientin ein Kind, an dem sie sehr hing, das aber im Jahre **1946 starb.**

Situation vor dem Selbstmordversuch: Es trafen Briefe aus Indochina ein, worin der seinerzeitige Freund seine Rückkehr andeutete — Patientin hatte davor ausgesprochene Angst. Sie war zu dieser Zeit bei einer Familie als Hausgehilfin angestellt, zeigte dabei starke Bindung an den verheirateten Dienstgeber. Der 17jähr. Sohn der Familie versuchte sich ihr zu nähern, sie bat jedoch den Dienstgeber, ihn davon abzubringen. Den Selbstmordversuch begründet Patientin wir folgt: „Bin immer sehr unglücklich gewesen, habe nie Glück gehabt. Es spielt noch etwas mit, ich habe eine Eierstockentzündung, ein Arzt hat mir gesagt, das werde nie ganz in Ordnung kommen, ich fürchte, daß ich kein Kind mehr bekommen kann."

1. Abschiedsbrief an die Eltern. Meine geliebten Eltern, ich danke Euch für alles! Entschuldigt meinen Entschluß! Aber ich habe keine G...

2. Abschiedsbrief an die Eltern. Meine geliebten Eltern, ich danke Euch für alle Liebe und Güte, die Ihr mir entgegenbrachtet. Erinnert Euch nicht an Eure undankbare Tochter. Aber ich konnte eben in meinem Leben nie ...

3. Abschiedsbrief an die Eltern. Meine geliebten Eltern! Ich danke Euch für alles. Denkt Ihr gerecht, so werdet Ihr mein heutiges Tun verstehn! Ich bin in meinem Leben noch nie glücklich gewesen und kann es auch nie mehr werden, mein einziges Glück war mein Kind. In Liebe Eure unglückliche Tochter.

Es findet sich außerdem bei den letzten Aufzeichnungen ein Gedicht, unmittelbar vor dem Suicid geschrieben (Patientin gibt nicht an, an wen es gerichtet ist).

Nur die Würdigste von allen
Soll beglücken Deine Wahl
Und ich will die Hohe segnen
Segnen viele tausendmal.
Will mich freuen dann und weinen,
Selig, selig bin ich dann,
Sollte mir das Herz auch brechen,
Brich, o Herz, was liegt daran!

Aus diesen Aufzeichnungen sprechen Dankbarkeit, Bereitschaft zum Verzicht und Altruismus. Daß in Wirklichkeit die schwersten Aggressionen bestanden, braucht wohl nicht besonders erwähnt zu werden.

4. Fall: 26jähr. Patientin, Selbstmordversuch mit Thallium und Veronal. Vorgeschichte bis auf schwierige Verhältnisse in der Kindheit nicht auffällig. Einige Zeit vor dem Selbstmordversuch erfuhr die Patientin, die erst seit einem Jahr verheiratet war, von einem Seitensprung ihres Mannes. Sie beschäftigte sich in Gedanken stets damit und konnte nicht darüber hinwegkommen.

Im Abschiedsbrief an den Mann stehen die Worte: „Ich will lieber sterben als Deinem Glück im Wege stehn". Selbstverständlich ergab auch hier die Untersuchung heftige Aggressionen gegen die andere Frau: „Ich liebte ihn selbstlos, die andere aber wollte ihn nur ausnützen."

5. Fall: 32jähr. Patient, Selbstmordversuch durch Leuchtgas. Lebensweg: Stammt aus Arbeiterkreisen, einziges Kind, von Kindheit an etwas verwöhnter, weicher Mensch. Frühzeitiger Verlust beider Eltern. Erreichte trotzdem einen gewissen sozialen Aufstieg, absolvierte die Gewerbeschule und heiratete die Tochter eines höheren Beamten. Der „Milieukontrast" lastete vom Anfang der Ehe an schwer auf ihm. Die Frau war in der Ehe der überlegene Teil („Sie ist zu streng zu mir, umsorgt mich mit zu viel Liebe"), außerdem wurde ständig der Rat der Schwiegereltern, die neben dem Ehepaar wohnten,

eingeholt. Vor allem empfand Patient deren Einmischung in die Erziehung des Kindes als unerträglich („Meine Vaterwürde wurde vollkommen untergraben") — Situation vor dem Selbstmordversuch: Patient verlor unter kränkenden Umständen seinen Posten. Die Schwiegereltern boten Unterstützung an, Patient wollte jedoch seine Abhängigkeit nicht noch mehr verstärken.

Aus dem Abschiedsbrief an die Frau: „Ich will nicht mehr, daß Du weiter leidest. Ich weiß, daß ich nicht der rechte Mann bin, den Du Dir erwünscht hast. Ich habe gesagt, daß niemand anderer schuld hat als ich. Ich wünsche Dir nur, daß es Dir mit einem anderen und auch Deinen Eltern mit einem anderen Schwiegersohn besser gehen wird als mit mir."

6. Fall: 31jähr. Patient, Selbstmordversuch durch Stich in die Herzgegend, anschließend durch Sprung in den Donaukanal. Lebensweg: Schon seit der Kindheit sehr ehrgeizig und besonders pflichtbewußt, starke Mutterbindung; erlebte seine erste große Enttäuschung in der im Krieg geschlossenen Ehe, seine Frau betrog ihn, worauf die Ehe geschieden wurde. Lernte dann ein Mädchen kennen, mit dem er sich verlobte, konnte sich aber die längste Zeit zur Heirat nicht entschließen. Schließlich verlobte sich das Mädchen mit einem anderen und heiratete diesen auch. Nach einiger Zeit ging Patient mit einer ziemlich haltlosen, süchtigen Frau eine Beziehung ein und wurde ihr völlig hörig. Sie betrog ihn wiederholt, doch konnte er nicht von ihr loskommen. Alle seine Vorstellungen, sie solle sich ändern, hatten keinen Erfolg. In dieser Situation kam es zum Selbstmordversuch.

Aus dem Abschiedsbrief an den Vorgesetzten seiner Freundin: „Bitte auf das Fräulein nicht zornig zu sein, sie ist schuldlos an allem. Ich liebe sie mehr als mein eigenes Leben. Ich kann ihr keinen größeren oder stärkeren Beweis meiner innigen Liebe mehr bieten, als zu ihrem Wohle mein Leben zu lassen. Ich bin überzeugt, daß dieses Geschehnis ihr Leben und ihre Lebensweise günstig beeinflussen wird. Ich begehe diese Handlung nur, um ihr zu helfen, um ihr unter Beweis zu stellen, daß kein Mensch das Recht hat, das eigene Leben zu vernichten, geschweige das Leben eines anderen zu vernichten."

Der Fall zeigt, wie ein schon in der präsuicidalen Phase krankhaft uneigennütziger Mensch die pseudoaltruistische Haltung im Moment des Selbstmordes bis zum Gedanken des Opfertodes steigern kann. Der Gedanke des Sichaufopferns kann also durchaus auch außerhalb der Psychose eine Rolle spielen, ja er wird sogar als eine typische Form der gehemmten Fremdaggression anzusehen sein [1].

6. Eine bestehende Debilität kann den Aggressionsausbruch besonders erleichtern. Bekannt ist ja die Kurzschlußreaktion bei den Debilen: In ihr kann es plötzlich zu einer suicidalen Handlung kommen. Bei unserem Material wurde 26mal die Diagnose einer ausgeprägten Debilität gestellt und bei einem Großteil dieser Patienten erfolgte der Selbstmordversuch in einer solchen Kurzschlußreaktion. Bekannt ist,

[1] Der Ansicht, daß solche „heroische Selbstmorde" als ethisch hochwertig anzusehen sind, können wir nach tiefenpsychologischer Analyse der Zusammenhänge bei unseren Fällen also nicht zustimmen.

daß dieses durch eine Kleinigkeit ausgelöst werden kann, aber wir haben gesehen, daß auch bei durchaus nicht schwachsinnigen Patienten eine Geringfügigkeit die Aggression ausbrechen läßt. Während diese aber später in dem auslösenden Moment die Gelegenheitsursache erkennen, sehen die Debilen auch nach dem Selbstmordversuch oftmals in ihm den einzigen und wahren Grund. So antwortete eine 17jährige debile Patientin, die versucht hatte, sich die Pulsadern zu öffnen, auf die Frage, warum sie es getan hätte: „Ich habe mich wegen einer Ziehharmonika umbringen wollen". Die Ziehharmonika gehörte ihr, befand sich aber seit zwei Jahren bei ihrer Mutter in Linz. Patientin wollte dort hinfahren, um die Ziehharmonika zu holen, wurde aber von ihrem Verlobten daran gehindert und beging in dieser Situation den Selbstmordversuch.

Typisch ist ferner für die Debilen, daß bei ihnen Fremd- und Selbstaggression besonders leicht gleichgestellt werden. Sie schwanken ständig zwischen beiden hin und her und es erscheint im Gegensatz zu den nicht debilen Patienten, bei denen sich die Aggressionstendenz als eine einheitlich gerichtete Linie verfolgen läßt, bei ihnen kaum berechenbar, auf welches Geleise die Aggressionsentladung geschoben werden wird. Außerdem muß man noch das automatenhafte Denken der Debilen berücksichtigen. Es sind ihnen oft einige wenige primitive, „kurzschlußartige" Erkenntnisse, bzw. Schlußfolgerungen eigen, die sie in den Ereignissen des Lebens anwenden und nach denen sie dann mitunter blindlings handeln. Charakteristisch dafür ist das Verhalten einer 53jährigen, deutlich debilen Patientin, bei der Intelligenzprüfung (Patientin hatte wegen eines geringfügigen Streites mit dem Mann einen Selbstmordversuch durch Öffnen der Gashähne unternommen). Als sie nach dem Unterschiede zwischen Zweifel und Verzweifeln gefragt wurde, antwortete sie: „Wenn ich verzweifelt bin, gehe ich in den Tod".

Es kann kein Zweifel darüber bestehen, daß die Debilität die Auslösung der Selbstaggression besonders leicht ermöglicht. Dennoch aber hält sich der perzentuelle Anteil der Debilen am Selbstmord in engeren Grenzen. Dies ist dadurch erklärlich, daß die hier erwähnten, selbstmorddisponierenden Faktoren gleichzeitig die Selbstmordgefahr herabsetzen. Die Entladung der Aggression ist bei den Debilen sehr erleichtert: Das bedeutet, daß nicht nur die Selbstaggression, sondern auch die Fremdaggression leicht zustande kommt (und das letztere ist ja in der Praxis auch häufiger der Fall). Das bedeutet aber ferner, daß die Aggressionshemmung und -anstauung, die für die präsuicidale Entwicklung so typisch ist, und die Selbstmordgefahr so sehr verstärkt, nur schwerlich eintreten kann. Der Schwachsinnige ist gewöhnlich nicht imstande, eine konsequente Haltung durch längere Zeit einzunehmen. Die erleichterte Entladungsmöglichkeit beim Debilen vermindert also einerseits die Selbstmordgefahr, andererseits macht sie die momentane Entladung auch in Form der Selbstaggression leichter möglich.

Nun zur Bedeutung des Alkohols für die Auslösung der Selbstaggression. Bei ihrer Beurteilung wird man besonders vorsichtig sein müssen.

Da sollen zuerst jene Fälle erwähnt werden (es handelt sich um 39 Patienten meist weiblichen Geschlechtes), die vor ihrem Selbstmordversuch Alkohol zu sich nahmen, um sich dadurch „Mut anzutrinken". Sie waren also im Moment, da sie den Alkohol zu sich nahmen, schon zum Selbstmord entschlossen, das heißt, die Selbstaggression war schon in der Entladung begriffen. Wir können keineswegs sagen, daß der Alkohol bei ihnen die aggressiven Tendenzen enthemmte, vielmehr stellt das Trinken des Alkohols bereits den ersten Schritt der Enthemmung dar. Mit Recht sagt Morgenthaler, daß „der Alkohol keineswegs dann als auslösende Ursache angesehen werden darf, wenn der Täter den Entschluß bereits gefaßt hat, und sich nur einfach vorher betäuben will". Hier wird der Alkohol bereits in eingeengtem Zustand genommen, es findet durch ihn eine Autosuggestion statt, um die Einengung vollständig zu machen. Anders ist die Situation natürlich dann, wenn im Rausch plötzlich Selbstmordimpulse erwachen und übermächtig werden, die vorher bewußt nicht vorhanden waren oder zumindest zurückgedrängt werden konnten. Hier sind zuerst die chronischen Trinker zu erwähnen. Allerdings bestehen bei ihnen sicherlich auch außerhalb der unmittelbaren Alkoholwirkung sehr starke Selbstmordtendenzen und bei einem Teil von ihnen geschah der Selbstmord auch nicht im Rausch. Beim anderen Teil aber (nicht ganz die Hälfte) erfolgte die Auslösung der Selbstaggression durch den Alkoholkonsum direkt. Am schwerwiegendsten und tragischesten ist die Rolle des Alkohols als Auslöser der Selbstaggression bei jenen Patienten (15 Fälle), wo im Gelegenheitsrausch bis dahin völlig zurückgedrängte Selbstmordimpulse plötzlich übermächtig wurden. Wenn man auch den Versicherungen einiger dieser Patienten, sie hätten nie auch nur im entferntesten an Selbstmord gedacht, auf Grund ihrer typisch präsuicidalen Entwicklung sehr skeptisch gegenüberstehen muß, jedenfalls erscheint es denkbar, daß es ohne Alkoholwirkung in diesen Fällen nicht so bald zum Selbstmordversuch gekommen wäre.

Bei dieser Gelegenheit sei es uns gestattet, noch einmal auf den so wichtigen Zusammenhang zwischen Alkohol und Suicid einzugehen:

1. der chronische Trinker ist durch folgende Faktoren stark selbstmordgefährdet.
   a) besteht bei ihm eine Fehlhaltung oder seelische Störung, die die Ursache der Trunksucht darstellt und ihrerseits bereits eine Selbstmordgefahr bedingt.
   b) verschlimmert die Trunksucht in der Regel die persönliche Situation des Betreffenden, zerstört das Familienleben, verhindert die Berufsausübung, schafft also denkbar ungünstige äußere Umstände.
   c) die zunehmende Charakterveränderung setzt dabei die Toleranzbreite immer mehr herab.
   d) im Rausch kommt es besonders leicht zu Aggressionsenthemmung, in seinem Ausklingen hinwieder zu verstärkter depressiver Stimmung.
   e) Auch die Alkoholpsychosen können zu Selbstmord führen.

2. Beim Gelegenheitstrinker kann der Alkohol bis dahin unbewußte Aggressionstendenzen in Form der Selbstaggression enthemmen.
3. Durch das Trinken können epileptische Veränderungen, die Selbstmordtendenzen zur Folge haben, provoziert werden (siehe später).

Hingegen sind jene Selbstmorde, bei denen sich die Patienten vorher nur Mut antrinken, weder ursächlich, noch auslösend auf das Konto des Alkohols zu schreiben [1]).

Jedenfalls erscheint es angezeigt, gerade in der heutigen Situation des stets zunehmenden Alkoholismus prophylaktisch an die Sätze Gruhle's zu erinnern: „Man bedenke, daß eine intensive Alkoholismusbekämpfung in jedem Lande indirekt segensreich wirkt: das Geld wird nicht mehr vergeudet, sondern verständig angelegt, das Elend der Trinkerehen und der Kinderverwahrlosung wird geringer, die Affektkriminalität senkt sich, die Roheitsakte nehmen ab usw. Das alles wird indirekt auch zur Senkung der Selbstmordziffer sicher beitragen."

7. Nachdem es im Selbstmordversuch zur Entladung der Aggression gekommen ist, erfolgt im allgemeinen eine charakteristische Wendung im Verhalten der Persönlichkeit. Eine Übergangszeit, die oft durch Ablehnung der notwendig gewordenen Internierung, durch Traurigkeit über das Vorgefallene, sowie durch Nichtverstehenkönnen der eigenen Handlungsweise gekennzeichnet ist, führt hinüber zu einer neuen, aufgeschlossenen Verhaltensweise gegenüber der Umwelt. Diese höchst bemerkenswerte Änderung ist wiederholt aufgefallen. Szondi weist darauf hin, „daß Individuen, die den Selbstmord überleben, nicht mehr das bekannte Syndrom geben, sondern ein ganz anderes Triebprofil haben, als vor dem Selbstmord". Heimerzheim berichtet, daß in 70% aller Beobachtungen der im Affekt begangene Versuch als „Dummheit" kritisch abgelehnt wird. Jamieson spricht „von einer Reihe von Patienten, bei denen nach dem Selbstmord eine deutliche Besserung der seelischen Verfassung auftrat". Er sieht dies als ein Kennzeichen für die erfolgte Einsicht in eine teilweise oder vollständige Erlösung von dem Wunsche nach Strafe und Sühne an.

Tatsächlich muß man oft, wenn man dann diese Wandlung einsetzen sieht, an eine Erlösung glauben (wie wir sie mitunter in der psychotherapeutischen Behandlung — auch dies eine Parallele zur Neurose — erleben). Verständlich wird dies teilweise, wenn wir bedenken, daß die Aggressionen entladen, die Hemmungen weggefallen sind und ein Zustand erreicht ist, der irgendwie an eine Wiedergeburt, an ein Von-vorne-anfangen erinnert. Das ist auch therapeutisch von größter Wichtigkeit. In dieser Phase, da der Gerettete die ersten zögernden Schritte macht, muß er ärztlich und fürsorgerisch gestützt und ermutigt werden. Geschieht dies nicht zur rechten Zeit, so kann nur allzu bald die alte Verhaltens-

[1]) Freilich zeigt eine tiefergehende Analyse, daß es teilweise kein Zufall ist, wenn von ihnen gerade der Alkohol als „Ermutigungsmittel" zum Selbstmord benützt wird. Dieser spielte nämlich dann mitunter in der Familie bereits eine zerstörende Rolle.

weise sich wieder des Menschen bemächtigen und wenn er neuerlich fixiert erscheint, ist der richtige Augenblick vorbei und der Erfolg jeder Hilfeleistung sehr in Frage gestellt. Die Entladung führt zu einer Besserung, jedoch handelt es sich oft nur um eine momentane Besserung und es tritt bald wieder die seit langem eingeübte Lebenshaltung in ihre Rechte. An und für sich sehen wir, daß in der Krise und Entladung des Selbstmordversuches etwas zusammenbricht, die alte Fixierung zerschlagen wird und an ihre Stelle die aufgeschlossene Zuwendung, die erlebte Freiheit tritt. Wir messen dieser Entwicklung entscheidende Bedeutung bei und halten sie für ein Kernproblem des Selbstmordversuches. Einerseits können wir durch sie den geistigen Grund des Selbstmordes erahnen — worauf wir noch zurückkommen werden — andrerseits weist sie eindringlich auf die Verantwortung aller Mitmenschen, die Zuwendungstendenzen des geretteten Selbstmörders zu beachten und zu ermutigen, hin.

Freilich finden sich auch immer wieder Patienten, die nicht nur anfänglich, sondern auch weiterhin das Mißlingen des Selbstmordversuches bedauern, oft auch aus der depressiven Stimmung nicht herauskommen und nach neuen Gelegenheiten, Selbstmord begehen zu können, Ausschau halten. Man kann also sagen: Im allgemeinen besteht die Gefahr einer unmittelbaren Selbstmordwiederholung nicht. Bei bestimmten Patienten ist dies jedoch der Fall, sie neigen zu baldiger Selbstmordwiederholung. Die Aufzählung soll hier nach der Reihenfolge ihrer Häufigkeit erfolgen.

1. Bei Geisteskranken.

2. Wenn trotz der Entladung noch mächtige Aggressionspotentiale bestehen.

a) Der „hysterische“ Selbstmordversuch stellt — wie wir gesehen haben — oft nur eine ganz ungenügende Aggressionsentladung dar, so daß es zu neuen Entladungen kommen kann.

b) Bei der Psychopathie.

Wir haben auf die Übermächtigkeit der Aggressionstendenzen bei Psychopathen hingewiesen. Diese sind nun nicht nur quantitativ besonders groß, sondern kennzeichnen sich auch dadurch, daß es nach erfolgter Entladung sehr rasch zu einer neuerlichen Aggressionsanstauung kommen kann.

3. Bei Bestehen trostloser, unveränderter exogener Umstände. Wenn auch die Dinge nach der Rettung gewöhnlich in anderem, günstigerem Lichte gesehen werden, kann diese Änderung in besonders hoffnungslosen Situationen fehlen. Hier besteht absolute Wiederholungsgefahr und es muß als schwerer Fehler angesehen werden, diese Patienten vor der Beseitigung zumindestens ihrer gröbsten Notstände, aus der geschlossenen Anstalt zu entlassen.

c) Flucht in die Irrealität.

Ihrer Besprechung werden wir weniger Raum widmen müssen als den beiden ersten Punkten des präsuicidalen Syndroms, Dafür gibt es einige Begründungen. Wir wollen nur die zwei wesentlichen anführen. Erstens handelt es sich hier, wie schon erwähnt, um ein Begleitsymptom, freilich um ein sehr wichtiges.

Die Phantasie — sie ist es, die die Flucht in die Irrealität herbeiführt oder unterstützt — begleitet ja die Einengung und formt oft inhaltlich die Aggressionstendenzen. Zweitens war es unvermeidlich, schon bei der Besprechung dieser beiden wichtigen präsuicidalen Geschehnisse, die in ihnen enthaltene Phantasietätigkeit teilweise vorwegzunehmen. Denn niemandem wird es entgangen sein, daß der Verlust der expansiven Kräfte, die Stagnation und schließlich die Regression natürlich begleitet ist von lebhaften Phantasievorstellungen. Ebenso klar ist, daß sich die Aggression, sowohl die Fremd- als auch die Selbstaggression, der mannigfachsten Phantasiebilder bedient.

Deswegen vor allem können wir uns hier kürzer fassen. Es geht nicht darum, die Fülle der verschiedenartigsten Phantasien unserer Patienten hier erschöpfend darzustellen, (dies wäre auch kaum möglich), sondern das Typische der Phantasietätigkeit in der präsuicidalen Phase aufzuzeigen. Darüber nun kann kein Zweifel herrschen: Es gibt eine typisch gefärbte und ausgerichtete Phantasie, die zur Selbstmordtendenz führt und sie ständig verstärkt.

Daß die Phantasie eine der mächtigsten und einflußreichsten Kräfte der menschlichen Persönlichkeit ist, braucht wohl nicht besonders dargelegt zu werden. Es handelt sich ja bei ihr um ein neuformendes Denken. Natürlich baut sie oft auf tatsächlich stattgehabten Erlebnissen und in der Erinnerung festgehaltenen Bildern auf, verwandelt diese aber so, daß ihr Inhalt keiner Realität mehr entspricht. Mit Recht bezeichnet sie Jung als den Ausfluß der schöpferischen Geistestätigkeit. Wir werden hier von den Gefahren der Phantasie zu sprechen haben. Darüber aber wollen wir einleitend nicht ihre positive Kraft, ja ihre Notwendigkeit für den Menschen übersehen. Als Bahnerin und Vorarbeiterin für aktive Handlungen ist sie unentbehrlich und jedes wirklich im Leben angestrebte Ziel ist zuerst in der Phantasie angestrebt worden, jedes vollbrachte Werk zuerst der Phantasie vorgeschwebt. Dann muß schon jetzt darauf hingewiesen werden, daß in die Phantasie viele unbewußte Inhalte einfließen. Die im Dienste der gesunden Persönlichkeit stehende Phantasie aber formt Unbewußtes und Bewußtes zu einer Einheit und läßt eine Dissoziation nicht zu.

Hier nun fallen schon einige Gefahren der Phantasie auf. Wir wissen aus den bisherigen Kapiteln, daß in den Patienten in der präsuicidalen Phase eine Fülle von ins Unbewußte verdrängten Tendenzen bestehen. Sie haben infolge des Widerstandes dieser Personen nicht oft Gelegenheit, sich im Bewußtsein bemerkbar zu machen. Die Phantasie ist eine solche — oft die einzige — Gelegenheit. Dementsprechend benützen die verdrängten Tendenzen, die während des Phantasierens herabgesetzte Aufmerksamkeit, um an diesem locus minoris resistentiae in das Bewußtsein einzudringen. Die unbewußten Inhalte sind oft so mächtig, daß es der Persönlichkeit nicht gelingt, sie zu beherrschen. Das nun scheint uns der wesentliche Unterschied zwischen positiv und negativ zu wertender Phantasie zu sein: Die erste steht im Dienste des Menschen und führt zu aufbauenden Werken. Die zweite aber bedient sich des Menschen, macht ihn zu einem Werkzeuge unbewußter, oft zerstörender Tendenzen, die er nicht mehr in seiner Kontrolle zu halten vermag.

Diese letztere entspricht genau dem, was Jung als passive Phantasie bezeichnet hat. Während die aktive Phantasie durch Intuition, d. h. „durch eine auf Wahrnehmung unbewußter Inhalte gerichtete Einstellung“ veranlaßt wird, tritt die passive Phantasie „ohne vorgehende und begleitende intuitive Einstellung von vorneherein in anschaulicher Form auf, bei völlig passiver Einstellung des erkennenden Subjekts“. Jung betont, daß die passive Phantasie nicht selten den Stempel des Krankhaften oder Abnormen trägt, da sie einen sehr starken Gegensatz zwischen bewußten und unbewußten Tendenzen voraussetzt.

Diese passive Phantasie nun, die ungewollt unbewußte Inhalte zur Darstellung bringt und ihren Träger mit sich zieht, statt von ihm beherrscht zu werden, ist die Phantasie derjenigen, die einem Selbstmord entgegengehen. Das Wort „passiv“ könnte jedoch hier in doppelter Weise irreführen. Erstens beginnen diese Phantasien nicht als passive, sondern als aktive. Diese aktive Phantasie ist aber so einseitig und tendenziös auf gewisse Inhalte gerichtet, daß diese übermächtig werden, sich sozusagen selbständig machen, stets neues unbewußtes Material ungewollt aus sich heraus nach Art einer automatisch ablaufenden Kette produzieren und auf diese Weise den Übergang zur passiven Phantasie veranlassen. Zweitens aber könnte das Wort „passiv“ Anlaß zu der falschen Vorstellung geben, als würde sich ihr Träger immer mit dem Phantasieren begnügen und keine Verwirklichung der phantasierten Inhalte anstreben. Wir werden noch sehen, daß dies beim Selbstmörder durchaus nicht so ist.

Jedenfalls nun bringt die so beschaffene Phantasie die große Gefahr mit sich, daß der betreffende Mensch sich in Dinge hineinlebt, die der Wirklichkeit gar nicht entsprechen, daß er eine eigene Welt um sich aufbaut, daß er in einer Scheinwelt zu leben beginnt. Die Kontrolle durch die Realität kann immer geringer werden. Jaspers hat betont, daß der Mensch stets vor die Wahl der Wirklichkeitsdurchdringung oder Wirklichkeitsverleugnung gestellt ist. Die Phantasie der Selbstmordgefährdeten steht immer im Dienste der Wirklichkeitsverleugnung.

Dies geschieht, allgemein ausgedrückt, in vier Abschnitten.

1. Das Phantasieren des „Gegenteiles“.

Der Arme ist in der Phantasie reich, der Kleine groß, der Erniedrigte erhöht, der Entmachtete ein Herrscher, der Gefangene frei, der Erfolglose erfolgreich usw. In dieser Phase können wir noch von einer aktiven Phantasie sprechen. Es handelt sich hier um eine Flucht in die Phantasie.

2. Gesteigerte Bedeutung der phantasierten Inhalte.

Es ist klar, daß die Flucht in die Phantasie zwei Folgen haben kann: Einerseits wird durch das Phantasieren des Gegenteiles die Realität als noch ungünstiger und trostloser erlebt, als sie bis dahin empfunden wurde. Andererseits erlahmt das Interesse an ihr und die Bemühung um sie (Verlust der expansiven Kräfte, Stagnation!), und den leicht zu erreichenden Phantasieinhalten wird gesteigerte, wirklichkeitsersetzende Bedeutung zuteil. So beginnt eine Fixierung an dieselben. (Übergang zur passiven Phantasie).

3. Die phantasierten Inhalte werden wirklichkeitsähnlich.

In dieser Phase wird die Flucht in die Phantasie bereits zu einer Flucht in die Irrealität. Denn hier bekommen die Phantasieinhalte, nach dem sie bis dahin nur Wirklichkeitsersatz waren, Wirklichkeitscharakter (werden wie eine Wirklichkeit erlebt). Die Kontrolle durch die Realität beginnt in den Hintergrund zu treten.

4. Inhaltliche Verwirklichung. Die phantasierten irrealen, als real erlebten Inhalte führen zu praktischen Handlungen. Diese entsprechen natürlich dann den phantasierten Inhalten und setzen voraus, daß dieselben richtig, gültig und durchführbar sind. Hier ist der Gipfelpunkt der Flucht in die Irrealität erreicht. Er ist nicht mehr in den Bereich normalen Seelenlebens einzuordnen, sondern als Ergebnis psychopathologischer Mechanismen aufzufassen.

Es ist klar, daß diese Entwicklung der Phantasietätigkeit auf jeder der geschilderten vier Stufen halt machen kann. So wird es auch bei den Selbstmördern sein. Wo die Phantasie aber entscheidenden Anteil am Selbstmord hat, ist sie häufig — wie wir später noch verstehen werden — bis zur Flucht in die Irrealität gediehen.

Dieser Grad von Realitätsverlust aber ist, abgesehen von der Psychose, nur denkbar in der Neurose. Daß die Geisteskrankheit eine Abwendung von der Wirklichkeit darstellt, braucht wohl nicht besonders dargelegt zu werden. Die Psychose negiert die Realität und baut statt ihrer eine andere Welt — die Wahnwelt. Schon Freud aber hat darauf hingewiesen, daß der Gegensatz zwischen Psychose und Neurose dadurch abgeschwächt wird, „daß es auch bei der Neurose an Versuchen nicht fehlt, die unerwünschte Realität durch eine wunschgerechtere zu ersetzen". Er legte in seinen Abhandlungen zu wiederholten Malen dar, daß die Neurose das Verhältnis des Patienten zur Realität stört, ja daß die Neurose geradezu ein Mittel ist, sich von ihr zurückzuziehen. Das sind Erkenntnisse, die heute tausendfach bestätigt erscheinen. Freilich ist der neurotische Realitätsverlust ganz anders beschaffen als der psychotische. Der neurotisch Kranke hat eine gewisse Einsicht in und Verständnis für die Tatsache seiner Unangepaßtheit. Er kann sich nur die Gründe dafür nicht erklären. Und dann betrifft der Realitätsverlust bei der Neurose nur ein umschriebenes Teilgebiet, das zuerst gemieden, später völlig verwandelt wird. Das Studium des Selbstmordes gibt aber erneut Gelegenheit, zu zeigen, daß dieser Realitätsverlust — innerhalb der Neurose — noch weiter gehen kann: Über die Vorstellung phantasierter Inhalte hinaus bis zu einem Handeln auf Grund der phantasierten Inhalte und zu deren Verwirklichung, wobei die Irrealität und Unrichtigkeit der postulierten — nur in der Phantasie bestehenden — Grundlagen völlig übersehen wird.

So wird die „Flucht in die Irrealität" — ermöglicht durch die Existenz der Phantasiewelt — zu einem wichtigen Faktor in der präsuicidalen Phase und damit zugleich ein neuer Hinweis darauf, daß der Suicid im Grunde den beiden großen Krankheitsbegriffen Psychose und Neurose zugehört.

Es ist nun äußerst schwierig, meistens sogar unmöglich, zu entscheiden, in welchem Zeitpunkt die Phantasie pathologisch zu werden beginnt. Sicherlich läßt sich ihre Tätigkeit bis in die Kindheit zurückverfolgen (insbesondere bei jüngeren Patienten), aber wir wissen, daß auch das gesunde Kind in einer Phantasiewelt lebt und daß es physiologischerweise oft Wirklichkeit und Phantasie nicht auseinanderzuhalten vermag. Trotzdem glauben wir, daß die pathologische Entwicklung der Phantasie schon in der Kindheit einsetzt. Als ihr wichtigstes Kriterium möchten wir die Einseitigkeit der phantasierten Inhalte bezeichnen. Hier ist die tendenziöse Apperception im Sinne Alfred Adlers frühzeitig begleitet von einer tendenziösen Phantasie. Beide stehen individualpsychologisch gesprochen — und wir glauben, daß die Individualpsychologie die beste Möglichkeit gibt, diesen Vorgang zu verstehen — im Dienste des falschen Zieles, der Selbsterhöhung. Schon die Hilflosigkeit und Ohnmacht des kleinen Kindes wird durch die Phantasie in ihr Gegenteil verwandelt.

So beginnt in der Kindheit das Phantasieren des Gegenteils. Unsere Untersuchungen zeigen, daß diese einseitig ausgerichtete Kindheitsphantasie im Verlauf der Jugendjahre eine wesentliche Verstärkung erfährt. Hier ist das erste deutliche Zeichen der pathologischen Entwicklung sichtbar: Denn nach der Pubertät tritt normalerweise die Phantasietätigkeit zu Gunsten der Realität zurück. Bei den Selbstmördern ist dies oft nicht der Fall. Am deutlichsten kann man das natürlich an den jüngeren Suicidanten bemerken, aber auch bei älteren findet man immer wieder Hinweise auf das Wuchern der Phantasie.

Das Ziel dieses Phantasierens verrät sich oft, wenn man fragt, welchem Vorbild die Betreffenden nachstreben. Es sind sehr häufig große Feldherren und Politiker, mächtige und berühmte Persönlichkeiten, Stars, öfter sogar „Helden" der kriminellen Welt. Außerdem fällt auf — dies ist wohl im Zusammenhang mit unserem Thema besonders wichtig — daß es sich in der Mehrzahl um bereits gestorbene Personen handelt, denen nachgeeifert wird, in vereinzelten Fällen um solche, die selbst durch Selbstmord endeten. (Hierher gehört auch die Verherrlichung verstorbener Angehöriger sowie die Identifizierung mit Verwandten, die suicidierten, worauf schon hingewiesen wurde).

Jedenfalls ist für die durch die Phantasie erfolgende Verwandlung in das Gegenteil am charakteristischesten und allgemeingültigsten das Gegensatzpaar: Eingeschränktheit — Alleskönnen, Allmacht.

Die mannigfachsten Gegensatzpaare, die immer wieder zu beobachten sind, finden sich in ihm enthalten und müssen daher hier nicht besonders aufgezählt werden. Eines aber bedarf einer gesonderten Besprechung. Unterdrückung, Not und Leid wird mit der Vorstellung „am Leben sein" gleichgesetzt und das Gegenteil, also Herrschen, Befreiung und Glück oft durch die Phantasie mit dem „Totsein" verbunden. Wir haben uns bemüht, aus den mitunter zurückhaltenden Berichten der Patienten über ihre Phantasietätigkeit zu schließen, ob im Anfang

Vorstellungen vom Selbstmord oder nur ganz allgemein vom Tode aufgetreten sind. Wir glauben nun, daß die ersten diesbezüglichen Phantasien sich häufig nur auf den Zustand des Totseins beziehen. Schon dabei aber setzt jene Veränderung ein, die später verstärkt wird und die von so entscheidender Bedeutung für das Wagnis des Selbstmordes ist: Während natürlich die Menschen im Grunde Angst vor dem Tode haben und ihn um jeden Preis hinausschieben und vermeiden wollen, beginnt die Phantasie den Tod als das Erstrebenswerte, als einen Übergang zu einem besseren Leben darzustellen. Darüber später mehr.

Bald aber ist der Wunsch, „tot zu sein" gefolgt von dem Gedanken: Du kannst das doch selbst erreichen, es liegt ja in Deiner Hand. Im Anfang handelt es sich um momentartige, rasch wieder verfliegende Gedankenblitze (einige Patienten sprachen von „inneren Eingebungen"), dann aber gewinnen diese Gedanken in der Phantasie eine festere Gestalt, es tauchen konkretere Vorstellungen auf, wie man den Selbstmord durchführen könnte, wie die Umwelt wohl darauf reagieren wird.

Die Wichtigkeit dieser Selbstmordgedanken und -phantasien kann nicht eindringlich genug geschildert werden. Wir haben bereits gehört, daß ungefähr ein Drittel aller unserer Patienten seit langer Zeit bestehende Selbstmordpläne zugab, ein anderes Drittel von gelegentlichen Selbstmordideen sprach und daß die Behauptungen des Restes, niemals an Selbstmord gedacht zu haben, gar nicht so selten widerlegt werden konnten. Dies wirft ein bezeichnendes Licht auf die Bedeutung der Selbstmordgedanken. Dabei handelt es sich aber nur sehr selten um isolierte Gedanken, meistens sind diese gefolgt von — wenn auch noch so kurzen — sie ausschmückenden und fortspinnenden Phantasien.

Die Wirkung dieser Selbstmordphantasien ist eine so große, daß sie dann in affektiver Einengung zum Selbstmord führen kann, ohne daß sich der Betreffende unmittelbar an sie erinnert, bzw. in der momentanen Einengung die Zusammenhänge zu verstehen in der Lage ist.

In gewissem Sinne ist der Selbstmordgedanke, besonders die wiederholte Beschäftigung mit ihm, die Gewöhnung an ihn sowie seine phantasievolle Ausschmückung der erste Schritt zum Selbstmord. Und daher hat Menninger-Lerchenthal recht, wenn er schreibt: „Gegen die Selbstmordgedanken zu Felde ziehen, heißt, den Selbstmord überhaupt bekämpfen".

Freilich muß hier noch einschränkend etwas hinzugefügt werden. Vergessen wir nicht: Es gibt ja praktisch kaum einen Menschen, dem nicht zumindestens irgendeinmal in seinem Leben der flüchtige Gedanke an die Möglichkeit des Selbstmordes kam. Deswegen besteht noch lange keine wirkliche Selbstmordgefahr. Denn die Mehrzahl vermag mit diesen Gedanken fertig zu werden[1]), sie

[1]) Dieses Überwinden ist vom Verdrängen genau zu unterscheiden. In einigen Fällen gelingt scheinbar die Verdrängung so gut, daß selbst starke unbewußte Suicidtendenzen nicht in längere Phantasien münden. Dann besteht natürlich auch besondere Selbstmordgefahr, die unter Umständen noch durch ihr plötzliches und überraschendes Auftauchen verschärft wird.

verliert ihn wieder, klebt nicht an ihm. Dem Gefährdeten aber kommt er immer wieder ins Bewußtsein. Er baut ihn durch die Phantasie aus und überläßt sich ihm schließlich (freilich ist dies durchaus nicht in allen Fällen so).

Im Grunde ist schon das erste Auftauchen von Selbstmordgedanken der Beginn der passiven Phantasie. Die Vorstellungen vom Gegenteil waren noch intuitiv herbeigeführt, also Produkte der aktiven Phantasie. Die Selbstmordgedanken dagegen drängen sich — mitunter von Anfang an — auf, weswegen sie auch von den Patienten subjektiv oft als „Eingebungen" erlebt werden. Es fragt sich nun in jedem einzelnen Falle, wie sehr diese plötzlich zu Tage tretenden phantasierten Inhalte den unbewußten Tendenzen entsprechen. Wenn dies nicht in ausgeprägterem Maße der Fall ist, werden sie verarbeitet und überwunden werden können. Je mehr aber diese Inhalte den unbewußten Wünschen entsprechen, desto mehr werden sie — wenn sie einmal aufgetaucht sind — festgehalten. Ihre Bedeutung für den Phantasieträger nimmt ständig zu. Einerseits nämlich kann durch sie die Wirklichkeit ignoriert oder zumindestens entwertet, andererseits das Gewünschte vorgestellt werden. So verstärkt sich die Stagnation in der Realität, der Schwerpunkt verlagert sich auf die phantasierten Inhalte. Auf diese Weise werden die Täuschungen zu einer Lebensnotwendigkeit (Klages hat die Psychopathie — bei der ja, wie bereits erwähnt, die Phantasietätigkeit am lebhaftesten ist — als „Leiden an lebensnotwendigen Selbsttäuschungen" bezeichnet). Man gewinnt bei gewissen Personen mit Selbstmordgedanken immer wieder den Eindruck, daß sie ohne diese Gedanken nicht leben können. Tatsächlich brauchen sie das Wissen und die Vorstellung: „Ich kann jederzeit aus dem Leben scheiden". Eine Zeitlang mag der Gedanke an die „Todesfreiheit" scheinbar lebenserhaltend sein[1]), auf längere Sicht ist er immer periculös.

Denn die Vorstellung vermag sich selbständig zu machen und dann zur Tat zu drängen. Freilich geschieht dies oft erst, nachdem der Tod und der Zustand des Totseins seiner Schrecknisse entkleidet wurde. Wiederholt sehen sich diese Patienten in der Phantasie als Tote. Diese Bilder werden größtenteils mit Erhöhung, Verherrlichung und Verklärung verbunden. Selbst die unangenehmsten mit dem Totsein gekoppelten Vorstellungen werden verwandelt. So erzählte uns ein Patient — das krasseste Beispiel dafür — er hätte wiederholt phantasiert, wie er im Grab von den Würmern zerfressen würde, dies sei aber für ihn durchaus kein unangenehmer Eindruck gewesen. Der Mensch verfällt also in seiner Phantasie der Selbstbetrachtung und paßt sich irgendwie daran an, in kürzerer Zeit „tot" zu sein. Wahrscheinlich ist — was bisher viel zu wenig beachtet wurde — jede Selbstbespiegelung intensiveren Charakters ein präsuicidales Symptom. In diesem Zusammenhang sei auf die gesteigerte Form dieser Selbstbespiegelung, die Heautoskopie, aufmerksam gemacht. Menninger-Lerchenthal hat in dieser nach außen projezierten Selbstbespiegelung „eine

[1]) Er stellt ja teilweise auch einen (freilich insuffizienten) Aggressionsentladungsversuch dar.

unbewußte Illusion von Abspaltung eines bösen, strafwürdigen Ichs gesehen, welche die Vorbedingung jedes Selbstmordes zu sein scheint". Einer unserer Patienten (er hatte bereits mit 16 Jahren einen Selbstmordversuch unternommen und kam dann als 50jähriger wieder auf die Klinik; — es ist geplant, diesen Fall gesondert zu publizieren), hatte eine Reihe von Heautoskopien. Wir könnten uns vorstellen, daß sie als präsuicidale Symptome oder als suicidale Äquivalente aufzufassen wären („aus der Haut fahren").

Hiemit aber kommen wir zum Entscheidenden. All diesen Phantasiebildern ist eines gemeinsam: Man ist tot, aber man kann sich im Tode noch beobachten, betrachten, zusehen. Dieses umformende Denken ermöglicht es, einen scheinbaren Widerspruch zu erklären. Mit Recht hat nämlich Rank darauf hingewiesen, daß der Narzißmus die peinliche Vorstellung des Todes aus dem Bewußtsein ausschließen will.

Wir haben nun gehört, daß die meisten Selbstmörder in das infantile Stadium des Narzißmus regredieren. Kann es dann trotzdem zu Todesvorstellungen kommen, da es doch gerade der Tod ist, der in diesem Stadium gemieden wird? Dieser Widerspruch ist aber nur scheinbar. Denn erstens handelt es sich nicht um Todesphantasien, sondern um Phantasieren vom „Totsein". Und zweitens: Erleben sich diese Patienten in ihrer Phantasie auch nach dem Tode im Stadium des Totseins als lebendig— und zwar als körperlich lebendig. Das ist der Gipfel der durch die Phantasie bewirkten Selbsttäuschung, eben die Flucht in die Irrealität.

Nochmals sei dieses grundlegende Faktum betont: Die Phantasie gaukelt dem Menschen (besonders den Jugendlichen) in der präsuicidalen Phase oft die Illusion vor, er könne seinen eigenen Tod körperlich überleben. So kann er dann — wobei das Verständnis dafür, daß dies nur in der Phantasie möglich ist, aufgehoben erscheint, — erleben, wie er auf der Bahre liegt. So kann er sein eigenes Begräbnis betrachten. Er kann lesen, wie in allen Zeitungen sein Name steht. Er kann sehen und empfinden, wie heftige Reue die Angehörigen überfällt, wie sie sich wegen ihrer falschen Haltung ihm gegenüber selbst anklagen und Vorwürfe machen. Die Eltern, Geschwister, Ehepartner, Lehrer [1]), die Vorgesetzten, kurzum alle Personen, die ihm im Leben seiner Ansicht nach Unrecht taten, müssen jetzt trauernd vor ihm stehen und Abbitte leisten. Er wird dann schließlich entweder großzügig Verzeihung gewähren oder aber sich unbarmherzig an der Verzweiflung weiden und erst recht seine Argumente ihnen „stumm an den Kopf werfen". Manche sehen sich sogar, wie sie sich vor einem Gerichtshof wegen des Selbstmordes verteidigen.

All diese Phantasien (die wiederum ein starker Beweis für die Aggressionstendenzen der Selbstmörder und für die Verwandtschaft von Mord und Selbstmord sind) wurden wiederholt beschrieben. Aber auf die Bedeutung der illusionären Komponente, die den Phantasierenden den eigenen Tod überleben läßt,

[1]) Allers erwähnt, daß ein elfjähriger Knabe einmal in Bezug auf seinen Klassenvorstand äußerte: „Ich täts ihm gönnen, wenn ich hin würd".

so daß er auch nachher alles körperlich erleben kann, wurde unseres Erachtens bisher noch zu wenig hingewiesen. Diese Illusion erleichtert nämlich das Zustandekommen des Selbstmordversuches ganz wesentlich.

Es ist ein Irrtum zu glauben, daß diese Art der Phantasie nur bei jugendlichen Suicidanten und bei „harmlosen" Suicidversuchen eine Rolle spielt. Auch bei durchaus erwachsenen Personen kann die Phantasie den durch den Selbstmord zu erzielenden Gewinn als erlebbar vorzaubern. In fortgeschrittenem Alter freilich fanden wir diesen Vorgang niemals. Und auch ein Zusammenhang zwischen dieser Phantasie und der „Harmlosigkeit" des Selbstmordversuches muß durchaus nicht bestehen. Man darf nämlich nicht vergessen, daß im Moment der Tat wohl nur sehr selten eine ausgeprägte Phantasietätigkeit besteht. Die Zeit ihrer Wirkung ist die präsuicidale Phase. Die Phantasie führt mit zum Selbstmord, auf seinen Ausgang hat sie aber unserer Ansicht nach einen relativ geringen Einfluß.

Zusammenfassend kann man über die Beziehung zwischen Phantasie und Selbstmord folgendes sagen:

1. Die Bedeutung der Phantasie für die Vorbereitung eines Selbstmordversuches ist, wie von einigen Autoren — es seien hier u. a. Chadwick und Wexberg erwähnt — bereits hervorgehoben wurde, eine große.

2. Sicher ist diese Bedeutung bei jüngeren Suicidanten eine größere. Oft scheint in späterem Alter die Phantasie überhaupt keine Rolle zu spielen. In der Gesamtbeurteilung aber wird man vorsichtig sein müssen, weil man von jungen Menschen relativ leicht die phantasierten Inhalte erfährt, während sie ältere Menschen nur äußerst widerwillig preisgeben. Wenn man sie also nicht in Erfahrung bringen kann — so ist es auch uns vielfach ergangen — muß dies noch keineswegs bedeuten, daß sie nicht vorhanden sind.

3. Es handelt sich bei der zum Selbstmord anleitenden Phantasie in der Regel um eine ganz typische, an gewissen Eigenschaften zu erkennende.

4. Ihre wichtigsten Kennzeichen sind: Beginn als Fluchtreaktion auf die kritische oder als kritisch erlebte reale Situation. Vorstellung der Möglichkeit, tot zu sein, später Selbstmordgedanken, die sich aufdrängen (Übergang von aktiver zu passiver Phantasie) und ausgeschmückt werden. Festhalten derselben, in dem Maße, in dem sie unbewußten Tendenzen entsprechen. Verstärkung der Selbstmordvorstellung, so daß sie oft geradezu — obwohl mitunter qualvoll empfunden — eine Notwendigkeit wird. Schließlich kommt es in einigen Fällen — dies insbesondere bei jungen Menschen — wohl infolge der ambivalenten Haltung zu einer Umformung der phantasierten Vorstellung vom „Totsein" derart, daß man glaubt, den eigenen Tod körperlich überleben zu können. Diese Entwicklung entspricht einer Flucht in die Irrealität auf umschriebenem Gebiet.

5. Ob nun die Phantasie bis zu jenem Gipfel vorstößt oder schon früher halt macht, in beiden Fällen ist sie — natürlich quantitativ verschieden — eine zum Selbstmord treibende Kraft. Sie ist nicht nur ein Symptom der prä-

suicidalen Entwicklung, sondern eine eigene, einen Vorgang in Bewegung setzende dynamische Macht.

6. Im Moment des Selbstmordes kann es so zur Verwirklichung irrealer, phantasierter Inhalte kommen. Während des Selbstmordversuches selbst ist die Rolle der Phantasie sowohl bei Affektreaktionen, als auch bei „von langer Hand“ vorbereiteten Suicidversuchen nur schwer zu beurteilen, da die Angaben diesbezüglich äußerst ungenau sind. Man wird sich also vorwiegend auf ihre Wichtigkeit in der präsuicidalen Entwicklung beziehen müssen.

7. Während die Einengung das Zustandekommen des Selbstmordes verständlich macht, die Aggression aber seine inhaltliche Aussage bedeutet, werden wir im dritten Symptom unseres Syndroms die bahnende Kraft zu sehen haben, derer sich Einengung und Aggression oft bis zum Suicid bedienen.

DAS WERTERLEBEN DER SELBSTMÖRDER.

Bei der Besprechung des präsuicidalen Syndroms haben wir darauf hingewiesen, daß wir die Einengung nicht nur quantitativ, sondern auch qualitativ für das wichtigste Symptom dieses Syndroms halten.

Im folgenden soll die Begründung für diese Feststellung gegeben werden. Sie ist dadurch gegeben, daß von dieser Einengung in der präsuicidalen Entwicklung auch die geistig-sittliche Persönlichkeit betroffen ist. Am deutlichsten kann dies auf dem so wichtigen Gebiet des Werterlebens beobachtet werden.

Sowohl das Werterleben, als auch die Wertverwirklichung ist in der präsuicidalen Entwicklung in der Regel in typischer Weise verändert und gestört [1]). Auf das Bestehen einer solchen Störung wurde schon wiederholt hingewiesen. Bekannt ist z. B., daß sich in Zeiten sittlichen Niederganges die Zahl der Selbstmorde erhöht, daß sie sich dagegen in Zeiten sittlichen Aufstieges senkt. Bekannt ist ferner, daß man bei einer großen Anzahl von Suicidanten ethische Defekte feststellen muß und daß sich besonders bei jugendlichen Selbstmördern eine Fülle von dissozialen Eigenschaften findet. Die entwicklungsmäßigen Kennzeichen dieser Veränderungen des Werterlebens wurden aber noch nicht deutlich genug aufgezeigt. Ebenso wurde der tiefe ursächliche Zusammenhang, der zwischen gestörtem Werterleben und Selbstmord besteht, bisher noch nicht entsprechend gewürdigt.

Zuerst wollen wir in knapper Form (ohne auf nähere Einzelheiten einzugehen) die für die präsuicidale Entwicklung typischen Veränderungen sowohl im Bereich des Werterlebens, als auch in dem der Wertverwirklichung zusammenfassen.

1. Das Werterleben.

Es ist in allen drei Phasen seines Ablaufes, die von der Wertphilosophie unterschieden und näher präzisiert wurden, gestört.

a) Erste Phase: Gegenstände der äußeren oder inneren Welt müssen zuerst erkannt und erfaßt werden.

Die Störungen dieser Phase beruhen darauf, daß die Präsentation der Wertgegenstände wohl erfolgt, diese aber teilweise nicht voll ins Bewußtsein gelangen, das heißt also, nicht voll erfaßt werden. Man könnte mit anderen Worten auch sagen: Sie sehen die Dinge und sehen sie doch nicht, sie bemerken sie und neh-

[1]) Wir wollen aber vorwegnehmend mit Nachdruck betonen, daß es uns hier um eine wissenschaftlich-sachliche Prüfung des Werterlebens bei den Selbstmördern geht. Diese ist strikte zu unterscheiden von einer moralischen Beurteilung und Bewertung der Patienten, die unserer Ansicht nach nicht Sache des Arztes ist.

men sie doch nicht auf. Durch diese Verhaltensweise können viele wertvolle Dinge keine Bedeutung gewinnen, weil an ihnen im Grunde vorbeigegangen wird.

Durch diese mangelhafte Erfassung einzelner Wertgebiete ist auch die bereits beschriebene — in der Intensität freilich wechselnde — Unfähigkeit zu erklären, bei Enttäuschungen in einem Bereich sich auf andere zu stützen: Diese anderen sind dann nämlich nicht bewußt oder haben nicht jene Bedeutung erlangt, die ausreichen würde, um ersetzend einspringen zu können.

b) Zweite Phase: Das Ich antwortet mit triebhafter Lust oder Unlust auf die präsentierten Gegenstände, später mit Gefühlen der Zustimmung oder Ablehnung.

Die Störung in der zweiten Phase ist teilweise mitbedingt durch die bereits geschilderte in der ersten Phase. Infolge der mangelhaften Präsentation kommt es nämlich mitunter zu sehr oberflächlichen Reaktionen. Aber auch wenn die Wertaufnahme eindringlicher erfolgt, ist die Gefahr einer falschen Wertantwort groß. Denn es handelt sich bei dieser zweiten Phase — dem Kern des Werterlebnisses — um einen emotionalen Vorgang (darüber ist sich die Wertphilosophie mit Reininger im wesentlichen einig). Gerade auf dem emotionalen Gebiete aber finden sich in der präsuicidalen Entwicklung Störungen und Verschiebungen, die sich natürlich demzufolge auch auf das Werterleben auswirken. Es erfolgen so besonders plötzliche und kraß tendenziös gefärbte Lust- und Unlustreaktionen, die weit von denen der Normalen abweichen.

c) Dritte Phase: Das Ich erfäßt den Zusammenhang zwischen Wertgegenstand und seiner Reaktion darauf. Es kommt durch einen intellektuellen Akt zu einem Werturteil, wobei dieses durch Anpassung an die allgemein gültigen Werte objektiviert werden soll.

Die Veränderung in dieser Phase ist besonders typisch und auch maßgebend für die spätere Suicidgefahr. Es werden nämlich verhältnismäßig häufig nur subjektive Werturteile abgegeben, die Objektivierung bleibt oft aus. Bedenken wir das über die Störung in der zweiten Phase Gesagte, erinnern wir uns, daß es sich in ihr um besonders tendenziös gehaltene Lust- und Unlustreaktionen handelt, dann begreifen wir, daß gerade bei dieser Entwicklung die Korrektur durch den Intellekt, das heißt also, die Objektivierung der Werte besonders notwendig wäre, um die bisherigen Fehler auszugleichen. Aber die Übermacht des Emotionalen verhindert andererseits erst recht die korrigierende und ausgleichende Arbeit des Verstandes.

Wenn man erwägt, wie sehr die präsuicidale Entwicklung — was bereits zur Genüge gezeigt wurde — im Zeichen der Ichhaftigkeit steht, wird man sich nicht darüber wundern, daß das Werterleben sich in den Dienst dieser Ichhaftigkeit stellt und dementsprechend die Objektivierung der Werte, die ja dem Ich unangenehme Verpflichtungen auferlegen würde, zu vermeiden bestrebt ist. Wiederholt findet man so im Werterleben der Suicidanten die Leitlinie „recht ist, was mir nützt" mehr oder minder deutlich ausgeprägt. Die pseudoaltruistische Haltung, die wir präsuicidal oft gesehen haben, steht dazu durchaus nicht im Widerspruch, denn sie ist ja auch ein Mittel, das im Grunde dazu dienen soll, die Wünsche des eigenen Ichs durchzusetzen. Die Bereitschaft dieser Menschen, „alles zu erdulden“, ist keine echte, sondern hinter ihr verbergen sich die Aggressionen, ja sie wird sogar dazu benützt, die Aggressionen noch zu verstärken. Was also auf den ersten Blick besonders „wertvoll“ erscheint, entpuppt sich in diesen Fällen als raffinierte Tarnung der ethischen Defekte vor dem eigenen Ich und der Umgebung.

Kennzeichnend für das präsuicidale Werterleben ist jedenfalls das Überwiegen subjektiver Werturteile, während die Objektivierung weitgehend fehlt.

Dabei muß man diesbezüglich zwischen zwei verschiedenen Verhaltensweisen unterscheiden:

1. Den einen wird die Forderung nach Objektivierung der Werturteile wenigstens zeitweise bewußt. Dann aber halten sie die Spannung zwischen Wollen und Sollen nicht aus und sie verdrängen die Forderung nach der Objektivierung ins Unbewußte.

2. Den anderen aber ist die Objektivierung der Werturteile ein völlig unbekannter und auch unbegreiflicher Vorgang. Sie sind nicht imstande, subjektiv und objektiv auf diesem Gebiete zu unterscheiden. Sie sind in gewissem Sinne wertblind und allen Mahnungen oder Erklärungen gegenüber völlig uneinsichtig. Sie begreifen nicht, daß sie sich ethisch falsch verhalten haben. — Diese besonders erschütternde Feststellung muß man bei Suicidanten relativ häufig machen. Das beste Beispiel dafür sind eine Reihe von jugendlichen Suicidanten beiderlei Geschlechtes, deren Lebensweg eine unglaubliche Häufung krimineller und asozialer Handlungen aufweist, über die sie mit größter Selbstverständlichkeit und scheinbar ohne jede Fähigkeit, das Fehlerhafte einzusehen, berichten.

Die in der ersten Gruppe zusammengefaßten Patienten würden diagnostisch den Neurotikern, die in der zweiten Gruppe den Psychopathen entsprechen. Der Neurotiker ist — um es mit Kauders zu sagen — „innerhalb seiner kranken Lebensform in irgendeinem Grade auch moralisch krank, der Psychopath moralisch in irgendeiner Weise verbildet“. Dieser Unterschied im Wertverhalten scheint der wichtigste Unterschied zwischen Neurose und Psychopathie zu sein und er ist mit ein Grund dafür, daß diese beiden Begriffe auch heute noch mit einer gewissen Berechtigung getrennt werden. Zu der Annahme aber, daß die Störung des Werterlebens beim Psychopathen angeboren sei, berechtigt nichts. Eher trifft hier die Erklärung zu, daß an diese Menschen in ihrer Kindheit niemals oder nur in ungenügendem Maße objektive Werte herangebracht wurden und sie den Vorgang der Wertobjektivierung nicht erlernt haben [1]).

Das Endergebnis des Werterlebens ist jedenfalls für den Neurotiker und den Psychopathen (trotz der beschriebenen Unterschiede) das gleiche: Das Wuchern der subjektiven Wertung.

---

[1]) Dies beweist auch die Tatsache, daß die Fähigkeit, Werte zu objektivieren, nach intensiven therapeutischen Bemühungen doch zutage treten kann. Deswegen haben wir auch weiter oben von einer scheinbaren Unfähigkeit, die eigenen Defekte einzusehen, gesprochen.

2. Die Wertverwirklichung.

Daß die Verwirklichung positiver Werte bei den Suicidanten beträchtlich gestört ist, haben wir bereits im dritten Kapitel ausführlich beschrieben. Die Aufgaben der Ehe wurden von ihnen in durchaus insuffizienter Weise gelöst, das Scheitern auf diesem Gebiete erfolgte nie ganz ohne eigenes Verschulden. Der Beruf war ihnen vielfach nur ein Mittel zum Verdienen, eine Beschäftigung, der man nachging, „weil man ja etwas tun muß", von den Verpflichtungen des gemeinschaftlichen Lebens hielten sie sich oft fern oder standen ihnen zumindestens reserviert gegenüber.

Fand sich so also eine nicht unerhebliche Differenz zwischen dem, was verwirklicht hätte werden sollen und was verwirklicht wurde, so mußte man andererseits verhältnismäßig oft bei unserem Material feststellen, daß eine Abweichung vom Werthaften nicht nur im Denken und Fühlen, sondern auch im Handeln stattgefunden hatte. Einerseits also eine Herabsetzung der Verwirklichung der positiven Werte, andererseits eine Anhäufung wertmäßig negativer Taten.

49 unserer Patienten (in der Mehrzahl Männer) sind wegen krimineller Delikte vorbestraft oder es ist deshalb ein Verfahren gegen sie anhängig. Dabei handelt es sich vor allem um Eigentumsdelikte, Veruntreuungen, Fälschungen, Gewalttätigkeiten, aber auch um sexuelle Vergehen. Einige wurden sogar mehrmals verurteilt.

95 Patienten weisen schwere ethische Defekte im Sinne eines besonders krassen asozialen Verhaltens auf. Hier seien erwähnt: Haltlosigkeit auf den verschiedensten Gebieten, vor allem aber in der Sexualität, Zustandsbilder, die in den Bereich der „moral insanity" fallen, Prostitution, Arbeitsscheu, Verwahrlosung auch bei älteren Personen, die z. B. das Fürsorgeamt in mehreren Fällen zur Wegnahme der Kinder zwingt, pathologische Verlogenheit, Streitsüchtigkeit, die ebenfalls bis zur Gewalttätigkeit gehen kann, ohne daß aber bisher eine gerichtliche Strafe erfolgt ist.

Während also die Wertverwirklichung bei der Mehrzahl der Patienten keine wirklich ausreichende ist, zeigen darüber hinaus 144 Fälle (das ist ein Fünftel) ein deutliches Abgleiten ins Asoziale und Kriminelle. Diese Tatsachen sprechen so klar für den Zusammenhang zwischen Störung des Werterlebens bzw. der Wertverwirklichung und dem Selbstmord, daß sich diesbezüglich jedes weitere Wort erübrigt.

Eine Frage aber bleibt noch zu klären. Wenn immer wieder ein Zusammenhang zwischen ethischen Defekten und Selbstmordneigung gefunden wurde, so kann dieser doch nicht zufällig bestehen, sondern muß einer gesetzmäßigen Zusammengehörigkeit dieser beiden Dinge entsprechen. Die Frage, die man hier beantworten muß (und die bisher merkwürdigerweise kaum gestellt, geschweige denn beantwortet wurde) lautet also: Warum erhöht die Störung des Werterlebens die Selbstmordgefahr?

Nach den Ergebnissen dieser Untersuchungen kann das gestörte Werterleben aus folgenden Gründen besonders für den Selbstmord disponieren:

1. Die Störung des Empfindens der Werte (die Dinge werden, wie wir gesagt haben, nicht völlig aufgenommen) und die Störung der Verwirklichung der Werte (das geschaffene Wertvolle fehlt, wie ebenfalls bereits früher gezeigt) führt zu einer Entwertung des gesamten Lebens. Denn sie verändert die Einstellung zu den Werten des Daseins und damit auch zum Dasein selbst. Man muß Frankl unbedingt beipflichten, wenn er schreibt: „Unser Dasein erfüllen wir mit Sinn allemal dadurch, daß wir Werte verwirklichen."

2. Durch die Objektivierung der Werte werden Affekte sowie triebhafte Tendenzen gebunden und verarbeitet. Der Schritt von der subjektiven Werthaltung zur objektiven Wertgeltung stellt ernste Arbeit dar, in der der Mensch lernt, sich zu beherrschen, gleichzeitig aber auch lernt, Aggressionstendenzen nicht zu verdrängen, sondern zu überwinden. Auf diese Weise verhindert die Wertobjektivierung in besonderem Maße das Entstehen der Aggressionshemmung, aber auch das Auftreten momentaner Affektausbrüche.

Nach dem hier Gesagten ist es klar, daß das Stehenbleiben bei subjektiven Werturteilen selbstmordgefährdend wirken muß: Denn hierbei fehlt das Erlernen des „Sich-Beherrschens" im positiven Sinne — wodurch es leicht zu Spontanreaktionen kommen kann — und wenn eine „Beherrschung" der Affekte stattfindet, dann höchstens im Sinne einer Hemmung oder Verdrängung, die beide die Neigung zu späteren Affektausbrüchen nur erhöhen. Wer Werturteile nicht objektiviert, der ist ständig in affektgeladenem Zustand (psychoanalytisch gesehen würde man dabei von freischwebender Libido sprechen, während die Wertobjektivierung ihre Sublimierung darstellte).

3. Ein Mensch, der bei subjektiven Werturteilen stehenbleibt, muß in Konflikte mit der Umwelt geraten. Man wird hier einwenden, daß diese Konflikte auch jenem, der die Werte objektiviert, nicht erspart bleiben. Das ist sicher richtig. Aber der letztere weiß, wodurch, und vor allem wofür diese Konflikte da sind, während der Mensch mit den subjektiven Werturteilen von diesen Konflikten überrascht wird, ihre Notwendigkeit und Bedeutung nicht einsehen will.

Und doch sind diese Auseinandersetzungen unvermeidlich. Denn der nur subjektiv wertende Mensch stellt sich außerhalb der Gemeinschaft. Das hat ja gerade die Individualpsychologie stets betont. In dieser Gemeinschaft darf man aber nichts Letztes, weiterhin einer Fundierung nicht mehr Bedürftiges erblicken — diese kritische Bemerkung von Allers war von großer Wichtigkeit— sondern man muß fragen, wodurch sie fundiert wird. Die Antwort auf diese Frage, die gerade in letzter Zeit von der individualpsychologischen Schule neuerlich gegeben wurde — es sei an die Arbeiten Oskar Spiel's und an eigene Publikationen erinnert — lautet: Die Gemeinschaft basiert auf der Allgemeingültigkeit der Werte. Und so erscheint es durchaus verständlich, daß der subjektiv Wertende unausweichlich mit der Gemeinschaft in Konflikte kommen muß.

Man darf sagen: Momente, in denen die subjektive Wertwelt des einzelnen auf die durch die Gemeinschaft repräsentierten, allgemeingültigen Werturteile trifft (etwa eine Verhaftung, eine Bestrafung, eine unerbittliche Korrektur, Zurechtweisung und Belehrung) sind besonders selbstmordgefährdend. Freilich können die Gründe dafür und dementsprechend auch die Reaktionen darauf verschieden geartet sein. Die Selbstmordgefahr in diesen Augenblicken kann begründet sein:

a) Durch das Erlebnis der Übermacht der Umwelt. — Das ist überall dort der Fall, wo die Berechtigung des Einschreitens gegen die eigene Person in keiner Weise eingesehen wird. Hier erfolgt auch durch den Zusammenprall (denken wir nur an eine Verhaftung und dergleichen) keine Einsicht, daß man falsch gehandelt hat, selbstverständlich auch keine Reue, sondern es besteht im Moment nur ein übergroßer Zorn (Hypereris), daß man der Schwächere ist und sich nicht wehren kann. In dieser Situation, die die Aggression geradezu provoziert, kommt es dann natürlich sehr leicht — da kein anderer Ausweg, die Aggressionen los zu werden gegeben ist — zur Selbstaggression. Diese Verhaltensweise ist, psychiatrisch gesprochen, die des Psychopathen.

b) Durch die Erschütterung des Selbstwertgefühls. Der Einfluß jener Traumen, die mit einer Erniedrigung und Entwertung der eigenen Persönlichkeit verbunden sind, wurde schon früher ausführlich dargestellt.

c) Durch die Erkenntnis, daß das eigene Werterleben unrichtig ist und keine Allgemeingültigkeit hat. Diese tritt überall dort ein, wo die Fähigkeit, objektiv zu werten, noch nicht verlorengegangen ist, sondern nur verdrängt wurde. Der Zusammenstoß mit der Objektivierung kann in diesen Fällen die Erkenntnis auslösen: Alles, was ich getan und gedacht habe, war falsch. Diese Erkenntnis bereitet eine ungeheure Enttäuschung, sie bedeutet einen Zusammenbruch des Ichs. Zusätzlich drängen die auftauchenden Schuldgefühle zur Selbstbestrafung. Somit kommt es zu einer Summation von Faktoren, die zum Suicid treiben.

Es gibt — um es am drastischesten Beispiel einer Verhaftung wegen eines kriminellen Deliktes zu zeigen — drei Möglichkeiten: Der Grund der Inhaftierung kann in völliger Wertblindheit nicht eingesehen, die Tat überhaupt nicht bereut werden; es kann ferner Einsicht und Reue geheuchelt werden, ohne daß sie besteht; drittens gibt es aber auch echte Reue, die aus der Einsicht in die Verfehlungen entsteht. Die verdrängte Objektivierung tritt in solchen Fällen plötzlich ins Bewußtsein. Deshalb ist auch das Argument, warum denn die Erkenntnis immer erst im Moment der Verhaftung komme, kein wirkliches Gegenargument gegen die Echtheit solcher Empfindungen. Es gibt in diesen und ähnlichen Momenten — die Verhaftung war ja nur ein Beispiel — Verzweiflungsreaktionen, die umso stärker sein können, je länger und verzweifelter die Objektivierung hinausgeschoben wurde. Diese Verzweiflung bezieht sich — wenn die neurotische Situation besteht — nicht so sehr darauf, daß man jetzt Schaden oder Strafe zu erdulden hat, sondern auf den Zusammenbruch der Sphäre, in der man gefühlt und gedacht, kurzum gelebt hat. Daim hat den Selbstmord auf Grund theoretischer Erwägungen als den Zusammenbruch einer

Absolutsphäre bezeichnet. Wir möchten lieber sagen, daß er den Zusammenbruch einer Subjektivsphäre, die absolut gesetzt wurde, darstellt.

Jedenfalls aber enthüllt sich durch diese Zusammenfassung der Störungen des Werterlebens und der Wertverwirklichung in der präsuicidalen Phase ihr Einfluß auf den Suicid, der sicher nicht zufällig besteht. Der Selbstmord ist also tatsächlich ein Problem der geistig-sittlichen Persönlichkeit.

Nun gibt es kaum ein Gebiet, bei dessen Beurteilung man so vorsichtig und sachlich sein muß, wie das Werterleben. Allzu leicht beeinflussen die nicht ganz auszuschaltenden Gesichtspunkte des Beobachters die Ergebnisse. Deswegen waren wir entschlossen, die hier niedergelegten Erkenntnisse, die ja auf Grund der psychiatrischen und tiefenpsychologischen Untersuchung abgeleitet wurden, an anderem Material und mit anderen Mitteln auf ihre Richtigkeit zu prüfen. Zu diesem Zwecke wurden 100 Patienten, die im Jahre 1950 nach einem Selbstmordversuch gerettet wurden, einer Testuntersuchung unterzogen, die ihre Einstellung zu den Werten klären sollte. Ihr besonderes Ziel war, festzustellen, ob und inwieweit sich die Einstellung zu Werten bei Suicidanten von denen anderer Menschen unterscheidet. Unter Einstellung wollen wir dabei mit Strotzka „das vielfältig, unbewußt und bewußt determinierte, letzten Endes aber ganzheitlich, aktmäßig erlebte, wertende Gerichtetsein des Erlebens und Handelns" verstanden haben.

Bevor auf den Test selbst näher eingegangen wird, seien einige kritische Bemerkungen gestattet:

1. Die grundsätzliche Vorsicht, die man jedem Test gegenüber an den Tag legen muß, gilt natürlich auch für unseren. Im Test wird nur die momentane Reaktion eines Menschen festgehalten und durch die lediglich blitzlichthaft erfolgende Aufnahme sowie durch die verschiedene Einstellung der Untersuchten zur Prüfungssituation können sicherlich mitunter verzerrte Bilder entstehen. Andererseits ist die Testung heute ein wertvolles Hilfsmittel in Psychiatrie und Psychologie geworden, weil sie eine gewisse Gültigkeit ihrer Resultate praktisch beweisen konnte. Findet man an einem größeren Material übereinstimmende Testbefunde, so darf man sich sicherlich auf sie stützen. In unserem speziellen Fall nun glauben wir, daß die Testsituation deshalb besonders günstig war, weil sie in gewissem Sinne die Untersuchten zu jenen Spontanreaktionen zwang, die ja für die Suicidanten so typisch sind. Gerade aus diesen Spontanreaktionen kann man am ehesten einen Schluß auf ihre wirkliche Einstellung (die, wie beschrieben, bei ihnen besonders gefühlsmäßig betont ist) ziehen [1].

2. Die unendliche Vielfalt der Werte — Rohracher sagt, „daß für einen Menschen alles als Wert erscheint, was seinen Trieben und Interessen entspricht" — nur annähernd vollständig zu erfassen, erscheint nicht möglich, aber für diese Arbeit auch nicht nötig. Wir haben daher auf die Untersuchung der Einstellung zu solchen Dingen, die eine primitive Triebbefriedigung ermöglichen,

[1]) Im ganzen glauben wir, daß der Test dieselben Ergebnisse bringt, wie eine „gezielte Exploration".

von vornherein verzichtet und uns lediglich auf die Werte, die den Interessen entsprechen und menschliche Prärogative darstellen, beschränkt: Also menschliche Gemeinschaft, Beruf, Kunst, Religion, Wissenschaft, Sport. Im Bestreben, möglichst genaue und konkrete Angaben zu erhalten, haben wir einen Teil der eben angeführten Gebiete näher detailliert und sind so zu folgenden 12 Gruppen gekommen:

1. Gemeinschaft (elterliche Familie).
2. Gemeinschaft (Ehe).
3. Gemeinschaft (Kinder).
4. Gemeinschaft (Politik).
5. Beruf.
6. Kunst (Literatur).
7. Kunst (Musik betreiben).
8. Kunst (Musik hören).
9. Religion.
10. Wissenschaft (Betreiben von wissenschaftlicher Forschung).
11. Wissenschaft (Befassen mit Forschungsergebnissen).
12. Sport.

Selbstverständlich liegt es uns fern, die hier genannten Gebiete auf eine Ebene stellen zu wollen, da ja diesbezüglich zwischen ihnen beträchtliche Unterschiede bestehen. Ferner sind wir uns dessen bewußt, daß wir damit bei weitem nicht alle möglichen Gebiete menschlichen Interesses und Wertes erfaßt haben, glauben aber doch, die wesentlichsten und vor allem diejenigen mit stärkster emotionaler Beteiligung herausgegriffen zu haben.

3. Es ist uns ferner klar, daß man dieser Untersuchung, mit der wir die typische Einstellung zu den Werten bei den Suicidanten erfassen wollen, den Vorwurf machen kann, daß sie erst nach dem versuchten Selbstmord durchgeführt wurde. Es ist ja bekannt — und wir selbst haben mehrmals bereits darauf hingewiesen — daß durch den Selbstmordversuch nicht unbeträchtliche Verschiebungen in der Persönlichkeit eintreten können. Gerade aber nach dem bisher in diesem Werke Gesagten wissen wir, daß der Selbstmordversuch vor allem eine Entladung der Aggressionstendenzen darstellt und sich ihm dementsprechend ein Zustand der größeren Aufgeschlossenheit anschließt. Diese Aufgeschlossenheit kann sich nun auch auf die Einstellung zu den Werten auswirken. Man muß also damit rechnen, daß sich die diesbezüglichen Resultate nach dem Selbstmordversuch eher zum Günstigen hin verschieben. Findet man aber selbst postsuicidal noch eine gestörte Einstellung zu den Werten — und das ist der Fall — so kann man daraus mit größter Wahrscheinlichkeit schließen, daß sie in der präsuicidalen Phase noch bedeutend mehr gestört gewesen ist.

Und nun zum Test und seiner praktischen Durchführung: Er wurde von Frau Dr. Margarethe Stepan — der ich an dieser Stelle für diese Mitarbeit besonders danken möchte — analog zu einem von W. Toman entwickelten Einstellungstest ausgearbeitet und soll die Einstellung zu den bereits erwähnten zwölf Gebieten prüfen. Jedes dieser Gebiete wird dabei durch fünf verschiedene Fragestellungen geprüft, wobei jede eine bestimmte Einstellung zu diesem Gebiet repräsentiert. Und zwar:

1. Enttäuschte, entwertende Einstellung, wie sie etwa auftritt nach einem mißglückten Versuch, sich mit einem Wertgebiet auseinanderzusetzen.
2. Gleichgültigkeit gegenüber einem Wertgebiet.
3. Erkennen und gewisses begrenztes Anerkennen eines Wertes.
4. Gefühlsmäßig positive Einstellung zu einem Wertgebiet.
5. Intellektuelle Verarbeitung dieser gefühlsmäßig positiven Einstellung.

So entstehen 60 Feststellungen, deren jede auf eine einzelne Karte geschrieben ist. Diese werden in völlig ungeordneter Reihenfolge der Testperson geboten, und sie hat die Aufgabe, jene herauszusuchen, die ihrer Meinung nach stimmen, sowie jene, die ihrer Meinung nach nicht stimmen. Ist diese erste Auswahl beendet, so soll die Testperson aus denjenigen, die stimmen, nun noch jene Feststellungen auswählen, die ihrer Meinung nach „absolut stimmen", „100%ig stimmen". Damit ist der Test abgenommen und kann ausgewertet werden.

Die Übertragung auf das Auswertungsblatt erfolgt so, daß drei vertikale Linien nebeneinander gezeichnet werden, auf welche die Karten der ersten positiven Wahl auf die erste Linie von links, die der ersten negativen Wahl auf die erste Linie rechts und die der zweiten positiven Wahl auf die Mittellinie eingetragen werden. Wir haben, wie T o m a n, für die positiven Entscheidungen auf der ersten und zweiten Linie eine andere Markierung verwendet (x), als für die negativen Entscheidungen, die Ablehnungen, die auf der dritten Linie eingetragen werden (•). Ein vollständiges Testprofil sieht etwa so aus:

T e s t p r o f i l.

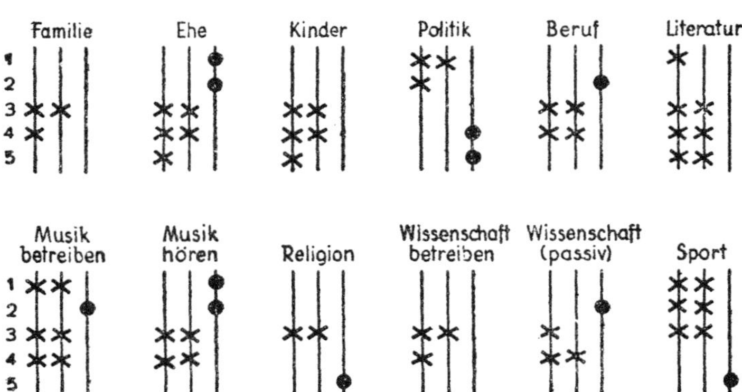

Die Zahlen 1—5 entsprechen den bereits angeführten 5 Einstellungsmöglichkeiten in der gleichen Reihenfolge.

Man sieht hiebei sich schon einige typische Figuren in einzelnen Einstellungsgebieten abzeichnen, bei deren Auswertung wir uns wieder weitgehend an die Erfahrungen halten, die T o m a n mit seinem E-Test gemacht hat. Wir greifen von diesen einige heraus, um sie formal zu behandeln. Die Inhalte, ob es sich also um positive oder negative Einstellung zu Politik, zu Kindern und dergleichen handelt, können leicht eingesetzt werden.

Wenn ein Einstellungsgebiet für die Testperson emotional w e n i g bedeutet, wenn es ihr gleichgültig ist, dann sieht das etwa folgendermaßen aus:

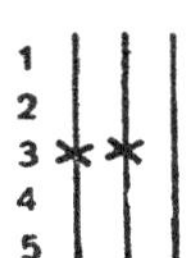

Kleine Variationen, wie überhaupt keine Antwort in der zweiten Wahl oder das Auftreten einer negativen Antwort an einem der beiden Pole sind möglich.

Bedeutet das Einstellungsgebiet der Testperson emotional v i e l, so kann das etwa so aussehen:

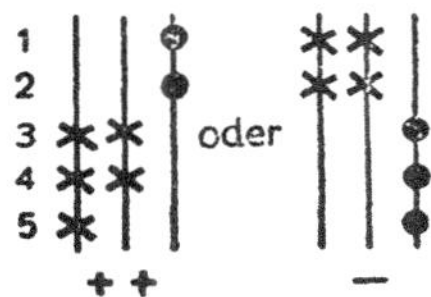

P o s i t i v e Einstellungen können sich verschieden äußern:

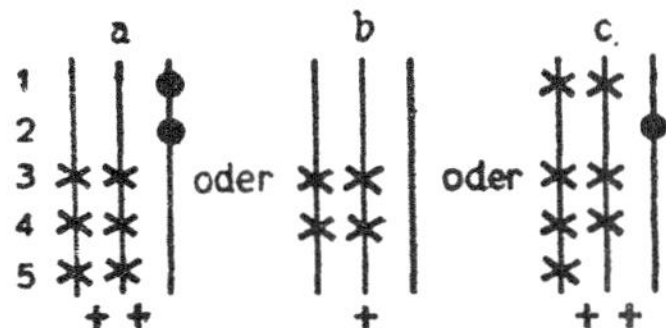

Die erste Figur (a) zeigt eine bestimmte, sehr positive Einstellung zu einem Gebiet, die sicherlich auf einem starken, saturierten Interesse basiert. Man findet sie etwa als Einstellung zum Beruf bei Leuten, die für einen bestimmten Beruf prädestiniert sind, ihn ausüben können und glücklich darin sind. Oder etwa als Einstellungsfigur z. B. gegenüber Musik bei Personen, die musikalisch interessiert und begabt sind und Gelegenheit haben, Musik zu betreiben und zu hören. Durch eine solche Einstellungsfigur manifestiert sich eine vollständige Zustimmung zu einem Gebiet, die sich von einer gewöhnlichen Bejahung (wie sie Figur b darstellt) nicht unwesentlich unterscheidet, das heißt, beträchtlich über sie hinausgeht. Daher haben wir sie gesondert als eine ++Einstellung bezeichnet. Auch bei der Beurteilung des Gesamtresultates haben wir den bedeutenden Unterschied zwischen + und ++Einstellung entsprechend berücksichtigt.

Die zweite Figur (b) zeigt eine Einstellung, die zwar auch eindeutig positiv ist, jedoch bedeutet der Testperson das Einstellungsgebiet nicht soviel. Sie hat zwar eine sichere, gefühlsmäßig positive Einstellung, jedoch erreicht sie nicht die höchste Stufe einer Wertbeziehung.

In der dritten Figur (c) sehen wir zwar eine sehr positive Einstellung, die aber durch etwas getrübt ist: Die Einstellung der Enttäuschung wird auch mitgewählt. Das heißt, daß diese positive Einstellung zwar vorhanden, aber nicht erfüllt ist, also eher einen Wunsch, als eine Tatsache darstellt.

Negative Einstellungen können folgendermaßen zur Darstellung kommen:

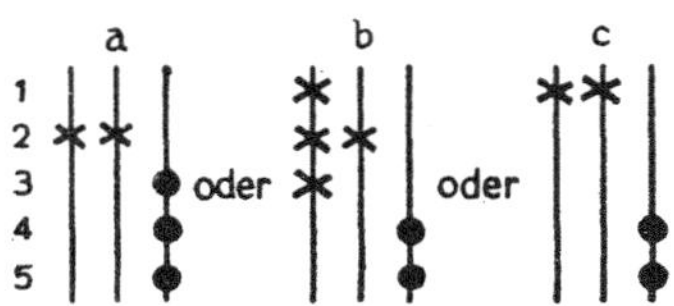

Figur a: Eindeutige negative Einstellung, die nicht einmal die allgemeinste und mildeste Form einer positiven Einstellung zu einem Wertgebiet zuläßt.

Bei Figur b läßt die Testperson das Einstellungsgebiet in einem ganz allgemeinen Sinne wohl gelten, lehnt es aber persönlich ab, und zwar eher aus einer Ressentimenteinstellung (Punkt 1 bei der ersten Wahl positiv beantwortet).

Ähnlich bei Figur c, nur unsicherer. Die Testperson enthält sich sowohl einer Stellungnahme zur Ablehnung eines Wertgebietes, als auch der zu einer ganz allgemeinen Anerkennung, lehnt aber positive Einstellungen strikte ab.

Ambivalente Einstellungen sind daran erkenntlich, daß aufeinanderfolgende Skalenpunkte ausgelassen sind (siehe die folgenden Figuren a und b), ferner daran, daß ein negativer Punkt dazwischen liegt, sofern nur ein einziger positiver Punkt dazwischen ausgelassen wurde (siehe die folgende Figur c).

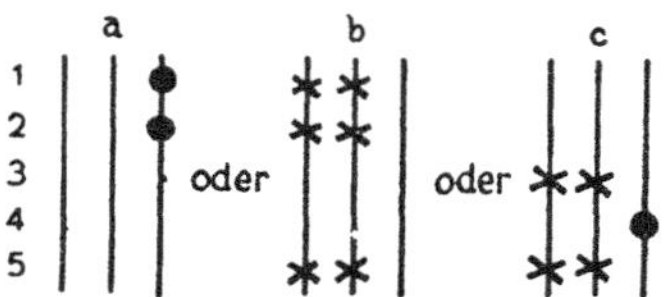

Auch hier gilt wieder: Wird Punkt 1 bei der 1. Wahl mit + beantwortet, so spielt bei ambivalenter Einstellung ein Enttäuschungsfaktor eine Rolle.

Nach entsprechenden Vorversuchen wurden nun 100 Personen, die einen Suicidversuch unternommen hatten und zum Vergleich 100 normale Personen getestet. Die Testung erfolgte bald nach Einlieferung in die Klinik, immer aber erst nach Abklingen eventueller physischer Beschwerden und anfänglicher Trotzreaktionen. Das Resultat wurde durch ausführliche Exploration überprüft und ergänzt. Die folgende Tabelle gibt eine Übersicht der Ergebnisse:

Bei diesen Resultaten fallen vier Zahlenverhältnisse besonders auf:

1. Die Zahl der positiven Einstellungen ist im gesamten bei den Normalen höher als bei den Suicidanten (679,5 : 532,5). Wenn wir diese positiven Ein-

Soziale Einstellung	Elterliche Familie		Ehe		Kinder		Politik		Beruf	
	N	S	N	S	N	S	N	S	N	S
positiv	80	**65**	32	**40**	76	**60**	12	**27**	69	**59**
davon + +	24	**4**	11	**5**	50	**24**	8	**8**	19	**9**
davon +	56	**61**	21	**35**	26	**36**	4	**19**	50	**50**
ambivalent	8	**20**	24	**32**	7	**23**	7	**6**	13	**17**
negativ	2	**12**	24	**20**	12	**14**	76	**57**	6	**5**
gleichgültig	10	**3**	20	**8**	5	**3**	5	**10**	12	**19**
Gesamtanzahl der Enttäuschungs-reaktionen	27	**40**	13	**21**	6	**21**	8	**25**	18	**42**

Einstellung zu Interessengebieten	Literatur		Musik		Religion		Wissen-schaft		Sport	
positiv	85	**75**	75·5	**55·5**	52	**65**	77	**50**	21	**36**
davon + +	27	**25**	20	**11·5**	33	**13**	33	**7**	10	**6**
davon +	58	**50**	55·5	**44**	19	**52**	44	**43**	11	**30**
ambivalent	3	**9**	5	**12**	3	**11**	11	**17**	8	**10**
negativ	0	**8**	5·5	**11**	21	**16**	10	**8**	9	**32**
gleichgültig	12	**18**	16	**21·5**	24	**8**	12	**25**	62	**22**
Gesamtanzahl der Enttäuschungs-reaktionen	9	**31**	23·5	**34**	15	**29**	24	**40**	37	**46**

N = Normale **S** = Suicidanten

stellungen nun weiter aufgliedern in ++ (= absolute Zustimmung) und +, so sehen wir, daß sich dieser Gegensatz noch mehr verschärft: Nur verhältnismäßig sehr wenige von den Suicidanten erreichen eine ++Einstellung, während sie bei den Normalen häufig in Erscheinung tritt [1]). Das heißt, die Suicidanten erkennen wohl, wenn auch seltener als die Normalen, Werte, fühlen sich dazu hingezogen, möchten sie auch verwirklichen, aber letzten Endes gelingt diese Verwirklichung nicht.

[1]) Das Zahlenverhältnis zwischen N. und S. beträgt hier 235 : 112.5, also 2 : 1.

2. Besonders zahlreich sind die ambivalenten Einstellungen bei den Suicidanten — dies sowohl auf Kosten der positiven, als auch der negativen Einstellungen. Kennzeichnet die positive Einstellung den, wenn auch nicht immer völlig geglückten Versuch, sich ein Wertgebiet anzueignen, sich damit ergebnisreich auseinanderzusetzen, so stellt die negative Einstellung ein anderes der möglichen Resultate dieses Auseinandersetzungsprozesses dar. Zu einem Resultat aber scheinen Suicidanten schwer zu kommen, sie bleiben im Prozeß selber, im Hin und Her, in der Ambivalenz stecken.

3. Das Reagieren mit Gleichgültigkeit zeigt eine gewisse Divergenz. Auf den Gebieten, bei denen es sich um soziale Einstellung handelt (Familie, Ehe, Kind) findet sich bei den Suicidanten seltener Gleichgültigkeit als bei den Normalen. In den Gebieten geistigen Interesses hingegen ist die gleichgültige Haltung bei den Selbstmördern durchschnittlich häufiger. Das bedeutet zweifellos, daß die sozialen Bereiche etwas darstellen, womit sich auseinanderzusetzen die Suicidanten mehr und heftiger gezwungen sind als die Normalen; es gibt daher ihnen gegenüber eigentliche Gleichgültigkeit bei den Suicidanten seltener. Im Bereich der Interessen scheint die höhere Zahl der Gleichgültigkeitsreaktion bei den Selbstmördern sowohl auf einer erst gar nicht versuchten Auseinandersetzung, als auf einer Ressentimenteinstellung zu beruhen.

4. Die „enttäuschte“ Einstellung wurde von den Suicidanten in allen Einstellungsgebieten wesentlich öfter gewählt, als von den Normalen.

Gehen wir nun die einzelnen Einstellungsgebiete durch, so sehen wir folgendes:

a) Familie: Wir finden hier bei den Selbstmördern nur ganz wenige ++Einstellungen bei einer durchschnittlichen Anzahl von +, —, sowie ambivalenten und einer sehr niedrigen Zahl von Gleichgültigkeitsreaktionen: Das heißt, das Leben in der elterlichen Familie war oder ist für den Suicidanten problematischer als für den Normalen oder aber es gelang ihm schlechter, diese Problematik zu verarbeiten. Die Enttäuschungsreaktion wird sehr häufig gewählt.

b) Ehe: Hier stellen wir auf den ersten Blick eine Umkehr des von uns im allgemeinen abgeleiteten Resultates fest. Denn es finden sich hier bei den Selbstmördern mehr +Reaktionen. Betrachtet man aber die ++Reaktionen, die ja erst die wirkliche Bejahung darstellen, so sieht man, wie sehr die Suicidanten gegenüber den Normalen zurückbleiben. So wird also bei genauer Prüfung unser Ergebnis auch im Sektor Ehe bestätigt.

Außerdem beobachten wir hier die relativ höchste Anzahl von ambivalenten Einstellungen bei den Suicidanten, allerdings ist ihre Zahl auch bei den Normalen nicht eben niedrig (freilich war von den Normalen die Hälfte unverheiratet, während zwei Drittel der Suicidanten in irgendeiner Form mit der Ehe Bekanntschaft gemacht hatten; durch diese zahlenmäßige Diskrepanz mag sich eine leichte Verschiebung der Resultate ergeben haben): Jedenfalls überwiegt die ambivalente Einstellung bei den Suicidanten um ein volles Drittel.

Auch die Enttäuschungsreaktion wird von den Suicidanten um den dritten Teil öfter gewählt. Die hohe Ambivalenzziffer, die wenigen ++Einstellungen und die große Zahl der Enttäuschungsreaktionen lassen darauf schließen, daß die Ehe für die Suicidanten das schwerst zu lösende Problem darstellt.

c) Kinder: Hier zeigen sich überraschenderweise keine allzu großen Differenzen. Man darf annehmen, daß eine gute Beziehung zu Kindern einen sehr bedeutenden Halt im Leben gewährt. Beim Suicidanten erwartet man daher eine Störung dieser Beziehung, weil ohne diese Störung der Selbstmord wohl nur schwer zustande kommen kann. Man findet sie auch, insbesondere wenn man die geringen ++ und die zahlreichen ambivalenten Einstellungen (auf letztere wurde schon im dritten Kapitel hingewiesen) berücksichtigt. Und doch hätte man auf Grund des weiter oben Gesagten noch gröbere Störungen vorausgesetzt. Betrachten wir aber die Situation der Selbstmörder, so sehen wir vielfach, daß sie einerseits noch keine Kinder haben können, weil sie zu jung sind oder daß deren Existenz mit Schwierigkeiten und „Schande" verbunden wäre, daß sie andrerseits die Kinder durch den Tod verloren oder daß sich diese bereits losgelöst und selbständig gemacht haben. So kann die positive Einstellung zu Kindern oft keine Hilfe darstellen, ja im Gegenteil sogar die Situation noch erschweren, da die dazugehörenden Objekte fehlen. Darauf macht auch die beträchtliche Höhe der Enttäuschungsreaktionen besonders aufmerksam.

d) Politik: Hier erleben wir erstmalig eine wirkliche Umkehr der sonstigen Ergebnisse. Die Suicidanten haben mehr positive Einstellungen zur Politik aufzuweisen als die Normalen und weniger negative (in den ++Einstellungen halten sie sich allerdings die Waage). Es handelt sich aber dabei nur um eine relative Umkehr, die Zahl der positiven Einstellungen zur Politik bei den Suicidanten ist absolut genommen sehr klein, nur ist sie bei den Normalen noch kleiner. Ein Hinweis dafür, daß die Ablehnung des Politischen heute ziemlich allgemein ist und nicht als spezifisch für Selbstmörder angesehen werden kann.

Im dritten Kapitel haben wir die Haltung unserer Patienten dem Politischen gegenüber beschrieben: Zumindest war sie sehr reserviert, im allgemeinen aber sogar ausgesprochen ablehnend (woran, wie bereits erwähnt, vor allem das unnatürlich starke Eingreifen des Politischen in das Schicksal des einzelnen schuld sein dürfte). Ferner sahen wir ausgesprochene Ausweichreaktionen, die auf die starke Traumatisierung und Enttäuschung auf dem Gebiet der Politik hinwiesen. Diese Ergebnisse werden im großen und ganzen von der durchgeführten Testuntersuchung bestätigt: Absolut wenig positive Einstellungen, sehr viel negative und zahlreiche Enttäuschungsreaktionen. An und für sich wäre es durchaus erklärbar, wenn man unter den Selbstmördern mehr „politische Menschen" fände als sonst. Betrachten wir nämlich die charakteriologische Struktur des politischen Menschen, so finden wir bei ihm mehr als bei anderen, übermächtige Aggressionstendenzen.

Allgemein ist heute eine gewisse Distanzierung vom Politischen festzustellen (wie sie auch unser Test ergibt). Damit fehlt die Wertverwirklichung auf einem wichtigen Gebiet. Bei den Selbstmördern fällt dies aber um so schwerer ins Gewicht, als die Distanzierung bei ihnen anscheinend sehr häufig erst das Ergebnis einer schweren Traumatisierung auf dem Sektor des Politischen ist, auf dem sie ursprünglich oft besonders interessiert waren oder aktiv gearbeitet haben. Ferner führt oft die mißglückte Familienbeziehung zu einer ausgesprochen neurotischen Flucht ins Politische (wie aus einigen Testprofilen deutlich hervorgeht), das infolgedessen überhöhte Bedeutung gewinnt. Dies wiederum hat zur Folge, daß dann die politische Traumatisierung besonders und nachhaltig wirkt.

e) B e r u f: Bei der Einstellung zum Beruf fällt besonders die hohe Zahl der Enttäuschungsreaktionen und die geringe der ++Einstellungen auf. Tatsächlich ist es so, daß wir unter den Suicidanten nur ganz wenige finden, die mit ihrem Berufe zufrieden und von ihm ausgefüllt sind. Andrerseits wirkt auch oft der Verlust des Berufes und die Unfähigkeit, sich umzustellen, suicidal. Unter dem getesteten Material befinden sich allein zwei Magister der Pharmazie, die beide über 50 Jahre alt, durch Ausweisung aus ihrer Heimat gezwungen gewesen wären, zwecks Nostrifizierung ihrer Diplome die Universitätsprüfungen zu wiederholen und sich weder diesen, noch dem Umsatteln auf einen anderen Beruf gewachsen fühlen. Bei einem der beiden besteht allerdings der Verdacht auf Süchtigkeit, so daß hier auch noch andere Momente eine Rolle spielen dürften.

f) L i t e r a t u r: Dies scheint ein Gebiet zu sein, welches bei Normalen und Suicidanten fast gleich beliebt ist. Allerdings wird von beiden kein sehr hoher Prozentsatz an ++Einstellungen erreicht. Wohl aber finden wir bei den Suicidanten wieder bedeutend mehr Enttäuschungsreaktionen. Aussprüche wie: „Ich möchte ja gerne schöne Bücher lesen, nur komme ich nicht daran heran“ oder: „Ich habe ja öfters versucht, selbst etwas zu schreiben, nur ist nie etwas Rechtes daraus geworden“ und dergleichen sind häufig.

g) M u s i k: Wir sehen bei den Suicidanten um die Hälfte weniger ++Einstellungen, mehr Ambivalenzen, negative und gleichgültige Einstellungen, wesentlich mehr Enttäuschungsreaktionen. Wir können also sagen, daß auch hier der Versuch, sich etwas Werthaftes anzueignen, es für sich zu gewinnen, ein vergeblicher blieb, bzw. scheiterte.

h) R e l i g i o n: Über ihre Bedeutung gerade auch im Zusammenhang mit dem Selbstmordproblem wird noch später ausführlich gesprochen werden. — Im Test zeigen die Suicidanten im Vergleich zu dem Normalen jedenfalls ein typisches Bild: Auch hier möchte man zwar bei bloßer Betrachtung der +Reaktionen zuerst an eine Umkehr denken (mehr +Reaktionen bei den Suicidanten). Wir sehen aber, wie rapid sich das Bild ändert, wenn man die ++Reaktionen vergleicht. Die Zahl der ++Reaktionen bei den Normalen verhält sich zu derjenigen bei den Suicidanten ungefähr wie 3 : 1. War die Unterscheidung zwischen Zustimmung (+) und wirklicher Bejahung (++) schon bei den anderen Gebieten von Wichtigkeit, so hat sie bei der Religion besondere Bedeutung. Denn die Religion kann nur dann mit Sicherheit als selbstmordhemmender Faktor auftreten, wenn sie restlos bejaht wird. Bevor man aber von einer wirklichen Bejahung des Religiösen spricht, müßte die religiöse Einstellung sozusagen „auf Herz und Nieren" geprüft werden. Dies kann nur durch das Leben selbst erfolgen und wir sind sogar bei einem Teil der wenigen Suicidanten, die hier eine ++Reaktion zeigten, von deren Echtheit nicht überzeugt, zumal bei einigen von ihnen sich neben der höchsten Bejahung auch eine Enttäuschungsreaktion fand. Die Bejahung der Religion kann also selbst bei einer ++Reaktion mehr Hinwendung und Sehnsucht als Wirklichkeit darstellen.

Die Zahl der Enttäuschungsreaktionen gegenüber der Religion erreicht bei den Suicidanten eine beträchtliche Höhe, ebenso ist die der ambivalenten Einstellungen gegenüber den Normalen erhöht. Auffallend ist eines: Nur 8 Patienten von 100 reagieren mit Gleichgültigkeit. Dies ist eine neuerliche Bestätigung dafür, daß der Suicid den Menschen in eine (wie immer enden mögende) Auseinandersetzung über Sinn und Sinnlosigkeit des Daseins hineintreibt und die metaphysische Fragestellung für ihn dementsprechend große Bedeutung erlangt.

i) W i s s e n s c h a f t: Wir haben hier die Punkte 10 und 11 unserer ursprünglichen Aufstellung zusammengezogen und die Tabelle zeigt das arithmetische Mittel aus beiden Einstellungsgebieten (Betreiben von wissenschaftlicher Forschung, Befassen mit Forschungsergebnissen). Wir sehen: Weniger positive Einstellungen, mehr ambivalente, sehr viel mehr gleichgültige Einstellungen und eine besonders hohe Zahl von Enttäuschungsreaktionen bei den SM. Das Nichtstudierendürfen oder -Können — sei es aus eigener intellektueller Unzulänglichkeit oder durch äußere Umstände bedingt — ist ein Punkt, über den sich Suicidanten sehr oft beklagen.

k) S p o r t: Hier finden wir, ebenso wie bei der Politik, eine Umkehrung der +Reaktionen: Viel mehr Suicidanten als Normale scheinen sich für Sport zu interessieren, viel weniger stehen ihm gleichgültig gegenüber, allerdings lehnen ihn mehr ab. Woraus ist nun diese merkwürdige Reaktion zu erklären? Betrachten wir die ++Einstellungen, so sehen wir, daß von insgesamt 36 +Eingestellten nur 6 ihr Interesse dafür wirklich zu saturieren imstande sind, der Rest bleibt auf halbem Wege hängen. Tatsächlich finden sich unter den Suicidanten viele, die früher, als sie noch jünger oder gesünder waren, viel und gern Sport betrieben, nun aber nicht mehr können. Wir gehen wohl nicht fehl, anzunehmen, daß der Sport eine nicht unbedeutende Möglichkeit darstellt, Aggressionen loszuwerden. Daher das Interesse für ihn. Kann dieses aber nicht realisiert werden, ist wieder eine Entladungsmöglichkeit entschwunden und die Wahrscheinlichkeit der Aggressionsanstauung steigt weiterhin. Auf diese Unmöglichkeit, das Interesse zu realisieren, weist auch die Höhe der Enttäuschungsreaktionen hin, die hier zahlenmäßig ihren Gipfel erreichen.

Abschließend kann man sagen, daß der Vergleich der Testergebnisse von 100 Suicidanten und 100 Normalen eine bedeutende Veränderung und Störung in der Einstellung zu Werten bei den ersteren ergibt. Sie wird durch folgende fünf Punkte zusammengefaßt:

1. Die positive Einstellung zu den Werten ist bei Selbstmördern seltener als bei den Normalen. Im besonderen Maße gilt dies für die restlose Bejahung von Wertgebieten.

2. Die negative Einstellung zu den Werten ist bei den Selbstmördern viel häufiger als bei den Normalen.

3. Die ambivalente Einstellung zu den Werten ist bei den Selbstmördern viel häufiger als bei den Normalen.

4. Die gleichgültige Einstellung gegenüber Interessengebieten ist bei den Selbstmördern viel häufiger als bei den Normalen.

5. Die Enttäuschungsreaktionen auf allen Wertgebieten sind bei den Selbstmördern viel häufiger als bei den Normalen.

Mit anderen Worten: Die Suicidanten können die positive Einstellung zu den Werten nicht in dem Maß finden, wie die Normalen. Sie sind von der Auseinandersetzung mit den Wertgebieten enttäuscht, und verhalten sich ihnen gegenüber schwankend oder ablehnend.

Kehren wir nun zu jenen Feststellungen zurück, die wir auf Grund der Untersuchung an unserem Material über das Werterleben der Suicidanten am Beginn dieses Kapitels gemacht und zu deren Überprüfung wir die Testung an 100 anderen Patienten durchgeführt haben, so sehen wir: Alle unsere diesbezüglichen Beobachtungen wurden durch die Testuntersuchung bestätigt.

Wir haben dort folgende Störungen herausgearbeitet:

1. Oberflächliche Wertaufnahme.
2. Wuchern der subjektiven Wertung.
3. Ausbleiben der Wertobjektivierung.
4. Mangelnde Wertverwirklichung.

Als Bestätigung der oberflächlichen Wertaufnahme wäre die vermehrte Gleichgültigkeit anzusehen, die die Suicidanten den Wertgebieten gegenüber im Test zeigen [1]). Da diese aber in der sozialen Einstellung fehlt und nur auf den Interessengebieten zu Tage tritt, muß man wohl sagen, daß die Bestätigung der oberflächlichen Wertaufnahme durch den Test nur in geringem Maße erfolgt. Die anderen von uns beschriebenen Störungen des Werterlebens werden durch den Test jedenfalls viel deutlicher bestätigt.

Zur Erklärung dieser Tatsache ist folgendes zu sagen: 1. Bezieht sich die oberflächliche Wertaufnahme der Suicidanten sicher nicht auf alle Wertgebiete. Oft sehen wir ja bei ihnen ein tendenziöses Verhalten insoferne, als ihnen ein

[1]) Man wird hier einwenden: Muß diese Gleichgültigkeit Ausdruck oberflächlicher Wertaufnahme sein? Kann sie nicht durch Enttäuschung zustande kommen? Es zeigt sich aber, daß infolge von Enttäuschungen bei den Suicidanten immer ambivalentes oder ablehnendes Verhalten entsteht, nicht aber Gleichgültigkeit. Wenn die Selbstmörder sich nämlich einmal mit einem Gebiet auseinandergesetzt haben, so beziehen sie immer wieder — auch wenn sie enttäuscht wurden — dazu Stellung, bedeutungslos wird es ihnen nicht.

Wertgebiet um so wichtiger und unentbehrlicher vorkommt, je mehr sie darin Mißerfolge haben, während sie andere, auf denen günstigere Voraussetzungen bestehen würden, vollkommen übersehen. 2.: Dürfte sich die Änderung, die postsuicidal im Verhalten auftritt, zuerst und am deutlichsten auf dem Gebiete der Wertaufnahme äußern, so daß wir hier am ehesten und raschesten Verbesserungen gegenüber der präsuicidalen Situation zu erwarten haben.

Das verstärkte subjektive Werten und das Ausbleiben der Wertobjektivierung wird bestätigt: Durch die häufige Ambivalenz (= Unsicherheit auf dem Gebiete des Wertens und freies Ausleben der gefühlsmäßigen Wertung) und durch das so häufige Fehlen des Schrittes von einer positiven Einstellung (+) zu vollständiger Bejahung (++) bei den Selbstmördern. Als Bestätigung der mangelnden Wertverwirklichung findet sich das deutliche Zurückbleiben der Zahl positiver Einstellungen bei den Suicidanten [1]). Die Bedeutung dieser Tatsache wird noch dadurch unterstrichen, daß, wo wir bei den Suicidanten zwar relativ hohe +Zahlen, gleichzeitig aber auch zahlreiche Enttäuschungsreaktionen finden, wir nicht so sehr von einer tatsächlichen Wertverwirklichung, als vielmehr nur von einer Sehnsucht nach derselben sprechen dürfen.

So ergibt sich also auf Grund psychiatrischer, tiefenpsychologischer und testmäßiger Untersuchung übereinstimmend eine Störung des Werterlebens bei den Suicidanten sowohl in allen Phasen des Wertens, als auch in der Wertverwirklichung.

Mit diesem Kapitel wollten wir den Zusammenhang zwischen Werterleben und Suicid prüfen. Gleichzeitig ist es ein neuer Beitrag zur Erkenntnis der Tatsache geworden, daß ethisch fehlerhaftes Verhalten psychische Erkrankungen zur Folge haben kann.

---

[1]) Ohne Bejahung der Werte ist nämlich ihre Verwirklichung nicht möglich, daher stellt die positive Einstellung eine unentbehrliche Voraussetzung für die Wertverwirklichung dar.

DER PSYCHOTISCHE SUICID.

Die Unterscheidung von psychotischem und nichtpsychotischem Selbstmord scheint uns die einzig berechtigte zu sein. Wir haben in den bisherigen Kapiteln schon in ausführlicher und entschiedener Weise die Trennung von „physiologischem" und „pathologischem" Selbstmord abgelehnt, weil der Selbstmord immer ein pathologisches Geschehen ist und es daher keinen „normalen" Selbstmord gibt. Nicht anders haben wir uns der Differenzierung von psychopathischen und nichtpsychopathischen Selbstmördern gegenüber verhalten und unsere Gründe dafür ebenfalls ausführlich dargelegt. Dasselbe gilt für die Einteilung in „ernstgemeinte" und „nicht ernstgemeinte" Selbstmorde und für alle ähnlichen Unterscheidungen.

Wenn wir die Abgrenzung des psychotischen Suicid verlangen und durchführen — indem wir ihm ein eigenes Kapitel widmen — so geschieht dies nicht nur aus diagnostischen Gründen. Natürlich ist es von besonderer Wichtigkeit, die Kennzeichen des psychotischen Suicidversuches zu beherrschen. Mitunter (besonders im initialen Stadium) fehlen andere Symptome der Psychose und *nur* am Selbstmordversuch kann man die beginnende Geisteskrankheit erkennen. Diese aber zu übersehen, wäre ein schwerer Kunstfehler: Denn der Patient wird dann mitunter gar nicht interniert oder aber frühzeitig und vor allem ohne die Einleitung der notwendigen Behandlung entlassen, was oft zur Wiederholung des Selbstmordes führt. Auf die Merkmale des psychotischen Selbstmordes werden wir noch zurückkommen, auch darauf, daß sie mitunter so verborgen sind, daß sie selbst vom erfahrensten Spezialisten übersehen werden können.

Neben diesen diagnostischen Erwägungen ist es aber ein grundlegender *struktureller* Unterschied, der uns auf die Unterscheidung von geisteskranken und nicht geisteskranken Selbstmördern so großen Wert legen läßt: Der neurotische Suicidant ist für seine Taten (wenn auch in eingeschränktem Maße) verantwortlich, der psychotische nicht. Wohl haben wir gesehen, daß der Neurotiker oft im Moment der Tat subjektiv einen Zwang erlebt. Wir können diese Tatsache psychologisch verstehen, uns vielleicht sogar einfühlen, objektiv aber muß festgestellt werden, daß der erlebte Zwang nur die Summierung der bisherigen gesamten Lebenshaltung darstellt, für die ein Mensch eben teilweise verantwortlich gemacht werden kann. Dies ist ja auch der Standpunkt der forensischen Psychiatrie. Grundlegend anders ist die Situation beim psychotischen Suicid. Bestehen im Zeitpunkte des Selbstmordes Symptome einer Geisteskrankheit, so ist die Verantwortung des Täters aufgehoben, auch dann, wenn scheinbar verständliche Motive für den Selbstmord vorliegen. In der Geisteskrankheit können Verstimmungen, Triebstörungen, Wahnideen und Dämmerzustände usw., die aus dem Inneren des Menschen kommen, also endogen sind, übermächtig werden und den Befallenen weitgehend seiner Entschluß- und Handlungsfreiheit berauben.

Lange Zeit glaubte man, jeder Selbstmörder müsse geisteskrank sein. Und auch heute, wo die Einteilung in psychotische und nichtpsychotische Suicidanten allgemein gehandhabt wird, müssen die Vorstellungen von der „Psychose" noch sehr verschieden sein, sonst wären die diesbezüglich hochgradig divergenten Ergebnisse nicht zu erklären. Die Angaben, betreffend den Anteil der psychotischen Selbstmörder an der Gesamtzahl schwanken nämlich zwischen 3% und 66%! Hier einige diesbezügliche Angaben (teilweise zitiert nach Gruhle): 66% (Stelzner), 51% (Loewenberg), 50% (Landberger), 48% (Gaupp, 1904—1906), 32% (Hopf), 30% (v. Mayr), 28% (Ollendorf und Olpe), 25% (Trömner), 23% (Thomsen), 19% (Hermann), 14% (Brierre de Boismont), 11% (K. Schneider), 9% (Hirschfeldt), 7% (Dreikurs), 5% (Pilcz, auf Grund von Sektionsprotokollen im Wiener Institut für gerichtliche Medizin), 3% (Weichbrodt).

Das verschiedenartige Material, die verschieden langen, geprüften Zeitabstände, der enger oder weiter gefaßte „Psychosebegriff" sowie die nicht sicher zu verwertenden Angaben der Angehörigen nach einem gelungenen Selbstmord, die oft zu Fehlerquellen in den Statistiken werden, mögen diese Diskrepanzen einigermaßen erklären. Ein so gründlicher Kenner des Selbstmordproblemes wie Gruhle meint, daß 10—20% aller Selbstmörder aus echter Psychose heraus handeln. Schwarz stimmt mit ihm darin auf Grund seines gerichtsmedizinischen Materiales vollkommen überein.

Von unseren 745 Patienten hatten 95 zur Zeit des Selbstmordversuches eine Psychose (bei 7 von ihnen konnte die Diagnose nicht sichergestellt werden, es bestand aber der dringende, ausreichend begründete Verdacht auf Psychose). Es beträgt also der psychotische Anteil an unserem Material ungefähr 14%.

Dieses Ergebnis liegt innerhalb der von Gruhle genannten Zahl. Dieser Autor selbst aber ist gegenüber aus psychiatrischen Kliniken stammenden Angaben skeptisch. Er verweist darauf, daß nicht alle Selbstmörder dort eingeliefert werden, wodurch sich falsche Resultate ergeben. Auch die Zahlen aus psychiatrischen Kliniken sind zudem sehr verschieden. Kräpelin bezeichnete 30% der geretteten Selbstmörder als geisteskrank, Säker dagegen nur 12% (um nur zwei Beispiele zu nennen). Hier glauben wir ganz allgemein sagen zu dürfen, daß anscheinend der psychotische Selbstmordanteil im Laufe der Jahre zurückgeht. Dies nicht etwa deshalb, weil es jetzt weniger Psychosen gibt, sondern weil die Zahlen des neurotischen Selbstmordes ungleich stärker ansteigen.

Noch ein Wort zu unseren Ergebnissen. Gewiß vermögen manche, die einen Selbstmordversuch unternahmen, den Weg auf die Psychiatrische Klinik zu vermeiden. In der Regel aber wohl kaum die Geisteskranken. Dies wäre nur bei ausgezeichneter Dissimulation möglich, wie sie sehr selten vorkommt. Wir glauben also, daß unsere Zahl ziemlich genau die psychotischen Suicidanten erfaßt. Insgesamt wurden in Wien 1949 von der Statistik 975 Selbstmordversuche gemeldet. Wenn wir den Unterschied zwischen den bei uns eingelieferten 745 Patienten und dieser statistischen Angabe nach dem Vorhingesagten auf das Konto der nichtpsychotischen Selbstmordversuche schreiben dürfen, so würde sich dann der Anteil des psychotischen Selbstmordversuches auf 10% senken. Diese Zahl aber gibt mit ziemlich großer Genauigkeit die Psychosen unter den Selbstmordversuchen an. Jetzt bliebe dann noch der gelungene Selbstmord zu berücksichtigen. Hier dürfte der psychotische Anteil größer sein, obwohl die Angaben von Pilcz diesbezüglich auch vorsichtig sein lassen. Im gesamten ist aber dadurch kaum eine Verschiebung anzunehmen, die außerhalb der von Gruhle angeführten Grenzen (10—20%) führt, so daß wir diese als auch von unseren Untersuchungen bestätigt ansehen dürfen.

Daß bei unseren psychotischen Suicidanten das weibliche Geschlecht überwiegt, stimmt mit der Erfahrung zahlreicher Autoren überein, die einen auffallend stärkeren Anteil des weiblichen Geschlechtes an der Suicidziffer der Geisteskranken gefunden haben.

Nun die Verteilung der 95 Fälle auf die einzelnen Formenkreise der Geisteskrankheiten:

Schizophrenie	endogene Depression	senile Psychosen	Epilepsie	progressive Paralyse
46	30	13	5	1

Der Zusammenhang zwischen Psychose und Selbstmord ist bereits wiederholt Gegenstand tiefgehender Forschungen geworden. Wir können auf Grund unserer Ergebnisse diesbezüglich nur von neuem auf das schon Bekannte verweisen. Darüber hinaus aber haben wir uns zwei spezielle Fragen gestellt:

1. Welche Psychosen sind besonders selbstmordgefährdet und in welchem Stadium sind sie es vor allem? Welche psychotischen Vorgänge, Veränderungen und Inhalte führen hauptsächlich zum Selbstmord?

2. Sind nicht auch bei den psychotischen Selbstmorden vielleicht exogene Momente neben den endogenen für den Suicid verantwortlich zu machen? Genau so, wie man über dem Motiv nicht die wirkenden Ursachen vergessen darf, so darf man, wenn die wirksame Ursache (eben die Psychose) bekannt ist, nicht dem Motiv gegenüber ein völliges Desinteressement an den Tag legen[1]). Die Frage, ob exogene Motive beim psychotischen Suicid vorliegen und wie weit sie eine Rolle spielen, ist unseres Erachtens bisher zu sehr vernachlässigt worden.

a) Endogene Depression.

Wir berichten hier über 30 Patienten (davon 7 Männer und 23 Frauen), die folgende Altersverteilung aufwiesen:

20—30	30—40	40—50	50—60	60—70
4	6	11	6	3

[1]) Siehe auch die ähnlichen Ausführungen de Boor's.

Wenn die endogene Depression zahlenmäßig bei unserem Material auch nicht an erster Stelle steht, so glauben wir doch, daß bei ihr die Selbstmordgefahr am größten ist. Es gibt fast keine endogene Depression, bei der nicht ständig Suicidgefahr besteht. Auch ist der Antrieb zum Selbstmord bei der Melancholie besonders groß.

Wir hoffen, bereits einen kleinen Beitrag zum Verständnis dieser Tatasche geleistet zu haben: findet sich doch unser präsuicidales Syndrom bei der Melancholie am ausgeprägtesten.

Einengung: Im Grade ihrer Intensität freilich wechselnd, beherrscht sie dennoch in allen Fällen das klinische Bild und führt zur Absetzung von der Umwelt. Die Fähigkeit des aktiven Handelns ist verlorengegangen, die Patienten sind scheinbar teilnahmslos, unbeachtet ziehen die Ereignisse der Gegenwart vorbei, es ist zu einer Fixierung auf engstem Raume gekommen. Die Gedanken beschäftigen sich immer wieder mit denselben, düsteren Inhalten, als hätten sie keine anderen Möglichkeiten (Ichverengung). Ein völliger Rückzug von allen äußeren Objekten hat stattgefunden, indem — wie Freud betonte — die Objektliebe in das eigene Ich einverleibt wird und so zur narzistischen Selbstliebe führt. Die Einsamkeit, die über dem Paitenten liegt, ist der tiefste Ausdruck der Einengung.

Gehemmte Aggression: Die Hemmung ist ebenfalls ein Hauptsymptom der Melancholie. Wir wissen, daß sie nur durch Angstaffekte durchbrochen werden kann. Von dieser Hemmung sind auch (vielleicht sogar hauptsächlich) die aggressiven Tendenzen betroffen. So kommt es bei der Melancholie in geradezu klassischer Weise zur Hemmung der Aggression und dadurch zur Verwandlung der Fremdaggression in die Selbstaggression. Wir glauben, daß die tiefenpsychologische Betrachtungsweise zumindestens bei den Inhalten der Psychosen wohl ihre Berechtigung hat und von diesem Standpunkt aus kann kein Zweifel darüber bestehen, daß man in dem so wichtigen Symptom der Selbstanklagen und Selbstvorwürfe ein Zeichen der gehemmten Fremdaggression, die sich zur Selbstaggression umgewandelt hat, erblicken muß. Schon bei den nichtpsychotischen Suicidanten haben wir die Aggressionshemmung, die Tendenz, die Schuld auf sich zu nehmen, den Pseudoaltruismus als typisch für die präsuicidale Phase beschrieben. In der Melancholie erreichen all diese Mechanismen ihren Höhepunkt.

Flucht in die Irrealität: Auch sie kann verschieden weit gehen. Wir finden alle Stufen: Das Sich-Zurückziehen von der Realität, die vollständige Ignorierung der Wirklichkeit, das zwanghafte Auftauchen wirklichkeitsferner, ja -fremder Gedanken und Phantasien und schließlich — nur im Rahmen der Psychose denkbar — Wahnideen und Halluzinationen, wobei die beiden letzteren insoferne einen umschriebenen Charakter haben, als sie den Inhalten der traurigen und ängstlichen Verstimmung voll entsprechen und nicht darüber hinausgehen. Diese letzte Stufe wird freilich nur bei den schweren Fällen von Melancholie, namentlich bei der Melancholia cum delirio erreicht.

Das präsuicidale Syndrom ist also bei allen Fällen von endogener Depression deutlich nachweisbar.

Hier sei die Verteilung der 30 Patienten auf die einzelnen Formen der Melancholie angeführt:

Melancholia simplex: 20 (bei ihnen stand die Einengung im Vordergrund, auch die Aggressionshemmung war wiederholt nachweisbar).

Melancholia passiva: 2 (deutliches Überwiegen der gehemmten Aggressionsmechanismen; in beiden Fällen kam es nach einem längere Zeit bestehenden Hemmungszustand zu raptusartigem Durchbruch der Angst mit Suicidversuch).

Melancholia cum delirio: 3 (hier bestanden Wahnideen angstvollen Inhaltes mit diesen Inhalten adäquaten Halluzinationen).

Melancholia anaesthetica: 2 (das Erlebnis der völligen Empfindungslosigkeit deutet wohl auf Vorhandensein aller 3 Symptome des präsuicidalen Syndroms hin).

Ferner bestand: bei einem Fall eine M i s c h p s y c h o s e. Eine längere melancholische Phase, die ohne Suicidversuch verlaufen war, führte am Übergang in die manische Periode zu einem Selbstmordversuch. Es bestanden zu dieser Zeit sowohl Symptome der Melancholie, als auch der Manie. Für den Suicidversuch war maßgebend, daß noch melancholische Inhalte da waren, die Hemmungen, die während der Melancholie vorherrschten, aber weggefallen waren. (Bei der reinen Manie ist der Suicid bekanntlich äußerst selten, auch wir verfügen über keinen derartigen Fall).

Bei einem Fall ein p e r i o d i s c h a u f t r e t e n d e r e n d o g e n e r V e r s t i m m u n g s z u s t a n d nach Schädeltrauma. Wir wissen, daß Schädeltraumen eine eigene Rhythmik auszulösen imstande sind. Über den endogenen Charakter der Depression bei den Patienten konnte kein Zweifel bestehen. Es fand sich zudem eine deutliche hereditäre Komponente. Andererseits war Patient vor dem Trauma niemals psychisch auffällig gewesen, so daß man dieses als auslösendes Moment wohl wird anerkennen können.

Bei einem Fall wieder ein p e r i o d i s c h in gewissen wechselnden Abständen p r ä m e n s t r u e l l a u f t r e t e n d e r D e p r e s s i o n s z u s t a n d, der immer nur wenige Tage anhielt, seiner Symptomatik nach aber sicher in den manisch-depressiven Formenkreis einzureihen war.

Bei der Melancholie finden wir rein phänomenologisch ausreichend psychopathologische Substrate, die als Ursache für den Selbstmord angeführt werden können: Es sei hier vor allem auf die unerklärbare A n g s t („die Angst sitzt in mir, wie das Tier im Käfig" äußerte einer unserer Patienten, ein anderer: „Ich fürchte mich vor niemandem und vor nichts, ich habe Angst vor der Angst") hingewiesen. Bei 17 Fällen stand sie im Moment des Suicidversuches im Vordergrund. Besonders heftig ist die Suicidtendenz, wenn der Angstaffekt nach längerer Verhaltung raptusartig durchbricht, wie unsere beiden an Melancholia passiva leidenden Patienten beweisen.

Neben der Angst ist es die Niedergeschlagenheit, die Schwermut, die völlige Verschiebung des Gefühlslebens auf die Seite der Trauer, die oft zwangsweise zur Verneinung des Lebens führt (bei 9 Fällen stand sie im Vordergrund). Aber auch die Teilnahms- und Empfindungslosigkeit können in kausalem Zusammenhang mit dem Selbstmord stehen. Dies zeigt vor allem einer unserer Fälle von Melancholia anaesthetica: Die Vorstellung, gefühllos zu sein, führte zu Angstvorstellungen und Verzweiflung. Schließlich stach sich die Patientin, um Gewißheit darüber zu bekommen, mit einer Nadel mehrmals tief in den Unterarm. Wir werden dieses Vorgehen zuerst nur als Selbstbeschädigung bezeichnen dürfen. Bei der Patientin bestanden aber gleichzeitig ständige Selbstmordtendenzen und schließlich gab sie zu, sie habe gehofft, jenen Vorgang nicht zu überleben.

Neben diesen für den Selbstmord zweifellos verantwortlich zu machenden psychopathologischen Faktoren, spielten aber auch exogene Momente eine Rolle, die wir nicht übersehen möchten. Im allgemeinen wird ja von den an Melancholie Erkrankten die Frage nach dem Grunde ihres Selbstmordes — wenn überhaupt — mit dem bereits erwähnten psychotischen Phänomen beantwortet: Die Angst, die Trauer, die Verzweiflung, die Hoffnungslosigkeit war schuld. Drei unserer Patienten jedoch gaben — trotzdem eindeutig eine endogene Depression bestand — exogene Motive an. Es liegt uns nun fern, auf Grund dieser drei Fälle übertriebene und sicher falsche Schlüsse zu ziehen: Erstens muß man gegenüber „Motivangaben“ vorsichtig sein, wie bereits dargelegt wurde, zweitens aber kann es sich vielleicht um irgendwelche Dissimulierungsversuche gehandelt haben, obwohl diese bei der Melancholie seltener vorkommen.

Jedenfalls wird uns besonders folgender Fall zu denken geben: Bei einer 54jährigen Patientin bestand seit 3/4 Jahren eine deutliche, freilich nicht besonders schwere endogene Depression mit zeitweiliger Selbstmordtendenz. Einen Tag vor ihrem Selbstmordversuch sagte eine Bekannte zu der Patientin: Dein Sohn (ihr einziges Kind, das seit 1945 vermißt war) kommt ganz bestimmt nicht mehr zurück. Dies nahm sich Patientin, wie sie selbst sagt, so zu Herzen, daß sie beschloß, auch aus der Welt zu scheiden.

Bei den anderen Patienten war eine solche Fülle traumatisierender Momente zusammengekommen, daß man trotz des Bildes der endogenen Depression ihrer Aussage, der Selbstmord sei eine Reaktion auf die unerträgliche Lage gewesen, durchaus Glauben schenken darf. In einem Falle handelt es sich dabei um einen völlig verarmten und vereinsamten 62jährigen Pflegling, im anderen war nach langer Militärzeit und Gefangenschaft der Tod des Vaters, der Zusammenbruch der Ehe erfolgt, überdies bestand eine ausweglos scheinende finanzielle Not.

Es ist unmöglich, aber auch sinnlos, zu versuchen, den Anteil der endogenen und der exogenen Momente am Suicidversuch genau abzugrenzen. Dies gilt auch für den psychotischen Suicid. Wo die Diagnose endogene Depression gestellt wird, handelt es sich um eine traurige oder ängstliche Verstimmung, die unabhängig von allen exogenen Faktoren die Suicidtendenz in sich trägt. Deswegen aber dürfen die exogenen Momente nicht übersehen werden. Wir haben an den drei geschilderten Fällen gesehen, daß das exogene Trauma nicht nur melancholieauslösend sein, sondern auch noch innerhalb der Melancholie als für den Selbstmordversuch maßgeblich angeschuldigt werden kann. Gewiß handelt es sich dabei um subjektive Angaben der Patienten, die aber unserer Ansicht nach doch eine gewisse Beachtung verdienen.

Um dies zu unterstreichen, sei noch folgendes erwähnt: Bei genauer Prüfung ergab sich bei weiteren 20 Patienten, die von sich aus darüber gar nichts berichteten, daß der Melancholie eine Fülle von exogenen Traumen vorangegangen war (nur bei insgesamt 7 Patienten fehlten diese). Es scheint also, daß die Melancholie häufiger exogen ausgelöst wird als bisher angenommen wurde. Freilich darf andererseits nicht übersehen werden, daß in unserer Zeit fast jeder höhergradig exogen geschädigt ist. Ob man die Suicidtendenz dieser Menschen in der Melancholie dann teilweise auch als Reaktion auf die exogenen Traumen auffassen darf, bleibe dahingestellt.

Auch im Inhaltlichen der Melancholie spielt das Exogene eine nicht zu übersehende Rolle. Wir sehen bei diesen Menschen das Ich in der dieser Krankheit entsprechenden Hypertenacität mit dem eigenen Selbst beschäftigt. Es sei hier an die von Kauders aufgestellte Strukturformel der Melancholie erinnert, in der der Verlauf dieser Auseinandersetzung mit dem Selbst wie folgt beschrieben wird: Selbstvorwürfe — Selbstanklagen — Selbstbestrafung — Selbstmord.

Selbstvorwürfe fanden sich bei unseren Patienten in ausgeprägtestem Maße. Es kann kein Zweifel bestehen, daß sie wesentlich zur Verzweiflung und damit zum Selbstmord beitragen. Was aber nun ihren Inhalt betrifft, so kann nicht übersehen werden, daß dieser aus den bisherigen Lebensvorgängen geholt ist, wobei freilich oft eine Verschiebung insoferne stattfindet, als scheinbar unwesentliche Dinge plötzlich besondere Bedeutung erlangen, während „große Realschuld" (Kauders) nicht erwähnt wird.

Bei drei von unseren Patienten war der Symbolcharakter der scheinbar unbedeutende Dinge betreffenden Selbstanschuldigungen derart hervorstechend, daß es wenig Mühe kostete, von dort den Weg zu jenen, thematisch mit den Selbstanschuldigungen zusammenhängenden Gebieten zu finden, auf denen sie ihr Leben tatsächlich fehlerhaft gestaltet hatten. Zwei weitere Patienten verzichteten in ihren Selbstvorwürfen sogar auf das Symbolhafte und bezogen sich darin direkt auf die konfliktuösen Situationen ihres Lebens. Freilich fand auch hier eine Akzentverlagerung insoferne statt, als eher randständige Elemente des Komplexes angeführt wurden. Jedenfalls spielt in den Inhalten das exogene Erleben eine beachtliche Rolle und wir sollten noch mehr als bis jetzt der Überzeugung sein, daß die Selbstvorwürfe der Mechancholiker einen tiefen Sinn haben. Darüber hinaus sahen wir bei zwei Fällen, daß sich die wahnhafte Angst dieser Patienten durchaus auf Vorgänge beziehen kann, die sie früher tatsächlich erlebten.

Eine dieser Patientinnen bekam besonders nächtlich heftige Angstzustände, ging ständig auf und ab, verkroch sich sogar öfters hinter dem Bett und äußerte dabei fortwährend: „Sie werden mich holen und erschießen, ich halte das nicht länger aus." In einem solchen Angstzustand beging sie dann auch den Selbstmordversuch. Es zeigte sich, daß sie vier Jahre vorher mehrere Wochen lang mit ihrer ganzen Familie in ernstlicher Gefahr schwebte, verhaftet und abtransportiert zu werden.

Der andere Patient litt in der Melancholie unter der ständigen Angst, ins KZ gebracht zu werden. Unter dem nationalsozialistischen Regime war er aus rassischen Gründen verfolgt worden und besonders seine Mutter hatte viel zu erdulden gehabt.

Freilich bleibt hier zu überlegen, ob diese Inhalte die Angst erzeugen, oder ob sich nicht die Angst der schon aus dem bisherigen Leben bekannten Inhalte bedient.

Jedenfalls glauben wir, aus den hier aufgezählten Fakten den Schluß ziehen zu dürfen, daß nicht nur das psychopathologisch-phänomenologische, sondern auch das Inhaltliche und somit das Exogene beim Suicid des Melancholikers in Betracht gezogen werden soll. Zusammenfassend kann also über den Selbstmord bei der endogenen Depression folgendes gesagt werden:

1. Der an Melancholie Erkrankte ist besonders selbstmordgefährdet. Denn einerseits besteht fast ununterbrochen die Suicidtendenz, andrerseits kann sie sich anfallsartig bis zum Unerträglichen verstärken. Die Selbstmordtendenz bei der Melancholie ist dabei unabhängig von Geschlecht und Alter, sie ist bei der Involutionsmelancholie ebenso groß wie bei jüngeren melancholischen Patienten.

2. Der unmittelbare Beginn der Erkrankung — jene kurze Zeit, wo die ersten Erscheinungen auftreten, die Diagnose „Melancholie" aber noch nicht gestellt ist — ist durch besonders starke Selbstmordtendenz gekennzeichnet. Wenn sich die Krankheit voll entwickelt hat und die Hemmung überwiegt, tritt die Selbstmordtendenz eher etwas zurück. Je länger dann die melancholische Periode dauert, desto größer scheint die Selbstmordgefahr zu werden. Im Stadium der beginnenden Besserung ist ganz besondere Vorsicht nötig, ebenso bei den Rückfällen, die 8—14 Tage nach Abschluß der Elektroschockbehandlung auftreten können und ihr erstes Symptom immer in der Schlafstörung haben.

3. Am häufigsten erfolgt der Selbstmord des an Melancholie Erkrankten (entsprechend dem typischen periodischen, täglichen Stimmungsablauf) in der Nacht und in den frühen Morgenstunden. In diesem Zeitabschnitt ist die Selbstmordgefahr besonders groß.

4. Nach dem Selbstmordversuch besteht im Gegensatz zum Neurotiker weiterhin *heftige* Suicidtendenz. Fast alle diese Patienten *bedauerten*, gerettet worden zu sein. „Leider bin ich nicht gestorben, ich werde es bei der ersten besten Gelegenheit wieder tun", sagte einer von ihnen typischerweise. Daher kommt es auch, — wenn nicht durch Internierung und genaueste Beaufsichtigung die Möglichkeit dazu genommen wird — häufig zur *Selbstmordwiederholung*[1]. Wir sahen

[1] Wiederholungen gibt es sowohl mit jeder *neuen* melancholischen Phase als auch innerhalb *einer* Phase.

4 Patienten, bei denen es sich um den 2. Selbstmordversuch,
2 Patienten, bei denen es sich um den 3. Selbstmordversuch und
1 Patienten, bei dem es sich um den 4. Selbstmordversuch handelte.

5. Charakteristisch für den Selbstmord bei Melancholie, wie bei Geisteskrankheit überhaupt, ist auch seine Durchführung. Es handelt sich fast immer um äußerst ernste, eruptive, mit besonderer Heftigkeit durchgeführte Selbstmorde, die häufig einen tödlichen Ausgang nehmen und manchmal ausgesprochen brutale Züge aufweisen.

3 Patienten versuchten sich zu strangulieren (davon 2 Frauen),
2 Patienten fügten sich tiefe Schnitte in der Halsgegend zu,
2 Patienten öffneten durch tiefe Schnitte die Pulsadern beiderseits (einem schien dies zu langsam zum Ziele zu führen, weswegen er sich auch noch den Hals zu durchschneiden versuchte),
1 Patientin fügte sich mit der Hacke schwere Verletzungen zu,
1 Patient versetzte sich mit dem Messer einen Stich in die Herzgegend.
1 Patientin wollte sich den Bauch aufschneiden und sprang dann aus dem Fenster [1]).
1 Patientin versuchte zuerst das Kind mit dem Messer zu erstechen und ging dann damit auf sich selber los.

Alle diese Methoden sind bei Frauen außerhalb der Psychose außerordentlich selten. Die Ansicht von Schwarz, „daß sich der Selbstmord des Geisteskranken nicht oder nur in ein paar ‚Nuancen' vom Selbstmord des Nichtgeisteskranken unterscheidet", können wir auf Grund unseres Materials in keiner Weise bestätigen. Es bestehen hier deutliche Unterschiede.

b) Schizophrenie.

Wir berichten hier über 46 Patienten [2]) (davon 6 Männer und 40 Frauen), die folgende Altersverteilung aufweisen:

bis 20	20—30	30—40	40—50	50—60	über 60
2	5	13	13	10	3

Dem Stadium und der Verlaufsform nach konnte folgende Einteilung getroffen werden:

Incipiente Schizophrenie	paranoide Schizo.	Paranoia	Hebephrenie
6	29	10	1

Die Suicidtendenz des Schizophrenen unterscheidet sich im allgemeinen durch Eines von der des Melancholikers: Während der endogenen Depression besteht

[1]) Auch die Häufung mehrerer Selbstmordmittel, die rasch hintereinander verwendet werden, ist typisch für den Suicid eines Geisteskranken.

[2]) Jantz gibt an, daß sich unter 100 Selbstmördern durchschnittlich 12 Schizophrene finden. Bei unserem Material ist die Zahl der Schizophrenen niedriger, was verständlich scheint, da es sich um Selbstmordversuche handelt. Nach den Angaben desselben Autors zeigten von 1000 Schizophrenen ungefähr 14% ernsthafte Suicidtendenz.

eigentlich ständig die Neigung, sich umzubringen. Bei der Schizophrenie muß dies durchaus nicht der Fall sein. Im langen Verlauf der schizophrenen Prozeßpsychose gibt es immer wieder Zeiten, wo scheinbar keine Suicidneigung besteht. Freilich ist es für die Suicidtendenz der Schizophrenen charakteristisch, daß sie blitzartig auftauchen und in diesem Moment unerträglich stark werden kann. Wir werden von einem an Melancholie Erkrankten niemals hören, daß er vor der Durchführung des Selbstmordes nicht an diesen gedacht habe. Beim Schizophrenen kommt dies öfter vor.

Dennoch ist es möglich zu sagen, daß die Selbstmordneigung des Schizophrenen an einigen Punkten der Prozeßentwicklung besonders groß ist.

Hier ist vor allem der Beginn der Psychose zu erwähnen. In unserem Material finden sich relativ wenig beginnende Schizophrenien. Dennoch können wir aus der klinischen Erfahrung vieler Jahre durchaus bestätigen, was Gruhle (und andere Autoren) sagen: „Häufig sind es jugendliche Individuen, die im Beginn des schizophrenen Leidens Stimmungen absolutester Vereinsamung, völliger Weltentfremdung und gänzlicher Unverstandenheit erleben und deshalb das Leben beenden.“

Die incipiente Schizophrenie ist besonders selbstmordgefährdet. Dies scheint uns vor allem zwei Gründe zu haben: 1. Die völlige Veränderung, die in der Persönlichkeit vor sich geht. 2. Das Krankheitsgefühl, das noch vorhanden ist und diese Veränderung besonders qualvoll erscheinen läßt.

Das Erlebnis der Veränderung ist in diesem Stadium für den Selbstmord ausschlaggebend. Vor allem sei hier die Bewußtseinsveränderung und das veränderte Ichgefühl erwähnt. „Ich komme nicht mehr so zurecht wie früher, ich kann mich nicht mehr zurechtfinden. Ich habe verschiedene Zustände im Kopf gehabt, ein recht eigenartiges Gefühl, ich konnte nicht mehr arbeiten“, sagte eine Patientin. Ein Patient äußerte: „Seit 4 Wochen verspürte ich eine Veränderung im Kopfe, eine Leere und Kopfschmerzen, ich glaubte, unheilbar krank zu sein und beging deshalb den Selbstmordversuch“. Einer unserer Patienten hatte im Beginn der Psychose ein ausgesprochenes Depersonalisationserlebnis, glaubte, „sein Ich“ sei schon tot, sein Körper müsse folgen, wollte sich einigemale versehen lassen und beging schließlich den Selbstmordversuch. Eine Patientin fühlte sich in das erste Lebensjahr zurückversetzt und konnte die Regression nicht ertragen. Auch das veränderte Körpergefühl spielt eine Rolle. Eine Patientin fühlte (übrigens im Anschluß an einen Abortus) plötzlich eine vollkommene Veränderung ihres Körpers und glaubte schließlich, neuerlich schwanger zu sein. Dieses Gefühl war ihr so unerträglich, daß sie Selbstmord beging. Eine andere glaubte, daß ihr die Wirbelsäule zerbrochen und sie dadurch kleiner geworden sei. Ihre Gestalt sei unwiderbringbar verändert, deshalb wolle sie sich aus der Welt schaffen.

Besonders maßgebend für den Entschluß zum Selbstmord ist auch die Störung des Denkens und des Fühlens. Durch die Unfähigkeit, sich konzentrieren zu können, geht dem Menschen nach und nach die Möglichkeit verloren, Arbeit zu leisten. „Es stimmt etwas nicht, ich kann nicht mehr denken", sagte ganz knapp einer unserer Patienten und seine ganze unausdrückbare Verzweiflung war in diesem Satze enthalten. Man kann es durchaus mitfühlen, wie diese Kranken zum Selbstmordentschluß kommen [1]). Nicht minder selbstmordgefährdend ist der Verlust des Fühlens. „Ich habe überhaupt kein Gefühl mehr" sagte eine Patientin. Die oft plötzlich einsetzende Unfähigkeit, gegenüber den Eltern und nächsten Angehörigen etwas empfinden zu können, führt ja zu vollständiger Isolierung und Vereinsamung. In paradoxer Weise haben sie nur mehr für eins ein Gefühl: Für die eigene Gefühllosigkeit. Und dieses läßt ihnen ihren Zustand unerträglich erscheinen.

Auch die Veränderung der Antriebe ist wichtig. Hier finden wir einen Vorgang, der uns aus der Beschreibung des präsuicidalen Syndroms [2]) bekannt ist: Den Verlust der Aktivität. „Seit einem Monat bin ich zu Hause gewesen, da habe ich immer so ein benommenes Gefühl gehabt, dann erst ist es mir klar geworden, daß ich selbst Schuld hatte am Versagen im Geschäft, ich blieb halt dort sitzen und stehen, wo man mich gerade hinstellte. Jetzt will ich sterben und von dem allen nichts mehr wissen. Ich habe mich wirklich geändert."

Den Einfluß der Willensstörung in der incipienten Schizophrenie auf den Selbstmord zeigt in klassischer Weise eine Patientin, die in ihrem 49. Lebensjahr erstmalig mit Veränderungsgefühl erkrankte. Sie war wegen ihrer schlechten finanziellen Lage und der Not der Familie bemüht, einen Posten zu bekommen. Auf ihr Stellengesuch erhielt sie drei Antworten. Sie wußte nun nicht, zu welcher von den drei Adressen sie gehen sollte und wurde darüber so verzweifelt, daß sie einen Selbstmordversuch unternahm (Entschlußunfähigkeit).

Außerdem seien als selbstmordbedingend noch erwähnt: Das Gefühl, die Umgebung habe sich verändert, das veränderte sexuelle Erleben, Triebstörungen im Sinne plötzlicher Erregungszustände und impulsiver Handlungen, Schlafstörungen sowie der verschieden intensive Beginn von Bedeutungs- und sonstigen paranoiden Erlebnissen. Je stärker Wahnerlebnisse schon im Beginn der Psychose

---

[1]) Trotz dieser Einfühlungsmöglichkeit darf man aber unseres Erachtens unter keinen Umständen von „normalpsychologisch verständlichen Motiven" zum Selbstmord sprechen. Es handelt sich um schizophrene, durch psychotische Vorgänge bedingte Suicide.

[2]) Auch bei Schizophrenen findet sich unser präsuicidales Syndrom oft deutlich ausgeprägt. Die Trias: Introversion, Außenprojektion und Verlust der Realität, durch die Hoff die Schizophrenie gekennzeichnet sieht, entspricht ja den drei Symptomen unseres Syndroms. Introversion bedeutet Einengung, Außenprojektion ist das Ergebnis gehemmter Aggressionen und der Wahn stellt eine besondere Form der Flucht in die Irrealität dar. — Auch tiefenpsychologisch scheint somit die besondere Selbstmordtendenz der Schizophrenen verständlich. Freilich soll das nicht bedeuten, daß wir das schizophrene psychopathologische Geschehen für tiefenpsychologisch verursacht und begründet halten. Das gilt auch für den schizophrenen Selbstmord. Man kann unseres Erachtens nicht sagen (wie dies z. B. Hendin tut), daß der schizophrene Selbstmord hauptsächlich durch sexuelle Schuldgefühle verursacht sei, wenngleich diese, tiefenpsychologisch gesehen, sicher öfters inhaltlich zum Ausdruck kommen.

hervortreten, desto geringer scheint die Selbstmordgefahr in der incipienten Phase zu sein. Man darf dabei auch nicht übersehen, daß in diesen Fällen die incipiente Phase viel kürzer ist, was natürlich schon rein zeitlich gesehen die Selbstmordmöglichkeiten einschränkt.

Zusammenfassend kann also gesagt werden, daß bei der beginnenden Schizophrenie die psychopathologischen Veränderungen für den Selbstmord maßgebend sind. Die Begründungen, die die Patienten geben, und die aus dem Innern der Persönlichkeit kommen, stellen die Rationalisierung und psychologische Reflexion psychopathologischer Vorgänge dar (dies muß genau unterschieden werden). „Motive“ treten dabei oft weitestgehend in den Hintergrund. Als typisch für diesen Tatbestand darf die Äußerung eines unserer Patienten angesehen werden: „Ich kann nur so viel sagen, daß für meinen Selbstmordversuch keine äußeren Gründe, Sorgen, Notlage, unglückliche Liebe etc. bestimmend gewesen sind“.

Es ist für den Psychiater eine Selbstverständlichkeit geworden, bei „motivlosen Selbstmorden“ an eine Geisteskrankheit, bei jüngeren Menschen insbesonders an eine incipiente Schizophrenie zu denken. Dieser Grundsatz wird uns sicher wertvolle Dienste leisten können, da ja die Erkennung der Geisteskrankheit Voraussetzung für Internierung und Behandlung ist und nur diese beiden eine wirksame Garantie gegen die Selbstmordwiederholung darstellen. Die Diagnose der Psychose ist daher eine der wichtigsten Aufgaben der Selbstmordprophylaxe.

Wir betrachten also den Grundsatz: „Motivloser Selbstmord ist immer verdächtig auf Psychose“, als sehr wertvoll gerade für eine weitere Selbstmordprophylaxe. Dennoch aber möchten wir dazu einige Bemerkungen machen:

1. Es sind uns einige Fälle bekannt, die unter allen Umständen vermeiden wollten, daß das Motiv ihres Selbstmordversuches bekannt werde. Dementsprechend schien kein Motiv vorhanden und der Verdacht auf eine Psychose war gegeben. Erst nach einiger Zeit gelang es, klarzustellen, daß es sich um keinen psychotischen Suicid gehandelt hatte, was auch die weitere Entwicklung der Betreffenden bestätigte.

2. Neben den psychopathologischen Veränderungen können auch beim Selbstmord der beginnenden Schizophrenie exogene Faktoren wirksam sein (gewöhnlich handelt es sich dann um Konfliktsituationen mit den Eltern, dem anderen Geschlecht oder im Beruf). Diese müssen durchaus nicht nur durch die Wandlung der Betreffenden bedingt sein, oft fällt eine Enttäuschung auf einem der wichtigen Lebensgebiete (also ein tatsächliches Trauma, das unabhängig vom Verhalten des Betroffenen erfolgt) zusammen mit dem Beginn der Psychose (löst diese wahrscheinlich sogar aus). Dann findet man natürlich neben den psychopathologischen Phänomenen auch exogene Gründe für den Suicid.

3. Wir möchten die Feststellung von Brohansky, „daß sehr häufig ein Suicidversuch das erste Symptom einer beginnenden Psychose ist“, dahingehend erweitern, daß wir sagen: Auch ein nur aus exogenen Gründen begangener Selbstmordversuch (wo also psychotische Veränderungen scheinbar vollständig

fehlen) kann der Anfang einer Entwicklung zur Geisteskrankheit sein.

Wir haben 80 Fälle von Schizophrenie, die vor dem Ausbruch dieser Erkrankung unter einer anderen Diagnose an der Psychiatrischen Klinik gelegen sind, einer näheren Betrachtung unterzogen und werden darüber in einer gesonderten Arbeit berichten. Hier sei nur vermerkt, daß 25 dieser Patienten erstmalig wegen eines Suicidversuches aufgenommen worden waren. Dabei fand sich immer das Bild einer typischen exogenen Depression. Oft schienen gerade für den jungen Menschen typische Konflikte (und diese Selbstmordversuche erfolgen gewöhnlich bereits frühzeitig) wie Elternbeziehung, erste Liebesverhältnisse. Schwangerschaft, Berufswahl und Berufsänderung entscheidend bei diesen Selbstmorden gewesen zu sein. Und doch — betrachtet man retrospektiv den Lebensablauf dieser Patienten — so kommt man zu dem Schluß, daß schon damals in gewissem Sinne die Prozeßpsychose begonnen hat. Verständlich wird diese Tatsache, wenn man an die starke Introversion der Schizophrenen denkt. Ihnen wird die Auseinandersetzung mit der Umwelt, die die Hauptaufgabe der Reifezeit und der an sie anschließenden Periode ist, infolge dieser Introversion oft zu einer unüberwindlichen Schwierigkeit, worauf Hoff immer hinweist. So scheinen Konflikte mit der Umwelt auf, die in Wirklichkeit schon den Rückzug von der Außenwelt darstellen. Studiert man die Krankengeschichten, die während der ersten Aufnahmen dieser Fälle verfaßt wurden, aufmerksam durch, so findet man dafür mitunter sehr deutliche Anhaltspunkte. Auch die Tendenz zur Selbstmordwiederholung, die bei diesen Fällen teilweise imponiert, muß — wie bereits gezeigt — als ein Hinweis auf die Psychose aufgefaßt werden. Einige Fälle zeigen es deutlich: Mehrmalige Aufnahme unter der Diagnose „exogene Depression (oder Psychopathie), Suicidversuch“ und schließlich nach den wiederholten Suicidversuchen: Schizophrenie.

Mit diesen Ergänzungen zum „motivlosen Selbstmord“ möchten wir die Besprechung der Suicidtendenz bei der incipienten Schizophrenie abschließen.

Nun zum Selbstmord während des weiteren prozeßhaften Verlaufes der Schizophrenie: Hier führen hauptsächlich Wahnideen und Halluzinationen zum Suicid.

Bei der reinen Paranoia stehen natürlich die Wahnideen und zwar das Verfolgungsgefühl im Vordergrund. Das Wahnsystem bedingt eine ständige Selbstmordgefahr. In der paranoiden Schizophrenie ist neben dem Verfolgungsgefühl der Einfluß der Halluzinationen ein großer.

Hier einige Bemerkungen von Patienten, die den Zusammenhang zwischen Wahn und Selbstmord beleuchten. Es handelt sich um Antworten auf die Frage: Warum haben Sie sich umbringen wollen?

„Weil mir alle Leute schlecht gesinnt sind und mir Bosheiten antun.“ „Weil alle systematisch gegen mich hetzen.“ „Weil man mir Gift ins Essen streut.“ „Weil ich Angst habe, von meinen Feinden umgebracht zu werden. Da tue ich es lieber selber.“ „Weil meine Feinde einfach überall sind und mich in jedem Winkel aufspüren.“ „Weil ich verleumdet werde, mich aber schuldlos fühle." „Weil ich nirgends mein Recht finden kann" (Paranoia querulans). „Weil der Mann mich ständig betrügt und mit anderen ins Kino geht, während er scheinbar neben mir im Bett liegt" (Eifersuchtsparanoia). „Weil ich die Werbungen eines Mannes, die ich an in bestimmter Weise umgebogenen Heftseiten erkenne, nicht angenommen habe" (Paranoia erotica). „Weil ich im Wechselgebiet nicht mehr bleiben konnte. Es gibt dort, wenn der Himmel klar ist, Erdstrahlungen. Ich hatte das Gefühl, als wäre die Wohnung ein Elektrizitätswerk. Auch in meiner Haut und unter meiner Haut blitzte es." „Weil jedes Stück in meiner Wohnung von der Hauptmieterin verflucht ist. Die Hauptmieterin sagte zu mir: Paß auf, daß Dich die Krankheit nicht auch befällt, daß Du nicht täglich im Schweiß liegst und mit den Nerven kaputt wirst. Jetzt habe ich die unheilbare Krankheit, sie hat mir den Krebs hineingezaubert."

Die Bedeutung der Halluzinationen für den Selbstmord ist ebenso wie die der Wahnideen allgemein anerkannt. Wir können uns daher kurz fassen und darauf hinweisen, daß die Inhalte der Halluzinationen gewöhnlich von besonders unangenehmer und quälender Art sind. Auch hiefür einige Beispiele aus unserem Material.

(Warum haben Sie Selbstmord versucht?): „In der Nacht lassen mir die Gespenster keine Ruhe, sie sprechen ständig zu mir. Ich will nicht so qualvoll leben, da möchte ich lieber gleich sterben." „Ein Jahr lang ist es schon nicht mehr zum aushalten, immer spricht die Frau P. zum Fenster herein und redet mit anderen über mich. Die Stimme am Fenster sagte auch, daß mein Sohn tödlich verunglückt sei und die Schwiegertochter Selbstmord begangen habe. Die Stimmen drohen mir auch, meinen Sohn anzuzeigen, der bei der SS war, es aber verheimlicht hat." „Ich werde von jemandem gezwungen, Rede und Antwort zu stehen. Es werden bestimmte Fragen an mich gerichtet, die sich auf mein Privatleben von frühester Kindheit an beziehen. Im Nachbarhaus auf der Terrasse liegt etwas wie ein Lichtschein, irgendein Körper, der beobachtet mich. Dort ist eine Maschine oder ein Apparat, der auf meinen Geist einwirkt, so daß ich das, was man von mir verlangt, tun muß." „Ich sah überall Polizeispitzel, die Straße wimmelte von ihnen und da stürzte ich mich im Stiegenhaus hinunter." „Ich hörte ständig Stimmen, die mir ankündigten, man werde mir den Bauch aufschlitzen. Davor hatte ich solche Angst." (Die Patientin beging den Suicidversuch, indem sie sich mit einer Schere Stiche in die Herzgegend und in den Bauch versetzte.)

Alle diese Fälle, besonders aber der letzte, zeigen auf das deutlichste den Einfluß der Halluzinationen auf den Suicid. In zwei Fällen wurde der Selbstmord direkt auf Befehl der Stimmen durchgeführt (imperative Stimmen)[1]. Eine dieser beiden Patientinnen hörte eine Stimme, die ihr den Auftrag gab, sich und ihre drei Kinder zu töten. Sie folgte dem Befehl. Die andere hörte, wie es ihr aus den Wänden zurief: ‚Häng Dich auf!' und versuchte auf diese Weise, sich umzubringen. Bei einer anderen Patientin kam es auf Befehl der Stimmen zur Selbstbeschädigung. Sie versuchte sich das Auge zu blenden. Eine Stimme hatte ihr die bekannte diesbezügliche Bibelstelle zugerufen.

Über den Zusammenhang zwischen Art, bzw. Verlauf des Prozesses mit der Selbstmordtendenz ist folgendes zu sagen: Die Hebephrenie scheint nur am Anfang besonders suicidgefährdet, später kaum mehr. Auch bei der Katatonie ist die Suicidgefahr relativ gering. (Nur im Raptus kann heftige Suicidtendenz

[1]) Auf Grund längerer Erfahrungen kann gesagt werden, daß der Selbstmord, der direkt durch imperative Stimmen bedingt ist, sicher selten vorkommt.

bestehen. Bei katatonen langjährigen Anstaltsinsassen sieht man mitunter plötzliche motivlose Aggressionshandlungen sowohl in Form der Fremd-, als auch der Selbstaggression. Die letzteren sind so explosiv, daß sie trotz aller Vorsichtsmaßnahmen einen tödlichen Ausgang nehmen können.) Bei der Paranoia besteht ziemlich konstante, beträchtliche Suicidgefahr. Die einfache, in Schüben verlaufende und die paranoide Schizophrenie sind vor allem im akuten Geschehen des Schubes selbstmordgefährdet. In den Remissionen erfolgt gewöhnlich die Distanzierung von den Wahnideen und auch von der Selbstmordtendenz. Mitunter kann man beobachten, daß die Suicidtendenz von Schub zu Schub abnimmt.

Weit fortgeschrittene schizophrene Prozesse, die bereits zu einem hochgradigen Abbau der Persönlichkeit geführt haben, haben sicherlich eine geringere Selbstmordtendenz. Von unseren 46 Patienten zeigten nur 8 ein solches Bild. Für den Selbstmord im fortgeschrittenen Stadium sind verschiedene Faktoren maßgebend:

1. Komplexe Wahnerlebnisse — als Beispiel dafür das folgende Gespräch mit einer 38jährigen Patientin: „Ich habe das Gas aufgedreht, weil ich weg sein wollte". (Warum?) „Vergewaltigt hat mich jemand vor zwei Tagen." (Wer?) „Ich kenne den Menschen nicht genau, ich bin sehr unglücklich verheiratet. Der Mann, der mich vergewaltigt hat, hat genau so ausgeschaut wie mein Mann, ich habe mich gegen ihn gewehrt. Während des Geschlechtsverkehres ist mir klar geworden, daß es nicht mein Mann ist, daß es ein fremder Mann ist. Ich habe Angst, Hunde zu gebären. Der Mann hat zu mir gesagt: ‚Ich habe Dir ein Hundejaukerl gegeben'." — Es fanden sich einige wirre Abschiedszeilen der Patientin: „Mein lieber Karl, vergib mir meinen Schritt, aber ehe ich Hunde gebäre, wollen Deine Kinder und ich müssen tot sein." „Bist zum sechsten Mal Mörder, Mörder."

2. Plötzliche Erregungszustände. — Mehrmals sahen wir bei den fortgeschrittenen Psychosen, daß der Selbstmord während eines manischen Zustandes erfolgte. (Die echte Manie hat, wie bereits erwähnt, praktisch kaum Selbstmordtendenzen).

3. Mitunter gewinnt man den Eindruck, als sei der Selbstmord bei diesen hochgradig abgebauten Patienten ein Reflex, an dem die Persönlichkeit überhaupt keinen Anteil hat.

4. Jede Veränderung im Endzustand der Verödung (der ja ein Gleichgewichtszustand ist) kann zu suicidalen Reaktionen führen (hier ist das Wort Reaktion voll und ganz am Platz). So erinnern wir uns z. B. an eine Patientin, die im Endzustand völlig abgekehrt von der Welt nur mit einem Kanarienvogel zusammen lebte. Sie besprach mit ihm alle Dinge, halluzinierte seine Antworten, hatte sogar eine neue Zeitrechnung eingeführt: Sie wußte keine Jahreszahlen mehr, nur noch, wie alt der Kanarienvogel damals gewesen war. Sie pflegte zu sagen: „Als er 3 Jahre alt war, geschah folgendes ..." Der Tod des Vogels führte zu heftiger Selbstmordtendenz.

Bei den 3 Fällen von schizophrener Erkrankung, die bereits über 60 Jahre alt waren, handelte es sich ausnahmslos um Paranoiker. Ihre Erkrankung hatte lange vor dem Senium begonnen, es waren also keine senilen Psychosen. Neben den psychotischen Inhalten hatten auch die Probleme des Alters (vor allem Einsamkeit) Anteil am Zustandekommen des Selbstmordes.

Es bleibt noch die Rolle der exogenen Faktoren beim Selbstmord des Schizophrenen zu besprechen. Daß exogene Traumen einen nicht unbeträchtlichen Einfluß auf den Beginn und auch den weiteren Verlauf der Schizophrenie haben, ist heute wohl allgemein anerkannt. Insoferne könnte man also schon von einer Bedeutung der exogenen Faktoren auch für den Suicid bei der Psychose sprechen. Wir glauben aber, daß der Suicidversuch mitunter nicht nur mittelbar, sondern sogar unmittelbar auch auf das exogene Trauma zurückgeht. Hier sei zunächst ein dafür typischer Fall näher dargestellt.

Es handelt sich dabei um eine 42jähr. Patientin mit folgender Vorgeschichte: Sie ist unehelich geboren, und hat den Vater nie gekannt. Nach Angabe der Mutter der Patientin war der Vater ein Tierarzt, der sich, als Patientin 8 Monate alt war, erschossen hat, angeblich weil ihm die Heilung von drei wertvollen Pferden nicht gelungen ist. Eine Freundin der Mutter (sie kennt die Mutter der Patientin bereits 47 Jahre) versichert aber, daß diese Angaben allesamt nicht stimmen. Die Patientin wuchs jedenfalls bei ihrer Mutter auf. Diese heiratete aus rein finanziellen Motiven nach kurzer Zeit einen älteren Herrn und lebte von da an in guten Verhältnissen.

Über die Mutter der Patientin gibt deren Freundin an: Ihre Eltern hätten in wenig harmonischer Ehe gelebt, die Mutter habe oft Jähzornanfälle gehabt, die Wohlhabenheit des Hauses sei durch Weinflaschen dokumentiert worden, die unter dem Bett standen. Die Mutter der Patientin habe als Mädchen mit keinem Mann etwas zu tun haben dürfen und sei von ihrer Mutter völlig drakonisch eingesperrt gehalten worden. Allem Anschein nach sei sie homosexuell geworden und habe sich mit ihrer buckligen Schwester befriedigt.

Die weitere Entwicklung der Patientin: Sie wurde vom Stiefvater verwöhnt, dieser starb aber, als Patientin 4 Jahre alt war. Die Mutter der Patientin wechselte dann die Wohnung und faßte das Kind als ihre einzige Aufgabe auf. Patientin war bis zum 9. Lebensjahr ständig krank (wiederholte Darmkatarrhe), die Mutter investierte damals ein ganzes Vermögen in die Krankheit des Kindes. Deshalb trat Patientin erst im 9. Lebensjahr in die Schule ein und absolvierte von da an 5 Schuljahre mit gutem Erfolg. Sie wurde von der Mutter außerordentlich streng gehalten und stand ständig in ihrer Kontrolle. Seit dem 17. Lebensjahr arbeitete Patientin in einer Buchbinderei. Vom 15.—25. Lebensjahr nahm Patientin eine relativ günstige Entwicklung, war gesellig und aufgeschlossen, ging sogar auf Bälle. Die Mutter wollte aber nie haben, daß sie allein ging, schickte als Begleitung Nachbarn mit, blieb zu Hause auf, bis Patientin zurückkam und dergleichen mehr. Vom 30. Lebensjahr ab wurde die Patientin von der Mutter vollständig unterdrückt und zog sich vollkommen von der Umwelt zurück. Diesem Ereignis ging eine kurze Beziehung mit einem gleichaltrigen Bankbeamten voraus, der jedoch im Kriege fiel. Seither lebte Patientin nur mehr mit der Mutter. Diese ließ die Patientin nicht allein einkaufen gehen, begleitete sie sogar aufs Klosett und wartete vor der Tür, bis sie ihre Verrichtung abgeschlossen hatte. Um sie besser kontrollieren zu können, begann sie im gleichen Betrieb, wo auch die Tochter angestellt war, zu arbeiten. Die Freundin der Mutter äußert die Vermutung, daß die Mutter mit der Tochter in homosexuellen Beziehungen stehe, die der Tochter von der Mutter aufgezwungen werden.

Schließlich versuchte die Patientin die Einsamkeit zu durchbrechen und eine Beziehung zu einem 66jähr. verheirateten Werkmeister aufzunehmen, mit dem sie seit langer Zeit in der gleichen Straßenbahn zur Arbeit fuhr. Die Mutter und die Patientin selbst sprechen in diesem Zusammenhang nur von einer „Straßenbahnbekanntschaft", die Freundin der Mutter aber meint, daß dies nicht richtig sei, denn Patientin habe einmal zu ihr gesagt, es handle sich um mehr. Jedenfalls schien die Patientin an diesen alten Mann stark fixiert, weshalb die Mutter bemüht war, die Beziehung zu lösen [1]). Deshalb veranlaßte sie sogar, daß Patientin von nun an mit einer anderen Straßenbahn zum Arbeitsplatz fahren mußte. Der Mann schien nach und nach in seinem gesamten Verhalten der Patientin gegenüber kühler zu werden (ungefähr 3 Wochen vor dem Selbstmordversuch). 14 Tage vor dem Selbstmordversuch kam es zu einer völligen Veränderung der Patientin, heftige Angstzustände, flehentliche Bitten, sie wolle weg und dergleichen. Die Ängstlichkeit nahm immer mehr zu, dazu kam noch Unruhe und Schlaflosigkeit. Während eines Spazierganges riß sich Patientin von der Mutter los und warf sich unter einen Zug jener Straßenbahnlinie, mit der die Patientin und der Werkmeister gemeinsam gefahren waren. Die Patientin rollte unter das Schutzblech, die Mutter sprang hinzu um sie zu retten und wurde dabei erheblicher verletzt als die Tochter.

Bei der Klinikaufnahme bietet Patientin ein ängstlich-unruhiges Bild, äußert, daß sie sich fürchte, aber nicht recht wisse, wovor. Sie ist inhaltsarm, überdeckt alle Lücken, indem sie auf Fragen monoton zur Antwort gibt, sie fürchte sich so sehr. Sie habe seit 4 Wochen häßliche Gedanken, habe dabei das Gefühl, sie müsse jemanden umbringen oder werde selbst umgebracht werden, außerdem „schreckhafte Träume". Beim Schlafen immer das Gefühl, als wenn sie durch jemanden aufgeweckt würde, sie könne dadurch nicht schlafen. Sie höre Stimmen, die ihr häßliche Dinge sagen, von denen sie lieber nicht sprechen wolle. Auch ihr Selbstmordversuch sei aus Angst erfolgt."

Dieser Fall ermöglicht (wenn auch vielleicht nicht alle außenanamnestischen Angaben stimmen) einen Einblick in die sicherlich große Bedeutung der präpsychotischen Entwicklung, er bestätigt ferner erneut, wie wichtig es wäre, die Forderung von H o f f zu realisieren und eine genaue Untersuchung über die Mütter von Schizophrenen durchzuführen. Die manchmal unerträgliche Familiensituation dieser Menschen schafft in langer Entwicklung neben den somatischen Voraussetzungen die Disposition für die Psychose, die schließlich, nachdem ein Veränderungsversuch scheitert (exogenes Trauma), ausbricht. Der Selbstmordversuch erfolgt im schizophrenen Schub. Daß aber dabei nicht nur die psychotische Angst, sondern auch das exogene Trauma (Verlust des Mannes) eine maßgebliche Rolle spielt, beweist die Wahl des Selbstmordmittels wohl hinreichend: Patientin rennt in dieselbe Straßenbahn hinein, in der sie mit dem Manne lange Zeit gemeinsam fuhr.

Natürlich ist der Zusammenhang nicht immer so deutlich nachweisbar. Immerhin haben 4 Patienten spontan exogene Gründe als für den Selbstmord maßgeblich bezeichnet. Freilich muß man auch diesen Angaben gegenüber sehr vorsichtig sein, da sie ein Teil der Dissimulierungsbemühungen sein können. Dafür ist eine 58jährige Patientin das beste Beispiel. Sie versicherte, daß ihre unerträgliche Situation sie in den Tod getrieben habe. Tatsächlich hatte sie auch Schweres mitzumachen gehabt: Nach dem Tode des Mannes hatte sie sich um so mehr an ihr einziges Kind geklammert; 1945 wurde sie aus ihrer Heimat vertrieben und seit dieser Zeit ist auch das Kind vermißt — dennoch waren für ihren Selbstmord die paranoiden Wahnideen (die sie ausgezeichnet zu verbergen

[1]) Es konnte sichergestellt werden, daß es sich um eine reale Beziehung und nicht um ein Erlebnis im Sinne einer Paranoia erotica handelte.

verstand) maßgebend. Sie fürchtete ständig, von ihren Verfolgern erschlagen zu werden, und schwankte die längste Zeit, ob sie die vermeintlichen Verfolger oder sich selber aus der Welt schaffen sollte; wiederholt hatte sie in diesem Zusammenhang Mord- und Selbstmorddrohungen geäußert.

Bei den anderen 3 Fällen aber dürfen wir wohl annehmen, daß exogene Traumen zumindestens die suicidale Handlung ausgelöst haben. So beging eine 44jährige schizophrene Patientin den Selbstmord, als ihr Sohn aus einem sehr bekannten Gymnasium ausgeschlossen wurde. Die Tatsache, daß ihr Kind in diese Schule gehe, hatte sie immer mit besonderem Stolz erwähnt.

Eine 50jährige alleinstehende Patientin mit einer weit fortgeschrittenen Schizophrenie, hatte bereits dreimal Suicid versucht und immer wieder als Grund angegeben, daß ihre Tochter sich nicht um sie kümmere. Bei neuerlicher Aufnahme wegen Suicidversuch sagte sie: „Ich habe meine Tochter ersucht, nach Hause zurückkommen. Ich habe sie gefragt, ob es ihr lieber sei, wenn ich tot bin. Das hat sie zwar verneint, aber zurückgekommen ist sie nicht. Da habe ich es in verzweifelter Stimmung getan. Jetzt sehe ich ein, daß es die Tochter nicht wert ist." — Sicher hat hier das Gefühl der vollständigen Vereinsamung neben der Psychose eine Rolle beim Selbstmordversuch gespielt.

Auch eine 37jährige, an paranoider Schizophrenie leidende Patientin zeigt, daß neben den psychotischen Veränderungen das Exogene im Zusammenhang mit dem Selbstmord nicht übersehen werden darf. Die Psychose war bereits 1941 erstmalig aufgetreten und hatte sich vor allem in Verfolgungsideen geäußert. Bis 1949 war Patientin bis auf gelegentliche Angstzustände in der Nacht gesund; in diesem Jahr aber wird sie wegen eines Suicidversuches mit Leuchtgas in die Klinik eingeliefert. Es finden sich Beziehungs- und Beachtungsideen, sie glaubt ferner, auf hypnotischem Wege in der Nacht in die Höhe gezogen zu werden, der ganze Körper ist verändert, fremd, wie elektrisiert, das Denken sehr erschwert. Ihren Selbstmordversuch bezieht sie auf die körperlichen Beschwerden und vor allem auf exogene Gründe. Tatsächlich verhält sich ihr Gatte seit einem Jahr ihr gegenüber ablehnend, hat eine andere Frau gefunden, die er heiraten will, lebt wohl noch in der gleichen Wohnung, aber getrennt von der Patientin. Dem Selbstmordversuch war ein Streit der beiden Ehegatten vorausgegangen, bei dem der Mann die Patientin ohrfeigte.

Bei einigen anderen Patienten, die von sich aus nichts über exogene Traumen berichteten, ergab die Erforschung ihrer Verhältnisse das Bestehen von solchen. So war einer Patientin unmittelbar vor dem Selbstmord die Mutter, einer anderen der Gatte gestorben, eine Patientin beging ihren Selbstmordversuch, nachdem ihr geschiedener Gatte, an dem sie noch sehr hing, wenige Tage vorher ebenfalls einen Suicidversuch unternommen hatte.

Zusammenfassend kann über den Selbstmord bei der Schizophrenie gesagt werden:

1. Neben der Melancholie zeigt die Schizophrenie unter den Geisteskrankheiten die größte Selbstmordtendenz. In der Regel tritt diese bei der Schizo-

phrenie plötzlich und momenthaft in Erscheinung, freilich kann sie auch — vor allem bei der Paranoia — ständig bestehen.

2. Besonders gefährdet ist der Patient im Beginn der Erkrankung sowie im akuten Schub (vor allem in den ersten Schüben). Mit dem Fortschreiten des Prozesses nimmt die Suicidtendenz oft ab. In der Remission erfolgt gewöhnlich auch eine Distanzierung von den Selbstmordabsichten.

3. Für den Selbstmord maßgebend sind bei der incipienten Schizophrenie vor allem die erlebte Veränderung der Persönlichkeit und der Umgebung, im weiteren Verlauf Wahnideen und Halluzinationen. Auch exogene Momente können ebenso wie bei der Auslösung des schizophrenen Schubes auch beim Selbstmord in der Psychose eine Rolle spielen und sollen nicht übersehen werden.

4. Nach dem Selbstmordversuch muß bei den Schizophrenen durchaus nicht so heftige Tendenz zur Wiederholung bestehen wie bei an Melancholie Erkrankten. Es scheint, daß der Suicidversuch beim Schizophrenen eine bedeutende Entladung darstellt. Nur 4 unserer schizophrenen Patienten bedauerten, gerettet worden zu sein. — Bei 6 Patienten lag bereits der dritte Selbstmordversuch vor. Nur bei zwei von diesen sechs aber hatte die Suicidwiederholung innerhalb kurzer Zeit stattgefunden, bei den anderen verteilten sich die Selbstmordversuche auf die einzelnen Schübe. Trotz dem hier Gesagten wird man aber auch bei der Schizophrenie die Gefahr der Selbstmordwiederholung *sehr ernst* nehmen müssen.

5. Wie bei der Melancholie kennzeichnet sich auch die Durchführung des schizophrenen Selbstmordes oft durch besondere Grausamkeit. In 2 Fällen kam es auch zu Homocidversuch, der nach den Literaturangaben bei Melancholie und Schizophrenie häufig ist, von uns aber bei der Melancholie nur in einem Fall beobachtet wurde.

6. Auffallend erscheint, daß gerade beim schizophrenen Selbstmord der Gegensatz Morden—Ermordetwerden eine beachtliche Rolle spielt. Viele unserer Patienten fühlten sich (sei es nun durch Wahnideen oder durch Halluzinationen) vor die Alternative gestellt: Entweder jemanden zu töten oder getötet zu werden. Morddrohungen vor dem Selbstmord kamen nicht selten vor. Andrerseits äußerte eine unserer Patientinnen nach dem mißglückten Suicid: „Jetzt überlasse ich meine Ermordung den anderen“.

c) Senile Psychosen.

Es handelt sich hier um 13 Patienten (davon 7 Männer und 6 Frauen). Nach der Diagnose verteilten sie sich folgendermaßen:

arteriosklerotische Psychosen	paranoide Erkrankung des Rückbildungsalters	senile Demenz
7	**3**	**3**

Zuerst muß hier auf eine merkwürdige, in der Literatur immer wieder auftauchende Diskrepanz aufmerksam gemacht werden. Einerseits wird immer versichert, daß „die seelischen Störungen, die dem Alter eigentümlich sind — die einfache senile Demenz, die Presbyophrenie, das senile Delier, die senile Manie, die Hirnarteriosklerose — an sich nicht zum Selbstmord disponieren." Andrerseits machen zahlenmäßig die Alterspsychosen immer wieder einen beträchtlichen Teil der psychotischen Suicidversuche aus.

Wir glauben, daß dieser Widerspruch vor allem dadurch zustande kommt, daß bei älteren Menschen, die ja in den Selbstmordstatistiken einen großen Raum einnehmen, automatisch zumindestens eine Arteriosclerosis cerebri angenommen und diese mit dem Selbstmord in Zusammenhang gebracht wird. Die Untersuchungen an unserem Material, bei denen nur solche Suicidversuche als psychotisch eingeordnet wurden, bei denen eindeutige alterspsychotische Symptome feststellbar waren, zeigen, daß die senilen Psychosen tatsächlich keine besonders große Affinität zum Selbstmord bedingen. Dafür sprechen

1. Die relativ niedrigen Zahlen.

2. Daß in der Mehrzahl der Fälle, selbst bei gröberen psychischen Störungen, dennoch die exogenen Faktoren (eben die Situation des alten Menschen) die Hauptrolle beim Selbstmordversuch zu spielen scheinen.

Sicher kann ausgesagt werden, daß die Arteriosclerosis cerebri die relativ größte Selbstmordgefahr unter allen Alterspsychosen mit sich bringt.

Im Sinne der Unterteilung von Alzheimer in leichte und schwere Formen der Arterienverkalkung des Gehirnes handelt es sich durchwegs um Bilder, die eher eine fortgeschrittene Symptomatik aufwiesen. Sicherlich kann auch die leichte Form, insbesondere das pseudoneurasthenische Vorstadium mit seinen subjektiv besonders unangenehm erlebten Erscheinungen (Kopfschmerz, Schwindel, Gedächtnisabnahme, affektive Störungen, leichte psychische Veränderungen) die Selbstmordtendenz bedingen oder verstärken. Aber dieses neurasthenische Vorstadium fällt gewöhnlich altersmäßig in eine Zeit, die außerdem die klimakterischen Veränderungen und so typische und im Vordergrund stehende psychische Konflikte mit sich bringt, daß der Anteil der beginnenden Arteriosclerosis cerebri am Selbstmordentschluß kaum abgrenzbar erscheint.

Selbst bei den fortgeschrittenen Fällen ist dies nicht leicht. Immerhin aber kann mit Sicherheit gesagt werden, daß einige arteriosklerotische Symptome besondere Selbstmordgefahr bedingen.

Hier ist vor allem der arteriosklerotische Depressionszustand zu nennen (6 Fälle). Stern geht auf die Frage, ob der arteriosklerotische Gehirnprozeß eine wesentliche Bedeutung für die Entwicklung depressiver Psychosen hat, näher ein, beantwortet sie bejahend, allerdings nur, wenn bestimmte Voraussetzungen gegeben sind, und zwar wenn:

1. Im Verlauf einer erwiesenen arterisklerotischen Hirndegeneration ein depressiver Zustand beliebiger Art sich entwickelt.

2. Bei einem etwa zu Depressionen veranlagten, aber nicht manifest manisch-depressiv gewesenen Individuum eine Depression auftritt, die im Laufe der Zeit

auch von Angstzuständen begleitet ist und ziemlich bald in einen Zerfallszustand übergeht.

Denjenigen Depressionszuständen gegenüber, die bei vorher anscheinend gesunden (d. h. nichtarteriosklerotischen) Personen entstehen, sich nicht von anderen Involutionspsychosen unterscheiden, aber im Laufe der Zeit arteriosklerotische Ausfallserscheinungen erkennen lassen, bleibt seine Stellungnahme abwartend.

Unsere 6 Patienten waren durchaus in Punkt 1 und 2 einzureihen, d. h. der ursächliche Zusammenhang der Depression mit der Arteriosclerosis cerebri war sicherlich gegeben. Dafür sprach auch die Symptomatik dieser Bilder, bei denen heftiges Angstgefühl, plötzliche Benommenheit und sogar vorübergehende ausgesprochene Verwirrtheit dominierte. Besonders die momentanen Verwirrtheitszustände mit ihrer oft recht typischen elementaren Triebunruhe können zum Suicid führen. (Bei 3 Patienten erfolgte der Selbstmord in plötzlicher Verwirrtheit). Die für die Arteriosclerosis cerebri charakteristische relativ lange Erhaltung des „Kernes der Persönlichkeit" scheint sich hier insoferne auszuwirken, als selbst in der Verwirrtheit noch zielgerichtete Handlungen möglich sind. Auch nach einem apoplektischen Insult kann es in verwirrtem Zustand zu Suicidtendenz kommen.

Es muß hier noch auf eine — sicherlich relativ seltene — Verlaufsform der arteriosklerotischen Psychosen hingewiesen werden, bei der anscheinend besondere Selbstmordgefahr besteht. Wir meinen hier jene, die zu einer plötzlichen, grundlegenden Wesensveränderung führt. Während der Verlauf der Arteriosclerosis cerebri gewöhnlich durch das Auftreten von Prodromalerscheinungen gekennzeichnet ist und sich das weitere Fortschreiten — je nachdem, ob es sich um leichte oder schwere Prozesse handelt — langsam oder rascher entwickelt, fehlen bei den Fällen mit plötzlicher Wesensveränderung, die schon in relativ jungen Jahren einsetzen können, die nervösen Vorboten in der Regel vollkommen. Statt dessen kommt es zu einer sich rasch ausbildenden Charakterumwandlung, die sowohl intrapsychisch, als auch umweltsmäßig zu unerträglichen Situationen und damit zum Selbstmord führen kann.

Dafür können wir ein klassisches Beispiel anführen. Es handelt sich um einen 58jährigen Geschäftsmann, der früher der pflichtbewußteste und gewissenhafteste Mensch, ein vorbildlicher Gatte und Familienvater gewesen war. Ein halbes Jahr vor seinem Selbstmord, der durch Schlafmittel erfolgte, war eine tiefgreifende Wesensänderung in ihm vorgegangen. Plötzlich begannen seine bis dahin so geordneten Handlungen völlig sprunghaft, unberechenbar, widersprechend, ja selbst sinnlos zu werden. Er hörte auf, die Krankenkassengelder abzuführen, brachte das so gewonnene Geld mit anderen Frauen durch. Als ihm wegen entstehender Schulden die Maschinen seines Betriebes gepfändet wurden, wusch er die Pfändungsmarken von den Maschinen ab. Er verkaufte diese Maschinen dann um Schleuderpreise. Auch begann er phantastische Geschichten zu erzählen, z. B. daß er Brückenbauer in Borneo gewesen sei. Er gab in verschiedenen

Zeitungen Heiratsannoncen auf. — Der Suicidversuch führte zum Tode und bei der Autopsie wurde eine universale Arteriosklerose gefunden.

Hier liegt eine Charakterumwandlung vor, „die zu Erregungszuständen führte, in welchen völlig sinnlose Handlungen in großer Menge ausgeführt wurden" (Stern). Es handelt sich um ein manisch-expansives Bild, mit Größenideen, wobei die Demenz nicht zu übersehen ist; somit also um eine besondere Verlaufsform der arteriosklerotischen Psychosen, die einige Autoren — wir erwähnen nur Alzheimer, Binswanger, Klippel und Weber — mit Recht als pseudoparalytische arteriosklerotische Psychosen zusammengefaßt haben. Die Selbstmordgefahr solcher akuter Verlaufsformen liegt anscheinend einerseits in der starken Triebkomponente, die in ihnen zu Tage tritt und die zu ausweglosen Situationen führt, andrerseits vor allem in der zumindestens zeitweilig auftauchenden Krankheitseinsicht.

Bei 3 Patientinnen fand sich eine paranoide Erkrankung des Rückbildungsalters (diese ist beim weiblichen Geschlecht viel häufiger als beim männlichen). Das Zustandekommen dieser paranoiden Bilder geht ja auf eine Fülle von Faktoren zurück, die in ihrer Bedeutung gegeneinander kaum abgrenzbar erscheinen. Hier sei die präpsychotische Persönlichkeit, die konstitutionelle Komponente, die besondere Lebenssituation, in der diese Menschen stehen, sowie auch der klimakterische Vorgang erwähnt. Runge weist darauf hin, daß es bei dieser Erkrankung „allmählich zu einer dauernden geistigen Invalidität, jedoch ohne Bewußtseinszerfall und ohne Demenz" komme.

Bei unseren 3 Patientinnen waren nun Demenzerscheinungen durchaus feststellbar. Auch ihre Selbstmordversuche waren in gewissem Sinne kaum mehr als zielgerichtete Handlungen zu bezeichnen und stellen so den Übergang zum Suicid bei der senilen Demenz dar. Dafür, daß es sich bei ihnen vielleicht doch um — freilich nur selten vorkommende — paranoide Bilder im Rahmen einer Arteriosclerosis cerebri handelte, spricht neben der Demenz auch die depressive Komponente, die für paranoide Bilder bei einer Arterienverkalkung im Bereich der Gehirngefäße typisch ist.

Damit kommen wir zum Selbstmord bei der senilen Demenz. Schon bei der Arteriosclerosis cerebri wurde gesagt, daß sie zwar durch gewisse Symptome zum Suicid führen kann, im Grunde aber keine besondere Affinität zum Selbstmord hat. Für die senile Demenz gilt das letztere in noch stärkerem Maße.

Häufig ist bei der senilen Demenz das, was als Selbstmord angesehen wird, in Wirklichkeit ein Unfall. Am häufigsten finden wir Leuchtgas- und Schlafmittelintoxikationen. Die Patienten vergessen dann einfach, den Gashahn abzudrehen, irren sich in der Dosierung des Schlafmittels oder nehmen die verordnete Dosis mehrmals, weil ihnen entfallen ist, daß sie sie bereits eingenommen haben. Oft ist es äußerst schwer, Unfall und Selbstmord hier auseinanderzuhalten. Wie weit solche „Unfälle" einer unbewußten Suicidtendenz entsprechen, entzieht sich bei den dementen Patienten einer genauen Prüfung. Sicher gibt es eine unbewußte Suicidtendenz, die sich z. B. in einer starken Affinität zu Unfällen äußern kann. Bei den senil Dementen handelt es sich aber wohl um Unfälle, die durch den Abbau und die Vergeßlichkeit zur Genüge erklärt sind. Dafür spricht auch, daß selbst beim Selbstmordversuch des senil Dementen der Satz: „Er hatte die Absicht, sich zu töten" mehr sagt, als den Tatsachen entspricht. Es handelt sich auch bei den Selbstmordversuchen im Rahmen der senilen Demenz in der Mehrzahl um unklare, nicht zielgerichtete Handlungen, bei denen man nicht mit Sicherheit von einer Absicht sprechen kann. Dies zeigt am deutlichsten eine 76jährige hochgradig demente Patientin unseres Materials. Ihr Selbstmordversuch spielte sich folgendermaßen ab: Sie hörte im Radio eine Meldung über eine Gasvergiftung. Im Anschluß daran erwachte in ihr der Wunsch, auszuprobieren, wie das ist und sie drehte den Gashahn auf. Schließlich möchten wir darauf hinweisen, daß nicht nur beim Selbstmord im Alter überhaupt, sondern auch bei den Selbstmorden im Rahmen einer senilen Psychose den exogenen Umständen eine große Bedeutung zukommt. Dies geht schon aus der Übersicht über den Familienstand der 13 alterspsychotischen Suicidanten hervor. Es waren:

verheiratet	verwitwet	geschieden	ledig
4	5	2	2

Die Vereinsamung war bei 3 Patienten durch den Verlust ihrer Kinder noch vollständiger geworden.

Selbstverständlich spielen neben der Einsamkeit die zahlreichen Schwierigkeiten des alten Menschen ebenfalls eine wichtige Rolle [1]). Ein Patient beging den Selbstmordversuch, als wiederholte Bemühungen, in ein anderes Versorgungshaus zu kommen, erfolglos blieben, ein anderer, als ihm die Rente gestrichen wurde. Die äußeren Umstände werden ja im Alter sehr leicht zum Selbstmordmotiv, weil der alte Mensch von den exogenen Faktoren besonders abhängig ist und kaum eine Möglichkeit sieht, sich erfolgreich zur Wehr zu setzen. Die senilen Psychosen verstärken diese Abhängigkeit noch beträchtlich. Zusammenfassend ist folgendes über die Suicidtendenz bei senilen Psychosen zu sagen:

1. Die senilen Psychosen zeigen keine besondere Selbstmordneigung. Für die hohe Beteiligung des Alters am Selbstmord ist vor allem die Gesamtsituation des älteren Menschen verantwortlich zu machen.

2. Selbst bei jenen Patienten, bei denen alterspsychotische Veränderungen auf den Selbstmord einen Einfluß gehabt haben, spielt die Lebenssituation noch eine beachtliche Rolle bei seinem Zustandekommen.

3. Die arteriosklerotische Psychose ist aus mehreren Gründen selbstmordgefährdender als die senile Demenz. Bei der letzteren kommt es häufiger zu Unfällen als zu Selbstmorden. Selbst diese aber sind oft nicht als solche zu bezeichnen, weil sie kaum mehr zielgerichtete Handlungen darstellen.

---

[1]) Die Klinik Hoff hat sich in letzter Zeit besonders mit den Alterspsychosen beschäftigt. Dabei konnte gezeigt werden, daß exogene Faktoren auch für den Ausbruch der Alterspsychose oft maßgebend sind (Schindler).

d) Epilepsie.

Da wir nur über ein sehr geringes Material epileptischer Suicidanten verfügen (5 Patienten, davon 3 Frauen, 2 Männer — auch in anderen Jahren war der Suicidversuch bei Epileptikern selten —) müssen wir uns hier darauf beschränken, an die in der Literatur ziemlich übereinstimmend gemachten Feststellungen über den Zusammenhang zwischen Selbstmord und Epilepsie zu erinnern, diese auf Grund der Eigenbeobachtungen zu bestätigen und ein wenig zu ergänzen.

Aus den bisherigen Arbeiten geht hervor:

1. Der Selbstmord kommt bei Epileptikern ausgesprochen selten vor.

2. Wenn die Selbstmordhandlungen des Epileptikers in unmittelbarem Zusammenhang mit dem Anfallsgeschehen stehen (was durchaus nicht immer der Fall ist), so erfolgen sie hauptsächlich während der psychomotorischen Anfälle, die entweder als postepileptische Verwirrtheitszustände oder als epileptische Äquivalente auftreten können (natürlich ist in ersterem Falle der Nachweis eines stattgehabten psychomotorischen Anfalles leichter). Vor allem ist hier der Dämmerzustand zu nennen, (erst in zweiter Linie das Delir).

Bei einem von unseren fünf epileptischen Suicidanten bestand ein direkter Zusammenhang zwischen Anfallsgeschehen und Selbstmord. Dieser Patient bekam im Anschluß an einen schweren Anfall einen Dämmerzustand. An und für sich müßte man bei ihm eher von einer Selbstbeschädigung als von einem Selbstmord sprechen, da die Absicht, sich zu töten, wohl fehlte. Freilich wissen wir andererseits, daß die triebhaften Handlungen, die im Dämmerzustand erfolgen (und zu denen auch der Selbstmord gehören kann) der Persönlichkeit des Betreffenden oft nicht völlig fern liegen. Dies war auch bei unserem Patienten der Fall. Bei einer anderen Patientin bestand zur Zeit ihres Suicidversuches ein depressives Zustandsbild; dieses war plötzlich und nicht im Gefolge eines Anfalles aufgetreten. In dieser momentanen Depression kam es zu akustischen Halluzinationen, die ihr das Unrichtige ihres Lebens vorhielten und außerdem zu ausgeprochenen paranoiden Vorstellungen. Die Patientin bezog später ihren Selbstmordversuch vor allem auf den Einfluß der Stimmen und erinnerte so an den von Mignardot, Ramee und Aubry beschriebenen Fall, bei dem die Selbstmordversuche in Dämmerzuständen depressiver Art durch imperative Stimmen ausgelöst wurden. Möglicherweise hat es sich auch bei unserer Patientin um einen psychomotorischen Anfall gehandelt, der als Äquivalent auftrat. Wir glauben aber eher, daß es eine paroxysmal auftretende schizophrene Reaktion war, die unter die sicher seltenen epileptischen Störungen, welche keine Bewußtseinsstörung nach sich ziehen, einzureihen ist.

Bei den andern drei Patienten aber bestand kein Zusammenhang zwischen Selbstmord und Anfall. Es handelte sich bei ihnen vielmehr um Selbstmordversuche, die sich sowohl in ihrer Auslösung, als auch in ihrer Durchführung in keiner Weise von Selbstmorden nichtgeisteskranker, nichtepileptischer Personen unterschieden. Wäre nicht bekannt gewesen, daß die Betreffenden an Epilepsie leiden, wäre man bei ihnen nicht auf den Gedanken gekommen, einen Zusammenhang zwischen Epilepsie und Selbstmord anzunehmen, so sehr waren exogene Faktoren, Umweltschwierigkeiten maßgebend.

Hier kann man aber mit Recht den Einwand erheben, ob es nicht die epileptische Charakterveränderung ist, die all diese Schwierigkeiten entstehen läßt und sie bis zur Unerträglichkeit vergrößert. Die Bejahung dieses Einwandes bedeutet, daß letztlich die epileptische Charakterveränderung die Ursache des Selbstmordes ist. Sicherlich sind die im Verlaufe des epileptischen Leidens hervortretenden Charakterzüge — insbesondere die Klebrigkeit (der enechetische Konstitutionstyp im Sinne von Mauz) und die Aggressivität — geeignet, zu Konflikten mit der Umgebung zu führen. Andererseits zeigen aber gerade die exogenen Schwierigkeiten unserer epileptischen Suicidanten, daß sich nicht nur diese, sondern vielfach auch ihre Angehörigen falsch verhielten. Analog dazu wird man auch die epileptische Charakterveränderung mit Hoff nicht nur als endogen, sondern auch als durch das falsche Verhalten der Angehörigen bedingt auffassen dürfen. Die konfliktuösen Situationen der Epileptiker gehen vielfach sowohl auf ihr eigenes als auch auf das Konto ihrer nächsten Umgebung. Sieht man die Charakterveränderung auch als maßgeblich für die suicidalen Handlungen an, so muß man dann alle Faktoren, die zu dieser Charakterveränderung führen, berücksichtigen. So findet man beim Selbstmord des Epileptikers, der ohne direkten Zusammenhang mit dem Anfallsgeschehen erfolgt, in gleichem, verstärktem Maße endogene und exogene Ursachen [1]).

Es sei noch auf die bemerkenswerten Beobachtungen von Ducosté, Heuyer sowie Mignardot, Ramee und Aubry hingewiesen, die bei wenigen Epileptikern sich periodisch wiederholende „automatische Akte" beschrieben haben, in denen es zu Selbstmordhandlungen kam und diese für epileptische Äquivalente hielten (trotzdem sie teilweise bei vollem Bewußtsein erfolgten und nachher erinnert wurden). Wir verfügen über keinen derartigen Fall.

Hier muß aber die Frage aufgeworfen werden, ob nicht auch bei einigen jener scheinbar nichtepileptischen Patienten, die nur, wenn sie Alkohol trinken, Selbstmordtendenzen entwickeln, epileptische Veränderungen der Bewußtseinslage eine Rolle spielen. Besonders hat ein Patient, den wir in letzter Zeit gesehen haben, diesen Gedanken nahegelegt. Er hatte niemals Selbstmordgedanken, es war aber schon viermal bei ihm in knappen Zeitabständen zu einem Selbstmordversuch gekommen — jedesmal in berauschtem Zustand. Das Elektroencephalo-

---

[1]) Mit anderen Worten: Umweltschwierigkeiten stellen bei jenen epileptischen Selbstmorden, die in keinem Zusammenhang mit dem Anfallsgeschehen stehen, das Motiv dar. Die eigentliche Ursache ist die epileptische Charakterveränderung, die teilweise sicher als endogen und organisch bedingt, teilweise aber auch als psychogene Reaktion auf das falsche Verhalten der Umwelt aufzufassen ist.

gramm, das in Ruhe völlig normal war, zeigte unter Hyperventilation Krampfpotentialabläufe (wie weit die bei Alkoholbelastung aufgetretene Dysrhythmie als pathologisch zu verwerten ist, bleibe dahingestellt). Jedenfalls ist es nach begonnener antiepileptischer Behandlung auch im Rausch zu keinen Suicidversuchen mehr gekommen. Ob man bei dem Patienten von einem pathologischen Rausch sprechen kann, bleibe dahingestellt, da seine sonstigen Kennzeichen fehlten. Daß es beim pathologischen Rausch an und für sich neben anderen Aggressionshandlungen auch zur Selbstaggression kommen kann, ist bekannt und braucht daher nicht besonders betont zu werden.

Bei zwei von diesen fünf beschriebenen Patienten bestand eine posttraumatische Epilepsie nach im Kriege erlittenen Schädelverletzungen. Sie hatten schon vor dem Auftreten der Anfälle ständig Schwierigkeiten mit den Anverwandten gehabt, diese verstärkten sich noch, seitdem die Anfälle bestanden. Die anderen Patienten hatten die Anfälle bereits seit ihrer Jugend, ohne daß sich für sie eine besondere Ursache feststellen ließ. Auch eine familiäre Belastung bestand nicht.

Besonders selbstmordgefährdend wird die Epilepsie, — das darf abschließend noch einmal wiederholt werden — wenn sie zu Dämmerzuständen führt. Sonst aber kann die Epilepsie — unabhängig von ihrer Ursache und wohl auch ihrem Verlauf — als relativ wenig zum Selbstmord neigend bezeichnet werden.

e) Progressive Paralyse.

Selbstmord bei progressiver Paralyse ist sehr selten. Er kommt hauptsächlich im pseudoneurasthenischen Vorstadium vor, in dem noch Krankheitsgefühl und -Einsicht besteht. Wenn die Demenz diese beseitigt hat, sind suicidale Handlungen kaum mehr zu erwarten. Gelegentlich kommt es vor allem bei der depressiv-hypochondrischen Form zu Suiciden, die aber — wie Donalies betont — kaum als eigentliche Selbstmorde zu bezeichnen sind, da es sich um unklare demente Vorgänge handelt.

Der einzige Fall unseres Materials zeigt in diesem Zusammenhang etwas Typisches: Die 35jährige Patientin befand sich in einer trostlosen äußeren Situation. Aus der Heimat vertrieben, der Landessprache kaum mächtig, von ihrem Mann und den Kindern seit Jahren getrennt, vom Lebensgefährten, den sie sich später fand, verlassen, ohne Stellung und ohne die geringsten geldlichen Reserven, beschloß sie, aus dem Leben zu scheiden. Sie war fest entschlossen, zu sterben und versuchte dies durch Einnehmen einer größeren Dosis Aspro zu erreichen. Die Diskrepanz zwischen der ernsten Todesabsicht und der insuffizienten Durchführung (andere wirksamere Möglichkeiten wären zur Verfügung gestanden) ist hier durch die deutlich feststellbare Demenz erklärlich (Serum und Liquor WaR sowie Eiweiß- und Zellwerte hoch positiv).

Wichtig erscheint es noch, auf die Beobachtung von Milovanovics hinzuweisen, daß nach erfolgreich durchgeführter Malariakur die Selbstmordgefahr unter Umständen wieder zunehmen kann. Dies entspricht jenem Gesetz, auf das wir schon öfters bei Besprechung des psychotischen Suicids hingewiesen haben: Je größer die Kritikfähigkeit, desto größer die Selbstmordgefahr.

Die progressive Paralyse leitet hinüber zu den exogen bedingten Psychosen. Hier seien vor allem die Alkoholpsychosen — in der Literatur wird besonders die Alkoholhalluzinose als selbstmordgefährlich bezeichnet — erwähnt. Bei den Patienten des Jahres 1949 fand sich kein derartiger Fall. Auf die Psychosen vom exogenen Reaktionstyp schließlich wurde bereits an anderer Stelle hingewiesen.

DIE MÖGLICHKEITEN DER SELBSTMORDPROPHYLAXE.

Aus den bisherigen Kapiteln ist hervorgegangen, daß der Selbstmord das letale Ende einer langdauernden Erkrankung ist. Dabei handelt es sich um eine schwere Erkrankung, aber sie ist andererseits vermeidbar, sie ist heilbar und zumindestens kann ihr tödlicher Ausgang verhindert werden.

Diese Tatsache immer wieder zu betonen, ist eine Hauptaufgabe der Selbstmordprophylaxe. Wenn sie einmal entsprechend bekannt ist, wird sie nämlich ganz von selbst selbstmordverhindernd wirken.

Leider aber sind — nicht nur bei Laien — heute noch Vorstellungen verbreitet, die dazu verleiten, den Selbstmord als ein unvermeidbares Geschehen anzusehen. Sie haben manche Menschen in ihrer fatalistischen Einstellung: „Ich kann mich gegen meine Selbstmordtendenzen nicht wehren" bestärkt, sie haben anderseits auch auf die praktische Durchführung einer Selbstmordprophylaxe immer wieder hemmend gewirkt.

Bei dieser Gelegenheit muß auch auf das Problem der „vererbten Selbstmordneigung" näher eingegangen werden, da der Glaube, man könne durch Vererbung zwangsweise zum Selbstmord sozusagen „verurteilt" sein, noch weit verbreitet ist und sich verhängnisvoll auswirkt.

Die Frage der vererbten Selbstmordneigung hat verschiedene Antworten gefunden. So schreibt z. B. Morgenthaler: „Es ist äußerst merkwürdig, daß eine auf sehr verschiedenartigen psychischen Grundlagen aufgebaute, aus den verschiedensten Motiven entstehende und zuletzt so stark individuell zugespitzte Einzeltat, wie der Selbstmord es ist, familienweise vorkommen kann. Sicher mag dabei das Psychische etwas ausmachen, doch tritt dies sicher stark zurück im Vergleich zur Vererbung im eigentlichen Sinne, der Vererbung einer Persönlichkeitsstruktur, oder besser, einer Legierung von Anlagen zu Spannungen, Erregungen, Angst, Enthemmungen, Kurzschlußhandlungen, Mangel an Widerstandsfähigkeit usw." Gruhle ist anderer Ansicht, er meint, daß man den Selbstmord nicht als irgend eine Einheit betrachten könne, nach deren hereditärer Herkunft gesucht werden könnte.

Nüchtern gesehen ergibt sich: wenn z. B. der Vater an einer Melancholie gelitten hat, so kann sein Kind durch die Vererbung konstitutioneller Faktoren ebenfalls an einer Melancholie erkranken. Da nun die Selbstmordtendenz ein wesentliches Symptom der Melancholie ist, ist es möglich, daß es sowohl beim Vater, als auch beim Kind zum Selbstmord kommt. Hier spielt die Vererbung also eine Rolle, aber es ist nicht die Selbstmordneigung, die vererbt wird, sondern die Melancholie. Man muß also in diesen Fällen von vererbter Neigung zur Melancholie, die Selbstmord zur Folge haben kann, sprechen (aber nicht von vererbter Selbstmordneigung). Die vererbte Geisteskrankheit (denn für die Schizophrenie gilt dasselbe wie für die Melancholie) bringt also wie jede Geisteskrankheit eine große Selbstmordgefahr mit sich, aber isoliert kann die Selbstmordtendenz nicht vererbt werden, sondern nur über den Weg der Geisteskrankheit und ohne deren Ausbrechen kann der Selbstmord niemals ein „unvermeidbares Schicksal" sein. Abgesehen aber von der möglichen Vererbung von Geisteskrankheiten (die Neigung zu Geisteskrankheiten muß aber nicht vererbt werden), die zur Häufung des psychotischen Symptoms „Selbstmord" führen können, ist — wie Hoff mit Recht betont — niemals ein gültiger Beweis für eine vererbte Selbstmordneigung erbracht worden.

Das bedeutet praktisch gesehen: Der Tatsache, daß ein Verwandter Selbstmord begangen hat, kommt objektiv nicht jene große Bedeutung zu, die ihr oft zugemessen wird. Nur wenn es sich bei dem Verwandten um einen psychotischen Selbstmord gehandelt hat, besteht die Möglichkeit, daß sich die Neigung zur Psychose vererbt, was aber auch noch lange nicht bedeuten muß, daß der Nachkomme tatsächlich psychotisch wird. Nur in letzterem Falle aber könnte sich eine Selbstmordtendenz bemerkbar machen, die wirklich zwanghaft drängend und der Kontrolle des Menschen entzogen ist.

Nun handelt es sich aber bei den meisten anamnestisch in den Familien bekannten Selbstmorden nicht um psychotische Suicide, sondern eben um neurotische (die ja, wie wir wissen, durchaus den größeren Prozentsatz aller Selbstmordhandlungen ausmachen). Und ein solcher „neurotischer Suicid" kann keinesfalls durch Vererbung den Nachkommen ebenfalls zum Selbstmord zwingen.

Unsere Untersuchungen zeigen bezüglich anamnestisch bekannter Selbstmorde folgendes Bild:

1. Bei der großen Mehrzahl war überhaupt kein Selbstmord oder Selbstmordversuch von verwandten Personen erhebbar.

2. 30 Patienten berichteten über einen Selbstmord oder Selbstmordversuch eines Elternteiles, weitere 51 über einen solchen von Verwandten, die meisten von ihnen beriefen sich darauf und versuchten damit das „Unvermeidbare" ihres Selbstmordes (Vererbung) zu erklären. Bei einigen konnte dieses Argument aufs eindrucksvollste durch die Feststellung entkräftigt werden, daß es sich bei diesen Verwandten, die einen Selbstmord begangen hatten, gar nicht um Blutsverwandte handelte. Die Vererbung kann es also nicht sein, die diese Menschen zum Selbstmord treibt, vielmehr spielt hier, wie auch bei denjenigen, wo tatsächlich Blutsverwandte Selbstmorde unternahmen, die suggestive Komponente eine entscheidende Rolle. Das Wissen um den Selbstmord eines Verwandten, insbesondere, wenn es in der Kindheit unter besonders eindrucksvollen Begleitumständen empfangen wurde, drängt mächtig zur Nachahmung. Das kann so weit gehen, daß (wie es 7 unserer Fälle zeigen) sogar das gleiche Selbstmordmittel gewählt wird: ein starker Hinweis auf die Macht der Suggestion, deren durch das Phänomen der Identifizierung bedingte Wirkung leider noch immer unterschätzt wird. Unsere Untersuchungen lassen den Schluß

zu, daß anamnestisch bekannte Selbstmorde in der Familie besonders dann zur Nachahmung verleiten, wenn sie von Personen begangen wurden, mit denen sich der Patient seit frühester Zeit identifizierte. Aber auch diese suggestiven Kräfte können nur wirksam werden, wenn eine einseitige, ungünstige und falsche Entwicklung der Persönlichkeit vorliegt[1]. Auf diese, die mit Vererbung nicht das mindeste zu tun hat, muß darum auch das Hauptgewicht gelegt werden. Das soll nicht heißen, daß nicht auch endogene Faktoren (etwa z. B. subklinisch bleibende Stimmungsschwankungen im Rahmen eine Cyklothymie) beim Zustandekommen der Selbstmordhandlung eine Rolle spielen können. Wir wollen sie nicht übersehen, aber es kann sich dabei außerhalb der Psychose nur um mitwirkende Kräfte, keineswegs aber um ausschlaggebende handeln, die uns dazu berechtigen würden, von einer vererbten Selbstmordneigung zu sprechen.

3. In 8 Fällen wurde über zwei oder drei Selbstmorde in der Familie berichtet, hier könnte man also schon (wenn auch nicht in ausgeprägtem Maße) von Selbstmörderfamilien sprechen. Diese Selbstmörderfamilien wurden ja von denen, die an eine vererbte Selbstmordabsicht glauben, immer wieder als Beweis angeführt. In einer Untersuchung über 2 Familien, wo es zu einer ausgesprochenen Selbstmordhäufung gekommen war, konnte ich zeigen, daß eine solche Häufung nicht durch Vererbung zustandekommen muß. Dieses Resultat ist nicht etwa das Ergebnis einer einseitigen Betrachtungsweise; selbstverständlich müssen auch hier eventuelle konstitutionelle Faktoren berücksichtigt werden. Ihre Bedeutung darf nicht unterschätzt, aber auch nicht überschätzt werden und letzteres würde geschehen, wenn man sie als einen Beweis einer vererbten Selbstmordneigung ansähe. Aus einem der kompliziertesten psychopathologischen Phänomene — eben dem Selbstmord — kann man nicht eine erbliche Momomanie machen. Ohne deshalb endogene Anlagen zu übersehen, bieten gerade die Selbstmörderfamilien den besten Beweis dafür, wie wichtig es ist, auf die Entwicklung dieser Menschen im Verlauf ihres Lebensweges zu achten. Denn man sieht dann gewöhnlich unter dem Einflusse der ungünstigen Konstellationen, die in diesen Familien meistens herrschen, von der Kindheit an besonders deutlich ausgeprägte Fehlhaltungen. Außerdem ist die suggestive Kraft, die zur Nachahmung treibt, besonders groß, wenn mehrere Selbstmorde in der Familie bekannt sind.

Die Selbstmörderfamilien zeigen also, wie wichtig die tiefenpsychologische Betrachtungsweise ist. Ohne diese wird es nie möglich sein, die vermehrte und gehäufte Anfälligkeit für den Selbstmord in einer Familie wirklich zu verstehen.

Abschließend ist über die Bedeutung der hereditären Komponente für den Selbstmord zu sagen: Von einer erblichen Selbstmordnei-

[1]) Die Macht der Suggestion führt von Zeit zu Zeit immer wieder zu regelrechten Selbstmordepidemien (siehe 1945). Hier erscheint der Selbstmord als Gruppenphänomen. Auch von solchen Epidemien können aber nur Personen erfaßt werden, die für die „Infektion" anfällig sind.

gung kann nicht gesprochen werden, weil wirkliche Beweise dafür in jeder Weise fehlen. Dies wird keine völlige Ablehnung des Erbfaktors zu bedeuten haben. Er kann sich sicherlich z. B. in einer gewissen Depressionsneigung zeigen, die dann eher zu suicidalen Handlungen führt. Andererseits aber darf die entscheidende Bedeutung der persönlichen Erlebnisse seit der frühesten Kindheit, und der persönlichen Art, sie zu verarbeiten, nicht übersehen werden. Diese haben mit Vererbung gar nichts zu tun. Es wird also gerade die Frage der vererbten Selbstmorddisposition Gelegenheit geben, eine universalistische Betrachtungsweise anzuwenden, die alle Gesichtspunkte zu berücksichtigen bemüht ist.

Kommen wir nun auf die Bedeutung dieser Erkenntnisse für die Selbstmordprophylaxe zurück. Es ist von größter Wichtigkeit, immer wieder darauf hinzuweisen:

Durch keine Vererbung wird man zum Selbstmord gezwungen;

durch keine Situation, und sei sie scheinbar noch so hoffnungslos, wird man zum Selbstmord gezwungen. Ein wirklicher Zwang zum Selbstmord besteht nur beim Geisteskranken. Der nicht geisteskranke Mensch jedoch ist jederzeit imstande, den Selbstmord zu vermeiden[1]. Der Selbstmord wird zwar häufig in dem Gefühl maximaler Einengung begangen. Diese Einengung wird empfunden und man fühlt sich zum Selbstmord gezwungen. Daß man die möglichen Auswege aus der Situation nicht sieht, ist das Ergebnis einer langdauernden Fehlentwicklung. Diese letztere Feststellung kann aus zwei Gründen ermutigen:

1. weil eine solche Entwicklung viele Jahre dauert und somit uns reichlich Zeit gegeben ist, helfend und abändernd einzugreifen,

2. weil diese ungünstige Entwicklung nicht unaufhaltbar ist, sondern aufgehalten, ja sogar völlig beseitigt werden kann.

Wir haben ja gesehen, daß es sich im Grunde um eine neurotische Entwicklung handelt. Die Psychotherapeuten der verschiedenen Schulen sind sich nun über die Freiheit, die ein Mensch während und über die Verantwortung, die er für diese Entwicklung trägt, sicher nicht einig. Aber eines ist allein tiefenpsychologischen Richtungen gemeinsam und das ist hier für uns das Entscheidende: Alle behandeln den Neurotiker und sie tun dies in der Überzeugung, daß seine Haltung änderbar sei. Dafür, daß diese Überzeugung richtig ist, haben sie wohl reichlich wissenschaftlich gültige Beweise erbracht. Und das bedeutet: Der Neurotiker kann aus freiem Entschluß — freilich oft nur mit Hilfe des Therapeuten — seine Haltung ändern und damit eine ungünstige Entwicklung abbrechen. Solcherart steht die Neurose — um uns der Weizsäckerschen Terminologie

[1]) Vergleiche dazu den ausgezeichneten Satz von Wexberg: „Es gibt, solange das Leben möglich ist, keine zwingenden Gründe gegen das Leben.“ Zwischen dem Zwange in der Psychose und in der Neurose bestehen eben doch grundlegende Unterschiede.

in übertragenem Sinne zu bedienen — als ein reversibler Prozeß im Gegensatz zur Sklerose.

In ganz besonderem Maße gilt das für jene Verhaltensweise, die so häufig das Vorstadium eines Selbstmordes darstellt und die man als latente Neurose bezeichnen könnte. Oft vermag schon der Einfluß eines einzigen Menschen eine solche Entwicklung zumindestens aufzuhalten. Daß auch die Entwicklung zum Selbstmord reversibel ist, daß auch in Fällen, wo äußerste Selbstmordgefahr besteht, eine Umkehr und ein Abrücken von den Selbstmordabsichten möglich ist, wird immer wieder durch Tatsachen bestätigt. Die praktische Selbstmordprophylaxe, über die hier noch ausführlich berichtet werden wird, basiert auf dieser Wahrheit, und wäre ohne sie einfach ein Ding der Unmöglichkeit.

Freilich, in jenen letzten Momenten, in denen es zum Selbstmord kommt, ist eine Einengung wirksam, die keinen anderen Ausweg erkennen läßt, als den Tod. Aber bis dahin ist ein langer Weg und auf diesem ist das Haltmachen immer möglich. Das Bestehen einer solchen Möglichkeit widerlegt die Behauptung, daß diese Entwicklung zwangsmäßig verlaufe und zwangsmäßig zum letalen Ende führen müsse, sie bestätigt vielmehr, daß dem Menschen eine freie Entscheidung bleibt.

Diese Erkenntnis verpflichtet die gefährdeten Menschen ebenso, wie diejenigen, die ihnen helfen wollen und können, zu den höchsten Anstrengungen.

Es muß endlich bekannt werden, daß viel Leid vermeidbar wäre, wenn man nur die richtige Einstellung zu den Dingen des Lebens hätte. Es muß klar werden, daß der verfehlte Lebensweg eine Krankheit ist und zwar eine, die in jedem Stadium heilbar oder zumindestens wesentlich zu lindern ist. Ist dies einmal klar geworden, wird jeder, der von dieser Krankheit befallen ist, bestrebt sein, wieder gesund zu werden und wird nicht zögern, psychotherapeutische Hilfe in Anspruch zu nehmen, wenn es ihm nicht aus eigenem gelingt, die Besserung zu erreichen [1]).

Darum waren wir so bemüht, die typischen Kennzeichen der präsuicidalen Entwicklung herauszuarbeiten, damit die rechtzeitige Erkenntnis einer künftigen Selbstmordgefahr möglich ist. Wir sind uns aber voll dessen bewußt, daß es noch viele Jahre dauern wird, bis die Umgebung oder gar der Betreffende selbst die Frühdiagnose der Suicidgefährdung stellen wird können und bis der wirklich Gefährdete rechtzeitig den Nervenarzt aufsucht.

So lange die exakte Erfassung all derer, die ein präsuicidales Syndrom entwickeln, noch nicht möglich ist, weil die Betreffenden selbst sich nicht zum

---

[1]) In Amerika wurden wiederholt Studien über die sogenannten „Fehlkarrieren" durchgeführt. Es konnte gezeigt werden, daß sie vor allem durch eine Verhaltensstörung (nicht aber durch vererbte Anlagen oder bloßen Milieueinfluß) zustande kommen. Dementsprechend können in all diesen Fällen nur solche Therapiemethoden Erfolg haben, „die das Konzept der Persönlichkeitsstörung implizieren und auf individueller Behandlung aufgebaut sind."

Nervenarzt begeben [1]) und uns auch in der Regel niemand aus ihrer Umgebung auf sie aufmerksam macht, so lange werden wir uns mit einer Notlösung begnügen müssen. Sie wird darin bestehen, daß wir diejenigen betreuen, die offensichtlich einer besonderen Selbstmordgefahr ausgesetzt sind. Einen wertvollen diesbezüglichen Hinweis liefert uns die Lebenssituation eines Menschen. Wir wissen, daß es Situationen gibt, die eine besondere Selbstmordgefahr bedingen können. Solche Situationen springen oft ins Auge und bleiben nicht verborgen. Sie haben also für die praktische Selbstmordprophylaxe eine doppelte Bedeutung:

1. Geben sie uns Anhaltspunkte, wer selbstmordgefährdet ist.

2. Ihre Beseitigung oder ihre Verbesserung vermag zumindest fürs erste die Selbstmordgefahr abzuwenden.

In dem vorangegangenen Kapitel ist ja in ausführlicher Weise besprochen worden, welche Situationen es sind, die besonders häufig zum Selbstmord treiben können. Wir werden uns also hier darauf beschränken, noch einmal eine Zusammenstellung derselben zu geben.

Alter.
Krankheit.
Einsamkeit.
Erschöpfung.
Zerbrochene Ehe.
Kinderlosigkeit.
Uneheliche Schwangerschaft.
Berufliche Schwierigkeiten.
Arbeitslosigkeit.
Finanzielle Not.
Heimatlosigkeit.
Politische Verfolgung.
Trunksucht und andere Arten von Süchtigkeit.
Verwahrlosung.
Aufenthalt in Gefängnissen und Belastung durch kriminelle Delikte.

Diese Liste kann natürlich keinen Anspruch auf Vollständigkeit erheben [2]). Jedenfalls aber ist das Problem der erfolgreichen Selbstmordprophylaxe weitest-

---

[1]) Dies kann mehrere Gründe haben: Die einen sind sich der Selbstmordgefahr nicht bewußt, die anderen sehen in ihren Selbstmordabsichten nichts Krankhaftes, manche „wollen sich aus dem Leben schleichen, ohne irgend jemandem noch eine Möglichkeit zu ihrer Rettung zu bieten." (Wexberg.)

[2]) Auch unvollständig aber stellt sie vor schwere Probleme. Man wird vielleicht einwenden, daß damit fast jeder unter die Selbstmordgefährdeten zu zählen ist. Das ist sicher eine Übertreibung, aber andererseits wäre es tatsächlich nötig, weite Kreise zu erfassen, wenn eine wirksame Selbstmordprophylaxe zustandekommen soll. Alle hier Erwähnten haben das Recht, in ihrer schwierigen Situation psychisch betreut zu werden. Wenn eine solche Betreuung Wirklichkeit geworden sein wird, wird auch das Problem der Erfassung, das heute so schwierig erscheint, gleichzeitig zumindestens teilweise gelöst sein.

gehend davon abhängig, ob es gelingt, möglichst umfassend diese gefährdeten Menschengruppen zu erfassen. Denn aus der praktischen Erfahrung kann man sagen: Ist es einmal so weit, daß man einen wirklich guten Kontakt mit einem Menschen gewonnen hat, verliert man ihn kaum mehr durch Selbstmord.

Wir werden uns also vor allem den Kopf darüber zu zerbrechen haben, in welcher Weise man all diese Menschen erfassen kann. Daß dazu auf der anderen Seite genügend Ärzte und Fürsorger zur Verfügung stehen müssen, versteht sich von selbst.

Die Erfassung ist nun vor allem in den größeren Städten nötig, denn die Stadtbewohner sind viel mehr suicidgefährdet (die Bekämpfung der Landflucht ist deshalb auch eine wichtige Aufgabe der Selbstmordprophylaxe). Hier aber können sie andererseits besser in der Masse untertauchen und unentdeckt bleiben. Frankl erinnert in diesem Zusammenhang an ein System, das Ärzte, die sich in der KZ-Haft in psycho-hygienischem Sinne um ihre Mithäftlinge bemühten, mit gutem Erfolge handhabten: In jedem Block wurde sozusagen ein „Spion" bestimmt, der genau auf eventuelle Suicidabsichten achtgeben mußte. Er hatte dann weiterhin die Aufgabe, die Gefährdeten den Ärzten zu melden, die sich ihrerseits mit dem Betreffenden ins Einvernehmen setzten und im allgemeinen durchschlagende Erfolge erzielten. Es fragt sich freilich, ob man ein solches Meldesystem auch im weiten Rahmen einer Großstadt organisieren kann. Ohne Zweifel könnte die Zahl der Selbstmordhandlungen sofort in sehr beträchtlichem Maße gesenkt werden, wenn sie die einzelnen mehr um ihre Mitmenschen kümmerten, wenn sie ein größeres Verantwortungsbewußtsein hätten. So aber geht man an vielen Zeichen und Hinweisen vorbei, ja, man ignoriert sogar sehr deutlich geäußerte Selbstmordabsichten und wartet so lange, bis das bittere Ende eintritt. Es ist kaum anzunehmen, daß diejenigen, die mit Selbstmordplänen umhergehen, von sich aus Hilfe suchen. Diese könnte nur von Menschen ihrer Umgebung veranlaßt werden, sobald sie verdächtige Anzeichen bemerken. Darum ist die Aufklärung breitester Schichten der Bevölkerung sowie die Erweckung ihres Verantwortungsgefühles eine wesentliche Voraussetzung einer erfolgreichen Selbstmordprophylaxe. Die Pflicht, sich des Nächsten anzunehmen, ist auch ein psychohygienisches Gebot.

Vorläufig können wir nicht erwarten, daß die Entwicklung zum Selbstmord erkannt wird, wir können nicht einmal damit rechnen, daß uns Menschen gemeldet werden, deren äußere Situation ganz deutlich eine Selbstmordgefahr bedingt. Somit sind wir auf jene Stellen angewiesen, die im Dienste der psychischen Hygiene stehen. Sie müssen auch in den Dienst der Selbstmordprophylaxe treten und ihre Zusammenarbeit bedeutend intensivieren. Dieser Appell richtet sich an alle Institutionen, bei denen erfahrungsgemäß besonders viele selbstmordgefährdete Menschen zusammenkommen. Es seien hier erwähnt:

Altersfürsorge, Altersheime.

Alle Stellen, die sich mit Krankenbetreuung beschäftigen, insbesondere die Geschlechtskrankenfürsorge, die Beratungsstelle für Krebsgefährdete usw.

Ehe- und Sexualberatungsstellen.

Beratungsstellen für Schwangere.

Institutionen, die sich der Betreuung von Gefangenen widmen, sowie solche, die eine nachgehende Fürsorge für entlassene Sträflinge durchführen.

Heime, in denen verwahrloste Menschen beherbergt oder erzogen werden.

Arbeitslosenfürsorge.

Berufsberatungsstellen.

Flüchtlingsfürsorge.

Trinkerfürsorge.

Schließlich seien hier — einer Anregung von Trompeteur folgend —, auch die Unfallstationen erwähnt. Es ist sicher so, daß viele Unfälle durch eine latente Suicidtendenz herbeigeführt werden[1]) und man dort auch die Möglichkeit hat, Selbstmordgefährdete zu erfassen.

Die Aufgabe all dieser Stellen, die ja in der Regel mit den von ihnen Betreuten in mehr oder weniger engem Kontakt stehen, wäre nun in selbstmordprophylaktischem Sinne eine doppelte:

1. Die Selbstmordgefährdeten zu erkennen und jene Institutionen, die sich der Selbstmordbekämpfung widmen, auf sie aufmerksam zu machen.

2. Durch möglichst rasche und weitgehende Verbesserung der Situation tätig an der Überwindung der Krise mitzuarbeiten. Deswegen wäre die Vermehrung solcher Stellen auch für die Selbstmordprophylaxe von großer Bedeutung. Wir dürfen nicht übersehen, daß es für einzelne Gruppen, die wir als besonders selbstmordgefährdet beschrieben haben, noch gar keine psychohygienische Betreuung gibt (man denke nur an die Gefängnisinsassen usw.).

So könnte man in der Selbstmordprophylaxe einen beträchtlichen Schritt weiterkommen. Sicher darf man dabei nicht übersehen, daß sich in den Beratungsstellen aller Art auch zahlreiche Personen herumtreiben, die nicht wegen einer tatsächlichen Not erscheinen, sondern weil sie eine neue Gelegenheit sehen, jemanden mit ihren Angelegenheiten zu behelligen. Das ist ja das Problem jeder Beratungsstelle: Daß die, welche die Hilfe wirklich brauchen, oft nicht kommen. Und dennoch glauben wir, daß es einer Reihe dieser Institutionen gelungen ist, diejenigen zu erfassen, die es am meisten notwendig haben. Was nun die Arbeit in der Selbstmordprophylaxe betrifft, wird man wohl sagen dürfen, daß man es gerne in Kauf nimmt, auch einige Menschen zu betreuen, die nicht so selbstmordgefährdet sind, wenn man gleichzeitig Gelegenheit bekommt, an die wirklich und ernstlich Gefährdeten heranzukommen.

Sobald man den Selbstmordgefährdeten erfaßt hat, steht man vor einer verantwortungsvollen und folgenschweren Entscheidung: Soll man ihn internieren oder nicht?

---

[1]) Larvierte Selbstmorde im Sinne Sadger's.

Diese Entscheidung kann nur der Psychiater treffen. Stellt er eine Geisteskrankheit fest, so muß er selbstverständlich die Einweisung auf eine Psychiatrische Beobachtungsstation veranlassen. Nur dort ist in diesen Fällen eine gewisse Garantie dafür gegeben, daß der Selbstmord verhindert werden kann.

Das Verhalten gegenüber dem Nichtgeisteskranken, der Selbstmordabsichten hat, muß nicht so prinzipiell ausgerichtet und wird in größerem Maße davon abhängig sein, wie die Dinge im einzelnen Falle liegen. Sicher berechtigen Suicidabsichten immer zur Internierung; und sicher ist es besser, bei Vorsichtsmaßnahmen des Guten zu viel als zu wenig zu tun. Es wird hier sehr viel auf die Persönlichkeit des Erkrankten ankommen. Wenn die Selbstmordgefahr nicht allzu groß ist, wenn es gelingt, einen guten und haltenden permanenten Kontakt mit dem Patienten herzustellen, den man aber dann wirklich nicht abreißen lassen darf, wenn man an den Menschen mit Aussicht auf Erfolg appellieren kann, dann wird man es vielleicht riskieren können, ihn in Freiheit zu belassen. In der praktischen Selbstmordprophylaxe begegnen einem immer wieder Fälle, die man aus verschiedenen Gründen nicht internieren kann und die dennoch — freilich unter Anwendung äußerster Kräfte — „über den Berg" gebracht werden.

Wenn man aber den Eindruck hat, daß die Gefahr sehr ernst ist, wenn das präsuicidale Syndrom in ausgeprägtem Maße besteht, die Persönlichkeit dazu noch mangelhaft kontaktfähig und beeinflußbar erscheint, dann soll man mit der Internierung nicht warten. Sicher hat man dabei immer besonders großen Widerstand zu überwinden. In der Regel sehen weder die Patienten selbst, noch ihre Angehörigen die Notwendigkeit einer solchen Maßnahme ein. Es ist — wie R e i s n e r schreibt — „der menschlichen Natur entsprechend und daher voll verständlich, daß jede Einschränkung der Bewegungsfreiheit mit natürlichem Mißtrauen betrachtet wird." Aber niemals ist andererseits die Anhaltung so berechtigt, wie dann, wenn durch sie ein Menschenleben erhalten werden kann. Man darf in solchen Fällen also keine Rücksicht kennen. Bei dieser Gelegenheit muß gesagt werden, daß die diesbezügliche Aufklärung der Bevölkerung, die Beseitigung ihrer Angst und Abneigung vor Psychiatern, Psychiatrie und Anstalten auch eine wichtige Hilfe für eine erfolgreiche Selbstmordprophylaxe darstellen würde. Im Westen geht man zum Psychiater ohne jedes Vorurteil, man sucht ihn so selbstverständlich auf wie z. B. den Internisten. Psychose und Neurose gelten dort als Krankheiten wie andere auch und niemand glaubt, sich ihrer schämen zu müssen. Wären wir auch nur annähernd so weit, hätten die Menschen nicht das Gefühl, sie seien gezeichnet, minderwertig und dergleichen, sobald sie zum Psychiater gehen, wir hätten viel mehr Gelegenheit, rechtzeitig helfend einzugreifen, auch in der Bekämpfung des Selbstmordes.

In diesem Zusammenhang sei noch etwas erwähnt: Es muß als eine g r u n d l e g e n d e F o r d e r u n g der Selbstmordprophylaxe angesehen werden, daß j e d e r, der einen Selbstmordversuch unternommen hat und gerettet werden konnte, in eine psychiatrische Beobachtungsstation überstellt, oder zumindest von einem Facharzt für Psychiatrie und Neurologie eingehend untersucht wird. Hier müßte eine einheitliche, gesetzliche Regelung getroffen werden. Die diesbezügliche Entscheidung darf nicht Spitals- oder Privatärzten überlassen werden, auch die Zahlkraft eines Patienten darf hier keine Rolle spielen, alle müßten auch vor diesem Gesetze gleich sein. Einerseits würde es allein schon durch seinen abschreckenden Charakter prophylaktisch wirken. Andrerseits haben wir gesehen, daß bei bestimmten Menschen eine ernste Gefahr der Selbstmordwiederholung besteht, so daß eine exakte psychiatrische Diagnose und Beurteilung in jedem einzelnen Fall notwendig erscheint [1]).

Es hieße unwissenschaftlich sein, wollte man leugnen, daß der Beurteilung der Selbstmordgefahr auch trotz der Verwertung aller neuen Erkenntnisse Grenzen gesetzt sind. Wir sind nach wie vor nicht imstande, die Suicidtendenz sozusagen mathematisch zu messen und müssen uns bis zu einem gewissen Maße auf unser „Gefühl" verlassen. Sicher aber ist eines: Um die Selbstmordgefahr in jedem einzelnen Fall wirklich beurteilen zu können, muß man sich intensiv mit diesem Problem beschäftigen, muß man lange Zeit praktische Erfahrungen gesammelt haben. Bestimmt können auch dem erfahrensten Arzte diesbezüglich Irrtümer unterlaufen, das liegt, wie wir gezeigt haben, in der Natur der Sache. Aber ihm werden solche Fehler eben viel, viel seltener passieren.

Und darum halten wir daran fest, daß Menschen, die Selbstmordabsichten haben, oder gar schon einen Selbstmordversuch unternommen haben, unbedingt von einem Nervenarzt und da wieder am besten von einem, der sich mit der Problematik der Selbstmörder praktisch beschäftigt hat, gesehen werden sollen.

Hier ergibt sich eine weitere Frage: Wann kann man die Selbstmordgefahr als überwunden ansehen? Die internierten Patienten insbesondere haben es bald heraußen, daß sie nicht früher entlassen werden, als sie Suicidabsichten negieren. Daher bemühen sie sich, Selbstmordtendenzen zu verbergen und manchen gelingt es, nicht nur mit Worten (denn auf diese allein wird der Psychiater niemals allzuviel geben), sondern auch in der gesamten Verhaltensweise ausgezeichnet, zu dissimulieren.

F r a n k l glaubt, daß man solche Dissimulierungsversuche durch die Frage: „Warum wollen Sie sich nicht mehr umbringen?" demaskieren kann. Derjenige, der wirklich von seinen Selbstmordabsichten abgerückt ist, sei imstande, eine Fülle von Argumenten vorzubringen, warum er jetzt am Leben bleiben wolle. Der Dissimulierende versichere wohl, daß er alle Selbstmordpläne aufgegeben habe, könne aber dafür keine Begründungen bringen, weil sie ihm ganz einfach

[1]) Es sind uns aus den vergangenen Jahren einige Fälle bekannt, wo Pat. zwei oder gar drei Selbstmordversuche begingen, o h n e auf die psychiatrische Klinik gebracht oder von einem Nervenarzt konsiliariter gesehen zu werden. Sie befanden sich wohl in Spitälern, wurden aber von dort ohne psychiatrische Untersuchung entlassen, sobald die körperlichen Folgeerscheinungen des Selbstmordversuches abgeklungen waren. — Auf diesen Übelstand hat D r e i k u r s schon 1930 aufmerksam gemacht, er ist aber bis zum heutigen Tage nicht restlos beseitigt worden. Freilich holt die Lebensmüdenfürsorge — soferne nicht auch die Meldung an sie unterbleibt — jetzt dann das Versäumte nach.

fehlten und man d i e s e nicht heucheln könne. Jedenfalls wird die Diskrepanz zwischen Äußerungen und Verhalten dem Psychiater ein wichtiger Hinweis dafür sein, daß die Selbstmordgefahr noch besteht.

Aber auch dann, wenn scheinbar alles „in Ordnung" ist, soll man noch durch längere Zeit den Kontakt mit den Menschen nicht verlieren. Es kann zu Rückschlägen kommen. Mit anderen Worten: D i e n a c h g e h e n d e B e t r e u u n g von Personen, die einmal selbstmordgefährdet waren, ist eine wichtige Forderung der Selbstmordprophylaxe. Noch eine Feststellung, auf die ja kurz hingewiesen wurde: Wenn es gelungen ist, die äußere Situation zu bessern, ist man einen gewichtigen Schritt in der Beseitigung der Selbstmordgefahr weitergekommen. Besonders gilt dies in Fällen, wo eine krasse Summierung ungünstiger Umstände stattgefunden hat.

Wir haben sicherlich das Recht, auch diesen Menschen zuzurufen: „Ihr müßt aushalten, Ihr müßt es tragen und überwinden, es liegt an Euch!" Aber wir haben dieses Recht erst dann, wenn wir vorerst a l l e s in unserer Macht Stehende getan haben, die trostlose Situation zu verbessern. Man darf die hier herausgearbeitete Tatsache, daß es selbst in der schlimmsten Lage noch auf die Haltung des Menschen ankommt und daß durch diese die letzte Entscheidung fällt, nicht als Freibrief dafür verwenden, die Hände in den Schoß zu legen und den Betroffenen allein, ohne jede Hilfe sein Schicksal meistern zu lassen. Ob man nun den Patienten interniert oder nicht — jedenfalls darf man keine Zeit verlieren und muß sofort sein Milieu und seine Lebensumstände, so weit es möglich ist, sanieren. Das ist die unbedingt notwendige soziale Komponente der Selbstmordbekämpfung und zu dieser Therapie müssen alle nur in Frage kommenden Institutionen herangezogen werden. Man darf z. B. einen Patienten, der völlig verlassen, ohne Beruf, Geld und Quartier dasteht, nach einem mißglückten Selbstmordversuch nicht wieder in dieselbe Situation entlassen. Das käme einer Beihilfe zum Selbstmord gleich.

Man könnte das bisher Gesagte wie folgt zusammenfassen: Beim gegenwärtigen Stand der Dinge haben wir die besten Chancen einer erfolgreichen Selbstmordprophylaxe darin zu sehen, daß sich bestimmte Menschengruppen durch ihre offensichtlich ungünstige Lebenssituation als besonders selbstmordgefährdet verraten. Diese müssen wir durch Zusammenarbeit aller psychohygienischen Stellen möglichst vollzählig erfassen, mit ihnen in Kontakt kommen, ihre Situation zu verbessern bemüht sein und schließlich die wirklich zum Suicid Tendierenden besonders betreuen. Bei manchen von ihnen wird die Internierung unvermeidlich sein, bei anderen wieder die ständige Beobachtung und Behandlung durch den Psychiater ambulant erfolgen können. Die Entlassung aus der Anstalt oder aus der ambulanten Behandlung hat erst dann zu erfolgen, bis begründete Hoffnung besteht, daß die Situation gebessert, die Haltung des Betreffenden verändert ist. Auch dann aber muß eine nachgehende Betreuung den Kontakt aufrecht erhalten und eventuelle Rückschläge sofort mit den entsprechenden Maßnahmen beantworten. Ergänzend müßte man noch hinzufügen, daß zu dem Kreis der Gefährdeten auch jene zählen, die in der nächsten Umgebung von Menschen leben, die eine Selbstmordhandlung unternahmen oder ständige Selbstmordtendenzen haben. In diesen Familien pflegt in der Regel eine so ungünstige Konstellation zu herrschen — wie wir in einer gesonderten Arbeit an Hand einiger Fälle gezeigt haben, — daß alle Mitglieder von ihr betroffen werden. Jeder Suicid sollte uns also dazu veranlassen, auch die Angehörigen zu erfassen und zu betreuen.

Sicher ist es ferner richtig, daß ein Mensch umso mehr der Selbstmordgefahr ausgesetzt ist, je leichter er das Mittel erlangen kann. Wiederholt wurde statistisch festgestellt, daß die Frequenz der angewandten Mittel von ihrer relativen Erhältlichkeit in einer Gemeinschaft abhängt. So erfolgen z. B. in den USA, wo man Schußwaffen sehr leicht bekommt, 40% aller Selbstmorde durch Erschießen, in Dänemark dagegen, wo die Ausfolgung von Pistolen und dergleichen mit beträchtlichen Schwierigkeiten verbunden ist, nur 2%. Es wurde im Anschluß an solche Ergebnisse immer wieder als eine besondere Aufgabe der Selbstmordprophylaxe bezeichnet, die Zugänglichkeit tauglicher Mittel zu erschweren. Wir wollen die Bedeutung dieser Forderung nicht übersehen. Es erfolgt ja der Großteil der Selbstmordversuche im Affekt, d. h., es fehlen häufig irgendwelche Vorbereitungen und die Durchführung ist davon abhängig, ob im Moment ein Mittel zur Verfügung steht. Der Zeitfaktor spielt also, wie Schwarz sagt, eine große Rolle, schon wenig später würde mancher Selbstmord unterbleiben.

Wir anerkennen die Richtigkeit solcher Überlegungen. Praktisch aber wird man es kaum verhindern können, daß auch, wenn nur eine kurze Zeiteinheit zur Verfügung steht, irgend ein taugliches Mittel gefunden wird. Ist es nicht das eine, so ist es das andere. Trotz dieser Einschränkung ist es aber empfehlenswert, die Erwerbung von bestimmten Medikamenten und von Schußwaffen äußerst zu erschweren. Auch die im Ausland viel diskutierte Entgiftung des Kochgases könnte eine gewisse Hilfe für die Bemühungen, den Selbstmord zu erschweren, und damit zu verhindern, darstellen.

Wir haben bisher davon gesprochen, daß sich die Selbstmordprophylaxe vor allem derjenigen annehmen muß, die offensichtlich einer Gefahr ausgesetzt sind. Wenn man nun imstande wäre, alle diese Menschen, die sich in kritischen Situationen befinden, tatsächlich zu erfassen, würde man sicher feststellen müssen, daß durchaus nur ein Teil von ihnen wirklich selbstmordgefährdet ist. Denn selbst die schlimmste Lage kann nur bei jenen zum Selbstmord führen, die eine Neigung zum Selbstmord haben. Und diese Neigung ist, wie wir gesehen haben, das Ergebnis einer bestimmten psychischen Entwicklung.

Eine ungünstige Konstellation setzt nur denjenigen einer Selbstmordgefahr aus, der dafür empfänglich ist. Wenn aber jemand empfänglich ist, genügt selbst eine Kleinigkeit, um den Selbstmord auszulösen. Empfänglich sein für den Selbstmord heißt ja nach der ausgezeichneten Definition von Ipsen „in krasser Weise auf eine verhältnismäßig geringe Aussetzung reagieren".

Damit sollen die Grenzen einer Selbstmordprophylaxe klargestellt werden, die von der Erfassung besonders „ausgesetzter" Menschen ausgeht. Einerseits werden dabei auch viele Personen einbezogen werden, die gar nicht selbstmordgefährdet sind, andrerseits viele übersehen werden, die zwar nicht in einer schlimmen Lebenslage, aber dafür so anfällig sind, daß schon eine Kleinigkeit, die gar nicht auffällt, und nicht beobachtet werden kann, ihnen zum Anlaß des Selbstmordes wird. Auch mit der Beseitigung der kritischen Situation ist daher erst ein anfänglicher Schritt in der Bekämpfung der Selbstmordgefahr getan. Denn wenn auch die Not fürs erste behoben werden konnte, kann es doch bei der ersten besten Gelegenheit zum Selbstmord kommen, so lange der Mensch auf Grund seiner Haltung für ihn anfällig ist.

Um also die Selbstmordgefahr wirklich bannen zu können, müsste man noch einen Schritt weitergehen, das Übel an der Wurzel packen und die Entwicklung zum Selbstmord verhindern. Deren Kennzeichen und Erscheinungen sind in diesem Buche zur Genüge aufgezeigt worden. Daraus aber kann bis in alle Einzelheiten auch abgeleitet werden, wie man jene Entwicklung verhindern oder ihr Einhalt gebieten kann. Die Neurose verhindern heißt den Selbstmord verhindern. (Wobei hier — wie schon gezeigt — nicht nur die manifeste, sondern vor allem die latente Neurose gemeint ist.)

Es ist nicht unsere Aufgabe, hier nun die Grundsätze und Einzelheiten der Neurosenprophylaxe darzulegen. Selbstverständlich gelten für die Verhinderung der latenten Neurose dieselben Gesetze wie für die der manifesten. Wir wollen nur sagen, daß alle zusammenarbeiten müssen, wenn dieses Werk gelingen soll.

Als hinreichend bekannt und auch anerkannt darf heute die Tatsache gelten, daß die neurotische Fehlentwicklung in den ersten Lebensjahren beginnt. Da nun der Selbstmord nichts anderes als eines der möglichen Ergebnisse dieser Fehlentwicklung ist, liegt der Zusammenhang zwischen Suicid und Kindheit auf der Hand. Die Bedeutung der ungünstigen Kindheitserlebnisse für den späteren Selbstmord, die wir an Hand eines größeren Materials einwandfrei hier beweisen konnten, ist nichts anderes als eine Bestätigung für diese Tatsache.

Das heißt aber mit anderen Worten: Die Selbstmordprophylaxe hat in der Kindheit zu beginnen und alle Personen, die diese aktiv oder passiv gestalten helfen, haben auch diesbezüglich eine große Verantwortung. Damit treten Eltern, Erzieher und Lehrer in die vorderste Front derjenigen, die berufen sind, den Selbstmord zu vermeiden.

Auf Einzelheiten müssen wir hier verzichten. Nur so viel darf gesagt werden, daß unter Anwendung aller Erkenntnisse der Tiefenpsychologie und mit Hilfe der bestehenden psychohygienischen Einrichtungen, die in der Zukunft sicher noch ausgebaut werden müssen, alle jene Faktoren ausgeschaltet werden sollen, die in so verhängnisvoller Weise die psychische Entwicklung des Menschen beeinflussen[1]). Darüber hinaus müssen alle zusammenhelfen, um ausgeglichene, aufrechte

[1]) Die wichtigste Forderung ist hier (das sei nochmals betont) die nach wirklich intakten Familien. Die Familie stellt den Nährboden des Kindes dar. „An ihren Früchten

und wertvolle Persönlichkeiten heranzubilden. Das Ziel einer solchen Erziehung ist, um es mit den Worten Alfred Adlers auszudrücken: „Verstärkter Wirklichkeitssinn, Verantwortlichkeit und Ersatz der latenten Gehässigkeit durch gegenseitiges Wohlwollen, die aber ganz nur zu gewinnen sind durch die bewußte Entfaltung des Gemeinschaftsgefühles." Es kann leicht gezeigt werden, wie jedes einzelne dieser hiermit geforderten Ziele das gerade Gegenteil jener Verhaltensweisen ausmacht, die zusammen das präsuicidale Syndrom ergeben:

Statt Einengung — Aufgeschlossenheit und tätige Teilnahme an dem Leben der Gemeinschaft.

Statt Aggression — Wohlwollen.

Statt Flucht in die Irrealität — verstärkter Wirklichkeitssin.

Auch über die Kindheit hinaus bleibt die Aufgabe der Verantwortlichen eine große: In der Pubertät und jenseits von ihr fallen wichtige Entscheidungen: Sexualität, Liebe, Beruf. Faktoren also, deren Störungen meist, wie wir gesehen haben, ebenfalls eine beachtliche Rolle bei der Verstärkung der Fehlentwicklung spielen.

Aber im gesamten gilt wohl die alte Erkenntnis: Je länger die Fehlentwicklung fortschreitet, desto mehr verstärkt sie sich, desto schwerer ist sie zu beseitigen [1]). Die Eltern bringen die so wichtigen ersten Eindrücke an das Kind heran, das noch ein „unbeschriebenes Blatt" ist. Der Lehrer in der Schule hat es dann schon schwerer, er muß wiederholt bereits korrigierend wirken und sich bemühen, die Fehler anderer auszugleichen. Später fällt diese Funktion an den Psychotherapeuten (genauer müßte man sagen: Sie sollte an den Psychotherapeuten fallen). Er ist überall dort zuständig, wo die Korrektur nicht frühzeitig versucht wurde oder dort, wo sie trotz verschiedener Versuche mißlungen ist.

Ein Mensch bedarf, wenn er sich in dieser ungünstigen präsuicidalen Entwicklung befindet, unbedingt eines Psychotherapeuten, weil er, wie wir gesagt haben, aus eigenem oft nicht imstande zu sein scheint, aus dem „Teufelskreis" eines solchen Vorganges herauszukommen. Die Bekämpfung der manifesten und auch der latenten Selbstmordgefahr ist eine wichtige Aufgabe der Psychotherapie. Vom einzelnen Falle freilich wird es abhängig sein, ob man es wagen kann, psychotherapeutische Behandlung ambulant durchzuführen oder ob sie während stationärer Beobachtung begonnen werden muß [2]).

Es erscheint hier notwendig, auf die spezifischen Probleme der Psychotherapie bei Lebensmüden hinzuweisen.

1. Während man ansonsten das Material sichten und zu weit fortgeschrittene Fälle zurückweisen kann, darf man eine solche „Sichtung" bei den Selbstmord-

---

sollt ihr sie erkennen", d. h. in unserem Fall: Die Neurose der Kinder wird die Defekte, die bei den Eltern und in ihrer Ehe bestanden haben, aufdecken.

[1]) Darum müßten die ersten Symptome einer kindlichen Neurose allgemein bekanntes Wissensgut werden.

[2]) So wird man z. B. die Nacherziehung des Psychopathen nur in einer geschlossenen Anstalt einleiten können.

gefährdeten nicht vornehmen. Denn jeder, der in Lebensgefahr schwebt, hat wohl ein unbestreitbares Anrecht auf Hilfe und Behandlung. Es wird also hier außer der Geisteskrankheit — die wir ja beiseite lassen können, weil wir das Verhalten dem selbstmordgefährdeten Geisteskranken gegenüber bereits präzisiert haben — keine Kontraindikation gegen Psychotherapie geben können.

2. Es gilt als ein Grundsatz der Psychoanalytiker: Wenn ein Mensch bereits fixiert ist, wenn er alle wesentlichen Entscheidungen seines Lebens getroffen hat, so kann man nur mehr schwer analytisch vorgehen, ganz abgesehen aber vom Können s o l l man es auch nicht tun. Dieser Grundsatz scheint völlig verständlich: Denn die zahlreichen Fehler aufzudecken, würde ja bedeuten, einem Menschen den Boden unter den Füßen wegzuziehen, auf dem er jahrelang gestanden ist, ohne ihm etwas anderes dafür geben zu können. Eine solche Therapie würde direkt eine Selbstmordgefahr provozieren (und es mag stimmen, daß jede Psychotherapie in gewissem Sinne einmal an der Selbstmordgefahr vorbeiführt): Latente Selbstmordtendenzen würden manifest werden.

Und dennoch soll der fixierte Mensch (ob seine Selbstmordtendenz nun bewußt oder unbewußt ist), behandelt werden, ja, er muß sogar behandelt werden. In welcher Weise soll dies nun geschehen, wenn eine aufdeckende Therapie nur geeignet erscheint, die Selbstmordgefahr zu verstärken? Ist eine zudeckende Behandlung hier die Therapie der Wahl?

Wir möchten folgendes antworten: Wenn auch nur eine geringe Aussicht auf Änderung der Verhaltensweise besteht, soll man einem Menschen seine Mechanismen und Fehler (wohl in Form einer Kurzanalyse) bewußt machen. Ein solches Vorgehen wird nicht auf eine radikale Wandlung seiner äußeren Situation hinzielen. Aber es gibt andrerseits für jeden eine Zukunft. Und in dieser würde er neuerlich dieselben Fehler begehen; das aber kann man durch die Bewußtmachung verhindern. Manche Fehler der Vergangenheit werden freilich nicht mehr änderbar sein; und da wird nichts anderes übrig bleiben, als sie in neuer, veränderter Bereitschaft als ein Geschehenes auf sich zu nehmen. Das Ausmaß des Risikos und des Erfolges einer solchen Behandlung wird weitgehendst von dem Kontakt zwischen Arzt und Patienten abhängig sein.

Deswegen möchten wir den Wert einer zudeckenden Therapie nicht gering achten; es ist jedoch nicht zu übersehen, daß diese immer nur für den Moment zu helfen imstande ist, während man durch richtige Bewußtmachung doch auf eine andauernde Behebung der Suicidgefahr hoffen darf.

3. Menschen, die Selbstmordabsichten haben, beschäftigen sich in ihren Gedanken immer wieder mit der Frage, ob das Leben einen Sinn habe oder nicht. Es wird uns daher nicht wundern, daß sie diese Frage auch in der Therapie immer wieder „bringen“, darüber diskutieren und darauf eine Antwort haben wollen. Sicherlich nun taucht diese Frage in jeder Psychotherapie einmal auf, aber ihre besondere Vordringlichkeit ist ein Spezifikum der Therapie bei Lebensmüden.

Immer geht es dabei im Grunde um dasselbe: Leben heißt leiden. Wozu soll ich nun leiden? Hat das Leben einen Sinn, wenn es stets Leid bedeutet? Hat das Leid einen Sinn?

Die Verhaltensweise der einzelnen psychotherapeutischen Schulen dieser Problematik gegenüber ist nun eine verschiedene. Diese Verschiedenheit ist dadurch bedingt, daß sich die einen berufen fühlen, diese Frage zu erörtern und zu beantworten und die anderen nicht.

Die Psychoanalyse sieht es mit F r e u d als ihre Aufgabe an, das neurotische (also krankhafte) Elend zu beseitigen, die Frage des unvermeidbaren Leides fällt nach ihrer Ansicht nicht in den Bereich der Psychotherapie. Allerdings weist sie darauf hin, daß nach Verwandlung des hysterischen Elends in gewöhnliches der Mensch sich mit wiedergenesenem „Nervensystem" besser gegen letzteres zur Wehr wird setzen können. Auch die Individualpsychologie verweist die Beantwortung dieser Fragen in metaphysische Bereiche, sie ist allerdings gleichzeitig bemüht, den Menschen zu ermutigen und ihn dadurch seine Verantwortung und damit den Sinn seines Daseins erleben zu lassen. Deswegen haben manche Autoren in der Individualpsychologie schon eine Art Religion gesehen, was gerade sie nie sein wollte. J u n g geht einen beträchtlichen Schritt weiter: Bei ihm (und auch in der Existenzanalyse) steht der Lebenssinn im Vordergrund der Therapie, da die Neurose nicht so sehr als eine Krankheit, denn ein Versuch aufgefaßt wird, dem „Sinn" des Lebens auszuweichen. Mit dem Sinn des Lebens ist wiederum der Sinn des Leides auf das engste verknüpft und daher finden sich bei J u n g unter anderem die Sätze: „Es ist das vornehmste Ziel der Psychotherapie, den Patienten nicht in einen unmöglichen Glückszustand zu versetzen, sondern ihm Festigkeit und philosophische Geduld im Ertragen des Leides zu ermöglichen ... So oft verbirgt sich in der Neurose all das natürliche und notwendige Leid, das man zu ertragen nicht gewillt ist." So hat die Psychotherapie eine Entwicklung genommen, die man mit K a u d e r s als eine Wendung zur Philosophie und wohl auch zur Metaphysik hin bezeichnen kann. Kein Psychotherapeut (er gehöre welcher Richtung immer an) wird übersehen können, daß die Dringlichkeit der metaphysischen und philosophischen Fragestellung immer stärker wird. Keiner wird auch leugnen, daß eine diesbezügliche feste Fundierung imstande ist, eine wesentliche Hilfe für den Patienten darzustellen. Alle Psychotherapeuten schließlich sind einig in dem Willen, den Menschen für das Aushalten im Dasein zu stärken.

Die Beantwortung philosophischer und religiöser Fragen geht allerdings unserer festen Überzeugung nach ü b e r d e n B e r e i c h d e r M e d i z i n h i n a u s. Sie hat ganz einfach durch Philosophie und Religion zu erfolgen. Der Psychotherapeut hat lediglich das Ziel, den Menschen in die Lage zu versetzen, in Freiheit und nicht unter dem Druck einer unbewußten und unverständlichen Verhaltensweise und sich wiederholender Situationen die „letzten Fragen" zu prüfen.

Soweit ist diese klare und saubere Scheidung vollkommen eindeutig. Gerade die Therapie der Lebensmüden aber zeigt, daß die Dinge in der Praxis noch komplizierter sein können.

Denn es ergibt sich folgendes Problem: Ist es gestattet, einem Menschen, dem das Leben sinnlos geworden ist, und der daraus die Konsequenzen ziehen will, einfach auf seine diesbezüglichen Fragen zu antworten: Frage nicht mich, den Arzt, sondern frage Philosophie und Religion nach dem Sinn des Lebens. Gewöhnlich sind diese Personen von Religion und Philosophie gleich weit entfernt und wollen von beiden nichts wissen. Wären sie wirklich von Religion erfüllt, käme es ja gar nicht zu Selbstmordabsichten. Oft geht diese Ablehnung so weit, daß sie selbst den unverbindlichsten Kontakt mit der Religion zu vermeiden wünschen; der einzige, zu dem sie eventuell noch gehen, ist der Arzt. Und darf dieser Arzt sich dann als nicht kompetent bezeichnen?

Darauf kann es nur eine Antwort geben: Im Ernstfall, wenn der Patient also einer trostlosen Situation gegenübersteht und aller anderen Hilfsmöglichkeiten beraubt ist, kann, darf, ja muß der Arzt Tröster und Helfer sein. Dies ist eine ärztliche, ja sogar allgemein menschliche Pflicht, es ist sicherlich auch in gewissem Sinne eine psychotherapeutische Handlung, wenn man dieses Wort mit „seelische Hilfe" übersetzt. Sofern wir aber in engerem Sinne daran festhalten, daß Psychotherapie angewandte Tiefenpsychologie ist, ist es keine psychotherapeutische Handlung.

So notwendig und so unentbehrlich also ein solches Verhalten in der Bekämpfung der Selbstmordgefahr sein wird, so wichtig ist es, dieses als ultimum refugium und nicht als eine Art der Psychotherapie, die man von allem Anfang an statt irgendeiner anderen Behandlungsmethode bevorzugen kann, anzusehen.

Und mit diesen Ausführungen sind wir bei der Bedeutung der Religion angelangt. Schon 1827 betonte Hudtwalcker, daß der Mangel an Religiosität eine wesentliche Ursache der vermehrten Selbstmorde sei. Seither haben sich ihm ungezählte Autoren — aus den verschiedensten weltanschaulichen Lagern — angeschlossen. Es sei hier nur für viele ähnliche Äußerungen Gaupp zitiert, der gesagt hat: „Es hieße sich den naheliegenden Erwägungen verschließen, wollte man bezweifeln, daß die Abnahme des religiösen Glaubens für das Überhandnehmen des Selbstmordes von Bedeutung sei." Die Schlußfolgerung daraus ist in der allgemein gehaltenen Formulierung von Ungern-Sternberg ausgedrückt: „Eine weltanschauliche Überzeugung ist das stärkste Bollwerk gegen den Selbstmord".

Jeder, der sich mit Selbstmördern und mit der praktischen Selbstmordprophylaxe beschäftigt, wird bestätigen, daß die Religion für die Verhinderung des Selbstmordes von ausschlaggebender Bedeutung ist. Ihre Wichtigkeit auf diesem Gebiet kann nicht hoch genug eingeschätzt werden. Man spürt es immer wieder — und am deutlichsten, wie gesagt, im Verlauf der psychotherapeutischen Behandlung — daß eine metaphysische Verankerung des Patienten die Selbstmordgefahr mit einem Schlage beheben würde. Viele Patienten drücken das in den Worten aus: „Wenn wir religiös wären, stünde es nicht so mit uns“. Bei einem wirklich religiösen Menschen ist der Selbstmord — abgesehen davon, wenn er geisteskrank wird — kaum möglich. So groß ist der Schutz, den die Religion gewähren kann. Es erscheint daher durchaus verständlich und geradezu als eine wissenschaftliche Notwendigkeit, daß sich alle wirklich ernst zu nehmenden Publikationen über das Selbstmordproblem mit der Wirkung der Religion auseinandergesetzt haben. Es gilt ja zumindest annähernd klarzustellen, worin die selbstmordhemmende Kraft der Religion begründet ist. Hier möchten wir folgende Faktoren aufzählen:

1. der Glaube an die Unsterblichkeit läßt das irdische Leben nicht zum letzten Maßstab aller Dinge werden. Er macht hiemit den Menschen unabhängiger und läßt ihn den wechselnden Schicksalsschlägen nicht so ausgesetzt sein.
2. Der Glaube gibt dem Leid, das im Leben jedes einzelnen unvermeidbar ist, einen Sinn. Die Bewältigung des Leides stellt ja eine religiöse Aufgabe dar.
3. Die Religion führt dem Menschen stets die Notwendigkeit eines werterfüllten Lebens vor Augen. Wir haben nun ausführlich besprochen, daß ethisches Wohlverhalten einen wesentlichen Schutz gegen die Selbstmordgefahr darstellt.
4. Andererseits aber ermutigt die Religion auch den, der abgewichen, der „gefallen“ ist. Sie ist bemüht, ihm seine Fehler zu Bewußtsein zu bringen, den Sünder von ihnen zu befreien und ihn nicht der Isolierung und der Fixierung zu überlassen.
5. Die Religion gibt statt der Einengung die Einordnung in die religiöse Gemeinschaft und darüber hinaus das Gemeinschaftsverhältnis mit Gott, statt der Aggression die Liebe, statt der Flucht in die Irrealität das bewußte Bekenntnis zum Leben als einer Aufgabe, die nach dem Willen Gottes durchgeführt werden muß.
6. Die Religion gewährt jene Kräftigung und Tröstung, die der Mensch in manchen Situationen so besonders nötig hat.
7. Schließlich mildert die Religion die Todesangst. Und „paradoxe“ Selbstmorde, also Selbstmorde aus Angst vor dem Tode, kommen auch außerhalb der Psychose oft genug vor.

Das hier Gesagte bezieht sich teilweise auf alle monotheistischen Religionen und es kann kein Zweifel darüber bestehen, daß ihnen allen eine große Bedeutung in der Selbstmordprophylaxe zukommt.

Besonders aber interessieren uns natürlich die christlichen Glaubensbekenntnisse, und deswegen wollen wir auf sie noch näher eingehen. Zuerst eine Übersicht über die Verteilung unserer Patienten auf die einzelnen Konfessionen (wobei nur die nichtpsychotischen Suicidanten berücksichtigt werden):

	kath.	evang.	gottglb.	konf.-los	mosaisch
Männer	210	23	18	16	2
Frauen	297	46	14	22	2
insgesamt	507	69	32	38	4

Gemessen an der perzentuellen Aufteilung der Bevölkerung auf die verschiedenen Bekenntnisse fällt fürs erste der relativ hohe Anteil der Gottgläubigen und Konfessionslosen auf, die ja beide im Grunde die Religion im gleichen Maße ablehnen.

Eine nähere Prüfung des Materials ergab nun, von wie geringer Bedeutung die Aufstellung begrenzter diesbezüglicher Statistiken in gewissem Sinne ist. Die meisten der hier als katholisch oder evangelisch verzeichneten Patienten nämlich waren nur nominell „gläubig", also nur „Taufscheinchristen" und hatten keine wirkliche Beziehung zu ihrem Glaubensbekenntnis. Nur einige wenige machten diesbezüglich eine Ausnahme, bei diesen hatte aber die neurotische Erkrankung auch die religiösen Bereiche ergriffen (über die neurotische Erkrankung der Religiosität habe ich an anderer Stelle gemeinsam mit van Lun berichtet): Jedenfalls war ihre Religion nicht intakt und konnte ihnen daher keinen Schutz gegen den Selbstmord gewähren.

Damit kommen wir zu einem wichtigen Punkt: Die Religion kann nämlich nur für den zu einer wirklichen und wirksamen Sicherung gegen den Suicid werden, der sich restlos zu ihr bekennt. Und die selbstmordhemmende Kraft einer Religion wird nicht nur von ihrem dogmatischen Inhalt abhängig sein, sondern auch von dem Maße, in welchem sie noch Glaubenssache für die Masse ihrer Bekenner ist, worauf schon Masaryk mit Recht hingewiesen hat.

Sicherlich nun ist der Prozentsatz wirklich Gläubiger in der katholischen Kirche am höchsten. Darauf ist es wohl vor allem zurückzuführen, daß sie in besonderem Maße selbstmordverhindernd wirkt, eine Tatasche, die aus zahlreichen Untersuchungen eigentlich einhellig hervorgegangen ist und die Gruhle in dem Satze ausdrückte: „Daß die Zugehörigkeit zur katholischen Kirche einen vermehrten Schutz (gegen den Selbstmord) bedeutet, ist unbezweifelbar".

Man kann aus Selbstmordstatistiken sicher nicht den höheren sittlichen Wert einer Konfession ableiten. Das ist aber auch gar nicht der Zweck dieser Ausführungen. Es gilt hier, die Religionen durch die wissenschaftliche Brille zu betrachten und zu prüfen, inwieweit sie selbstmordhemmend wirken und wieso sie es in verschiedenem Maße tun.

Als Erklärung nun für die besondere Wirkung der katholischen Kirche, die eindeutig ist, kann angeführt werden:

1. Vor allem die bereits erwähnte Tatsache, daß sich in ihren Reihen immer noch perzentuell am meisten Menschen finden, die bestrebt sind, nach ihrem Glauben zu leben, für die der Glaube eine ernste Verpflichtung darstellt.

2. Dies aber ist wieder weitgehend auf die Besonderheit der katholischen Kirche zurückzuführen. Sie stellt eine besonders enge Gemeinschaft der Gläubigen nicht nur dar, sondern auch her, der einzelne Katholik steht durch die verschiedenen kirchlichen Institutionen, vor allem durch die Sakramente in ständigem Kontakt mit der Kirche und wird in seinem Glauben — auch durch den persönlichen Kontakt mit dem Priester — stets gestärkt.

3. Sicherlich trägt auch die besonders entschiedene Verurteilung des Selbstmordes durch die katholische Kirche, sowie die Androhung kirchlicher Strafen im Falle eines Selbstmordes zur Verhinderung des Suicids bei, doch möchten wir das erst an letzter Stelle erwähnen, da die beiden ersten Punkte unseres Erachtens eine größere Bedeutung haben.

Nach all dem hier Gesagten ist es selbstverständlich, daß wir uns bemühen müssen, diese selbstmordverhindernde Wirkung der Religion in die praktische Selbstmordprophylaxe einzubauen. Dies soll keine Profanierung und Materialisierung der Religionsbekenntnisse bedeuten. Selbstverständlich ist eine Religion mehr als ein Mittel zu dem Zwecke, den Selbstmord zu verhindern. Aber sie stellt unter anderem eine ausgezeichnete Hilfe dar, das Leben zu erhalten, und unter diesen Gesichtspunkten haben wir sie medizinisch als äußerst wichtige und therapeutisch wirksame Unterstützung anzusehen. Nebenbei sei bemerkt, daß diese Therapie nicht früh genug begonnen werden kann: Daher ist schon die richtige Vermittlung der Religion im Schulunterricht für die Selbstmordprophylaxe sehr wichtig.

Es ist klar, daß man die Religion niemandem aufzwingen kann, daß nur derjenige einer priesterlichen Betreuung zugeführt werden darf, der sie von sich aus verlangt. Aber wenn dieses Verlangen vorhanden ist — was gar nicht so selten der Fall ist — dann soll auch der Priester unbedingt zur Verfügung stehen, der imstande ist, dem Patienten die Hilfe, die in der Religion gelegen ist, zuteil werden zu lassen.

Eltern, Erzieher, Lehrer, Vorgesetzte, Ärzte und Priester können also einen besonderen Beitrag zur Vermeidung der verhängnisvollen Entwicklung zum Selbstmord leisten. Darüber hinaus aber sind alle Menschen aufgerufen, an dieser großen Aufgabe mitzuarbeiten. Jeder hat reichlich Gelegenheit, sich diesbezüglich zu betätigen: Er soll nicht Anlaß zu Ärgernis für andere werden, soll sich seiner Verantwortung bewußt sein, einen guten Einfluß geltend machen, wissen, was für die seelische Gesundheit notwendig ist, und nicht zuletzt durch ein vorbildliches Leben dem anderen ein Beispiel sein.

Nach diesen theoretischen Erörterungen über die Möglichkeiten einer erfolgreichen umfassenden Selbstmordverhütung, die in der Zukunft zu realisieren hoffentlich nach und nach gelingen wird, sei jetzt über die Selbstmordprophylaxe, die derzeit in Wien praktisch durchgeführt wird, und die bereits einen beträchtlichen Teil der hier erhobenen Forderungen erfüllt, berichtet.

Die Arbeit der Lebensmüdenfürsorge.

Die Bekämpfung der Selbstmordgefahr liegt in Wien in Händen der Caritas, die zu diesem Zwecke eine eigene Institution, die Lebensmüdenfürsorge, geschaffen hat. Die besondere Berechtigung und auch Berufung der Caritas, die ja im Dienste der praktischen Nächstenliebe steht, für diesen Aktionsbereich liegt auf der Hand. Man darf auch sagen, daß die Lebensmüdenfürsorge aus tiefster religiöser Überzeugung ihre Arbeit durchführt.

Es wird vielleicht überraschen, daß die Selbstmordprophylaxe also praktisch in Händen einer religiösen Organisation liegt. Man wird fragen, ob dadurch nicht eine allgemeine Wirkung erschwert oder ausgeschlossen wird, ob nicht viele Menschen eine religiöse Institution ablehnen? Sicherlich kommt dies vor, aber nicht allzu oft und nur dann, wenn jemand von vornherein ablehnt. Hat er jedoch einmal die Arbeitsweise erkannt, sieht er keinen Grund mehr, sich dieser Einrichtung nicht zu bedienen, er mag welche Weltanschauung auch immer haben.

Denn der Lebensmüdenfürsorge kommt es nur darauf an, in streng sachlicher Weise, gleich einer staatlichen Fürsorgestelle, den Gefährdeten zu helfen. Es werden keine „religiösen Ziele" im Sinne von Beeinflussung oder Bekehrung verfolgt, sondern es wird einfach alles getan, um dem einzelnen über die Gefahr hinwegzuhelfen. Daher ist niemand ausgeschlossen, und die Basis und Berechtigung für einen Appell an alle Gefährdeten, welcher Religion und Weltanschauung sie auch seien, gegeben.

Mehr noch: Man darf von dieser Institution sagen, daß sie die Interessen der psychischen Hygiene, der Gemeinschaft und damit des Staates vertritt [1]). Selbstverständlich bedient sie sich dabei in jeder Weise der modernen wissenschaftlichen Erkenntnisse. Den besten Beweis dafür stellt jene Gestaltung dar, die sie in den letzten Jahren erfahren hat. Ursprünglich eine reine Fürsorgestelle, arbeiten heute hier Psychiater, Psychologe, Priester und Fürsorgerinnen in einem Team zusammen. Man kann also sagen: Die Institution ist getragen von religiösem Geiste, der jeden einzelnen Mitarbeiter beseelt und ihm erst die rechte Kraft gibt; sie unterscheidet sich aber sonst in keiner Weise von einer anderen Fürsorgestelle, denn sie verfolgt streng sachliche und nicht etwa konfessionelle Ziele, so daß sie sich an alle Menschen ohne Unterschied wenden kann, und praktisch tatsächlich allgemeine Anerkennung gefunden hat [2]); sie verwendet dabei die neuesten Erkenntnisse, um den größtmöglichen Effekt zu erzielen.

Ihre Aufgabe ist eine doppelte:

1. Personen, die Suicidtendenz haben, vor dem Selbstmord zu bewahren,
2. Personen, die schon einen Selbstmordversuch unternommen haben, so zu betreuen, daß es zu keinem Rezidiv mehr kommt.

Die einzelnen Phasen dieser Arbeit seien hier nun dargestellt:

I. Die Erfassung der Gefährdeten.

Wieviel von ihr abhängt, wurde schon im ersten Teil des Kapitels ausgeführt. Man darf sagen, daß diejenigen, die einen Selbstmordversuch unter-

[1]) Vergleiche Dreikurs: „Die Lebensmüdenfürsorge ist vom psychohygienischen Standpunkt aus nicht nur eine Aufgabe, sondern eine wesentliche Unterstützung."

[2]) Vergleiche den Tätigkeitsbericht über die psychische Hygiene 1950—1951 von Hoff: „Die Caritas hat unter Zurückstellung aller religiösen Vorurteile eine Lebensmüdenberatungsstelle aufgebaut, die äußerst ersprießlich arbeitet."

nommen haben, praktisch lückenlos erfaßt werden. Die Rettungsgesellschaft, die ja die erste Meldung über einen Selbstmordversuch bekommt und meistens den Transport in ein Spital durchführt, gibt diese Meldung alsbald an die Lebensmüdenfürsorge weiter. Einzelne Spitäler (aber durchaus nicht alle) vermitteln von sich aus ebenfalls die Namen und die Adressen der Betreffenden. Auch die Verbindung mit den Polizeibehörden, die ja ebenfalls bemüht sind, alle Selbstmordfälle zu erfassen, ist eine gute. Am besten aber gestaltet sich die Zusammenarbeit mit der Wiener Psychiatrisch-neurologischen Universitätsklinik, wohin ja der Großteil der Suicidanten überstellt wird [1]. Von hier erfolgt nicht nur eine Überweisung, sondern die Lebensmüdenfürsorge wird auch auf die besondere Problematik jedes einzelnen Falles, so weit sie auf der Klinik erhellt werden konnte, aufmerksam gemacht. Die Patienten selbst werden aufgefordert, sich dieser Institution anzuvertrauen, welchem Appell sie in der Regel bereitwillig Folge leisten.

So kann also nur eine verschwindend kleine Anzahl von Personen, bei denen ein Selbstmordversuch vorliegt, der Erfassung entgehen. Dabei handelt es sich meistens um vorgetäuschte Selbstmordversuche, die von der Umgebung nicht ernst genommen und ganz einfach ignoriert werden. Da kein schwererer körperlicher Schaden vorliegt, ist auch ein Eingreifen der Rettung nicht nötig, die Spitäler erfahren von diesen Fällen ebenso wenig wie die Polizei. Und doch wäre es — wie wir gezeigt haben — sehr wichtig, auch diese Menschen zu erfassen, weil sich durch solche Handlungen eine latente Suicidtendenz verrät. Hier kann man nur an die nächsten Angehörigen appellieren, solche Vorkommnisse nicht ganz zu übergehen, und zumindestens dem Hausarzt darüber zu berichten. Die praktischen Ärzte ihrerseits müssen erkennen, welche bedeutende Funktion sie im Dienste der Selbstmordprophylaxe ausüben können. Sie erfahren mitunter — öfter freilich erst nach einiger Zeit — Suicidversuche, die sonst vor jedermann geheimgehalten werden. Eine andere Möglichkeit, der Erfassung nach einem Selbstmordversuch zu entgehen, ist, den Suicid als Unfall zu tarnen. Man sieht hin und wieder Fälle, die wegen eines Selbstmordversuches aufgenommen werden, und die schon früher einmal auf der Klinik gelegen sind. Die damalige Diagnose lautete z. B. Schlafmittelüberdosierung. Dies legt retrospektiv sicherlich den Verdacht nahe, daß es sich schon seinerzeit um einen Selbstmordversuch gehandelt hat.

Vergleicht man die Zahlen der Selbstmordversuche, die von der Lebensmüdenfürsorge erfaßt werden, mit denjenigen, die das statistische Amt angibt, so kann man Jahr für Jahr feststellen, daß der Großteil aller vorkommenden Selbstmordversuche der Lebensmüdenfürsorge bekannt wird.

---

[1]) Durch die Person des Autors dieser Arbeit ist eine Personalunion gegeben. Er ist ärztlicher Leiter der Lebensmüdenfürsorge und beschäftigt sich auch als Kliniker besonders mit den Suicidfällen.

	Statistisches Amt	Lebensmüdenfürsorge
1948	1063	1050
1949	975	929

Viel schlechter steht es begreiflicherweise mit der Erfassung derjenigen, die Selbstmordabsichten haben. Auf die großen Schwierigkeiten bei ihrer Erfassung wurde ja schon hingewiesen. Sie selbst kommen in den seltensten Fällen, die Angehörigen wiederum nehmen häufig die Gefahr nicht ernst genug, oder übersehen sie völlig. Man ist also hier darauf angewiesen, an das Verantwortungsbewußtsein jedes einzelnen für seine Mitmenschen zu erinnern und den Betroffenen selbst immer wieder klar zu machen, daß es Hilfe gibt und es keine Schande ist, sich ihrer zu bedienen. Die intensive diesbezügliche Aufklärung weiterer Kreise, sowie die Zusammenarbeit mit anderen psychohygienischen Stellen, hat nun auch auf diesem Sektor gute Fortschritte erzielt. Während es sich früher bei unserer Arbeit hauptsächlich um Betreuung von Personen nach einem Suicidversuch handelte, nimmt jetzt der perzentuelle Anteil derjenigen, die noch keinen Selbstmordversuch unternommen haben, von Jahr zu Jahr zu.

Auch bei dieser Gelegenheit sei auf die wichtige Aufgabe des praktischen Arztes, aber auch aller Fachärzte hingewiesen. Sie sind es, die am ehesten von Selbstmordabsichten erfahren, weil man ihnen gegenüber doch leichter etwas „durchsickern" läßt. Daraus müßten sie aber unter allen Umständen — ohne Ansehen der Person, ihres eigenen Vorteiles usw. — die Konsequenzen ziehen, und die Meldung erstatten.

Man darf ruhig sagen: der künftige Erfolg der Selbstmordprophylaxe wird davon abhängen, ob es gelingt, immer mehr Selbstmordgefährdete zu erfassen. Wenn dies der Fall ist, so ist es durchaus möglich, daß die Zahl der Selbstmorde in einem Maße abnimmt, das heute noch für unvorstellbar gehalten wird.

II. Die Betreuung der Erfaßten.

In jedem Jahr werden durchschnittlich 1000 bis 1500 neue Fälle erfaßt. Wichtig ist nun, daß die Betreuung sofort und ohne kostbaren Zeitverlust einsetzt. Bei akuter Selbstmordgefahr liegt die Notwendigkeit einer solchen Forderung auf der Hand (hier kann es sich unter Umständen um Tage und Stunden handeln). Aber auch nach einem erfolgten Selbstmordversuch soll man rasch zugreifen. Wir haben gezeigt, daß der Suicidversuch eine Entladung darstellt und daß sich an diese häufig eine Zeit anschließt, in der der Patient offener, aufgeschlossener ist, und sich der Umwelt wieder in verstärktem Maße zuwendet. Diese Phase der Aufgeschlossenheit stellt nun eine denkbar günstige Ausgangssituation für die Betreuung dar. Sie zu versäumen, wäre ein grober Fehler. Man muß aber wissen, daß diese günstige Zeit nicht allzu lange dauert, später wird die alte Fehlhaltung allmählich wieder fortgesetzt, es kann neuerlich eine präsuicidale Entwicklung einsetzen und je mehr sie fortschreitet und gleichzeitig fixiert wird, desto schwerer wird es, zu helfen. Es gilt also in allen Fällen, den richtigen Augenblick *nicht zu versäumen*.

Zuerst soll die Tätigkeit der Fürsorgerin besprochen werden, weil sie in der Regel die erste ist, die in Kontakt mit dem Patienten kommt und weil es also von ihrem Verhalten abhängig ist, ob die weitere Betreuung überhaupt möglich ist und dazu kommt, sich zu entfalten.

Arbeit der Fürsorgerin: Man darf nicht vergessen, daß die Mehrzahl der Fälle gemeldet wird. Das heißt also, daß die Patienten größtenteils ursprünglich nicht diese Stelle aufsuchen, sondern daß man zu ihnen kommen muß. Darauf reagieren nun die Betroffenen in verschiedener Weise: die einen wollen nichts von fremder Hilfe wissen, sehen es als eine Herabsetzung ihrer Person an, daß man glaubt, sie könnten nicht aus eigenem mit den Schwierigkeiten fertig werden. Andere sprechen von einer Einmischung in ihre Angelegenheiten. Manche verhalten sich völlig gleichgültig. Und auch bei solchen, die scheinbar von selbst, aus eigenem Antrieb kommen, steht es noch lange nicht fest, ob sie bereit sind, wirklichen Kontakt aufzunehmen; denn gerade diese verfolgen gewöhnlich ganz bestimmte Ziele, wollen dieses und jenes erreichen, und sind entschlossen, sich sofort zurückzuziehen, wenn man ihnen das Gewünschte nicht erfüllt.

Im Grunde freilich lebt in allen diesen Menschen, die einen Selbstmordversuch unternommen haben und die sich mit Selbstmordgedanken tragen, die Sehnsucht nach echtem menschlichen Kontakt. Wir haben ja das Erlebnis der Einsamkeit als etwas für Suicidanten Typisches beschrieben: Alle nun möchten das Alleinsein durchbrechen, aber es fehlen ihnen vielfach die psychischen Fähigkeiten dazu, immer wieder stellen sich Widerstände ein, die einen Kontakt verhindern. Dies alles muß die Fürsorgerin wissen und berücksichtigen. Sie muß die Reserviertheit dieser Menschen kennen, ihre Überzeugung, zur Einsamkeit verurteilt zu sein, ihre Abwehr, die psychisches Unvermögen und Angst vor Enttäuschung bedeutet, und den dahinterstehenden Wunsch, sich doch jemandem aufzuschließen. Wie bereits erwähnt, wird dieser Wunsch besonders bei jenen Patienten, die nach einem Selbstmordversuch sind, deutlich, hier ist der nur oberflächliche Schutzwall von Scheu und Trotz leicht zu durchbrechen. Bei richtiger Behandlung aber kann der Widerstand in den meisten Fällen beseitigt, der Wunsch, den Kontakt zu finden, ermutigt und durch erste praktische Beweise der Kontaktfähigkeit gestärkt werden. Ist einmal das erste Eis gebrochen, wird die Situation von Tag zu Tag günstiger. Natürlich finden sich unter so zahlreichen Fällen immer wieder einige, die eine Betreuung ablehnen und die von diesem Standpunkt trotz aller Bemühungen der Fürsorgerin nicht abweichen. Die praktische Erfahrung der letzten Jahre hat gezeigt, daß es sich dabei wirklich um eine kleine Minderheit handelt.

Wie bereits erwähnt: Um die Kontaktfindung zu erreichen, muß man dem Patienten entgegen gehen, man muß ihm nachgehen. Unsere Fürsorgerinnen treten immer wieder den Weg in die Wohnungen und in die Spitäler an. Es bedeutet für einen Patienten psychisch viel Positives, wenn er bemerkt, daß man sich z. B. bereits wenige Tage nach seinem Selbstmordversuch um ihn

fürsorgerisch kümmert, ihn am Krankenbett besucht, und er wird um so bereitwilliger dann nach seiner Entlassung den Kontakt fortsetzen. Bei den Patienten der psychiatrischen Klinik wird dies noch durch den ständigen Hinweis der behandelnden Ärzte auf die Wichtigkeit der Nachbetreuung unterstützt.

Dieses Nachgehen aber, von dem wir hier gesprochen haben, darf nicht verwechselt werden mit Nachlaufen. Man soll sich um den Patienten bemühen, man darf sich ihm aber nicht aufdrängen. Es wäre jeder wirklichen Hilfeleistung sehr abträglich, wenn der Patient den Eindruck gewänne, man bewerbe sich um ihn, man sei von ihm abhängig. Das würde viele der Betreuten erst recht in eine neurotische Fehlhaltung hineinmanövrieren: Sie würden ständig einen Preis für das Aufgeben der Suicidabsichten verlangen. Immer wieder kommen ja von Zeit zu Zeit von sich aus Personen zur Lebensmüdenfürsorge, die mit ihren Selbstmordgedanken mehr oder weniger deutlich Erpressergeschäfte betreiben wollen. Darum ist eine feste Haltung, die dem Betreuer die Unabhängigkeit bewahrt, von allem Anfang an äußerst wichtig.

Ist der Kontakt einmal gewonnen, so muß dieser Erfolg von der Fürsorgerin ausgenützt werden. Vor allem ist es fürs erste wichtig, die persönliche Situation des Betreffenden genau zu erkunden und zu erfassen. Wir möchten dabei auf Folgendes hinweisen: Handelt es sich um einen Patienten, der wegen eines Selbstmordversuches auf die Klinik gebracht wurde, so soll man schon die Zeit seines Klinikaufenthaltes benutzen, um die Lage zu klären. Gerade dann kann man am ungestörtesten und erfolgreichsten die häuslichen Verhältnisse kennen lernen. Die Angehörigen gewinnen nämlich bei Abwesenheit des Betreffenden eine gewisse Distanz und Einsicht, ihre Angaben werden verständiger und objektiver. Ist der Patient erst wieder zu Hause, macht sich sein Einfluß oft rasch in gegenteiliger Richtung geltend:

Die Fürsorgerin erfaßt also die Lebensumstände jedes einzelnen, sie überzeugt sich an Ort und Stelle von seiner tatsächlichen Situation und ist auf diese Weise seinen Angaben nicht ausgeliefert.

Dann aber gilt es, so gut es geht, und so weit als möglich, diese Situationen zu verbessern. Immer wieder findet man ja zumindestens auf einem Sektor (häufig auf mehreren) desolate Zustände. Die für die Lebensmüden typischen Lebensumstände wurden schon beschrieben und sollen nicht wiederholt werden. Im wesentlichen werden wir unterscheiden dürfen:

a) materielle Notstände.

Hier sei besonders an finanzielle Schwierigkeiten, Arbeitslosigkeit, sowie an das heute so weit verbreitete Wohnungselend erinnert.

Natürlich sind nun die materiellen Möglichkeiten auch der Lebensmüdenfürsorge äußerst bescheiden. Es hieße einen falschen Eindruck und auch falsche Hoffnungen erwecken, wollte man anderes berichten. Aber andererseits dürfen wir sagen: Wenn alle zusammenarbeiten und der gute Wille vorhanden ist, gelingt auch mit spärlichen Mitteln oft mehr als zu erwarten war. Das gilt bei unserer praktischen Tätigkeit sowohl für die Beschaffung von Wohnungsmöglichkeiten, als auch von Arbeitsmöglichkeiten und Unterstützungen.

b) Psychische Notstände.

Ihre Erfassung durch die Fürsorgerin ist von großer Bedeutung [1]). Durch den menschlichen Kontakt und durch die beispielgebende Haltung wird die Fürsorgerin auch auf diesem Gebiet einen Beitrag zur Beseitigung der Not leisten können. Hier aber ist gleichzeitig die Grenze ihres Wirkungskreises. Sie hat die Schwierigkeiten aller Art zu erfassen und die akuten Anlässe der Suicidgefahr so gut es geht aus der Welt zu schaffen. Aber die Bekämpfung der eigentlichen Ursache jeder Selbstmordtendenz, die Beseitigung der psychischen Notstände, die meistens mit der Gesamthaltung der Persönlichkeit unlösbar verbunden, ja durch sie bedingt sind, ist Aufgabe des Nervenarztes.

Und darum sieht es die Fürsorgerin als ihre Aufgabe an, den Patienten schließlich in Kontakt mit dem Arzte der Lebensmüdenfürsorgestelle zu bringen. Dabei ist sie bemüht, so vorzugehen, daß der Patient schließlich von sich aus die ärztliche Aussprache wünscht, oder ihr doch wenigstens zustimmt. Es soll vermieden werden, daß der Patient in der „verwahrlosten Situation“, also gegen seinen Willen, dem Arzte einfach „vorgeführt“ wird. Dadurch wird einerseits die Prognose der ärztlichen Tätigkeit von vornherein besser, andererseits aber behält der Patient auch das Vertrauen zur Fürsorgerin, das er leicht verlieren könnte, wenn sie zu früh über den Kopf des Beteiligten hinweg disponiert hätte. Unsere Fürsorgerinnen haben stets das Ziel im Auge: der Arzt muß den Patienten sehen; aber sie sind auch geduldig und können warten, wenn sie merken, daß der Patient noch nicht so weit ist. Es ist wichtig, daß der Patient wenigstens mit der Fürsorgerin in Kontakt bleibt, (auch diese Verbindung gewährt, wie die Praxis beweist, einen wertvollen Schutz). Ein überstürztes „Dem-Arzt-Vorführen“ kann oft zur Folge haben, daß der Patient von nun an Arzt und Fürsorgerin ablehnt: dann ist jede Möglichkeit, Hilfe zu leisten verloren gegangen. Freilich gibt es Fälle (z. B. bei Verdacht auf Geisteskrankheit usw.), wo der Arzt den Kranken einfach sofort sehen muß, wenn ein Unglück verhütet werden soll: dann wird man natürlich keine Rücksicht nehmen können.

In allen Fällen (wie lange nun auch die ärztliche Behandlung dauern mag) bleibt aber die Fürsorgerin die Trägerin des Kontaktes mit dem Patienten. Dieser soll eigentlich nie abreissen. Ist die Gefahr überwunden und die Zeit fortgeschritten, wird man ihn natürlich lockerer und sporadischer gestalten. Aber in großen Zügen soll man auch dann über das weitere Schicksal des Patienten Bescheid wissen. Die gute nachgehende Fürsorge hat die Fälle immer in einem gewissen Sinne parat. Das ist natürlich sehr schwer durchzuführen, wenn man bedenkt, daß jedes Jahr viele neue Fälle dazukommen und die alten noch immer weiter in Evidenz gehalten werden sollen. Die Lebens-

[1]) Dem Arzt werden oft aus bewußten oder unbewußten Gründen von den Patienten tendenziöse Berichte über ihre Situation gegeben. Die Erhebungen der Fürsorgerin ermöglichen es erst, diese Angaben mit den wirklichen Tatsachen zu vergleichen.

müdenfürsorge hilft sich so, daß sie einige Male im Jahre alle Betreuten zusammenruft, bei welcher Gelegenheit immer der Kontakt erneuert und ein Überblick gewonnen wird. Die Patienten werden ferner dazu angehalten, von Zeit zu Zeit etwas hören zu lassen, oder sich zu melden. Die Kontakterhaltung kann erst dann als wirklich zufriedenstellend bezeichnet werden, wenn es uns gelingt, den Patienten so weit zu bringen, daß er sich beim Auftreten neuer Selbstmordabsichten *von selbst* wieder meldet. Es ist klar, daß dies nicht in allen Fällen gelingen kann.

Arbeit des Arztes: Hier berichte ich von meiner eigenen Tätigkeit; man darf zwei Hauptaufgaben unterscheiden:

1. Die eingehende Untersuchung des Patienten: es gilt zuerst, sich über die Diagnose schlüssig zu werden. Daraus folgern dann die Maßnahmen, die eingeleitet werden müssen. Welche Grundsätze und Gesichtspunkte dabei Verwendung finden, wurde schon im ersten Teil dieses Kapitels aufgezeigt.

2. Die Durchführung ambulanter psychotherapeutischer Behandlung aller jener Patienten, bei denen man von der Internierung glaubt absehen zu können.

Da wir wissen, daß die Suicidgefährdung im Grund durch eine Fehlhaltung bedingt ist, muß die Beseitigung derselben als ein unerläßliches Gebot der Selbstmordprophylaxe angesehen werden. Das heißt also, daß die Psychotherapie das *Kernstück* der Therapie bei Lebensmüden darstellt.

Im Rahmen der Lebensmüdenfürsorge der Caritas nun wird die Psychotherapie nach individualpsychologischen Grundsätzen durchgeführt. Aus folgenden Gründen scheint mir die individualpsychologische Behandlungsmethode für die praktische Selbstmordprophylaxe besonders geeignet zu sein:

1. Bei der großen Anzahl von Patienten und bei der Dringlichkeit der Aufgabe ist es für Patienten und Arzt gleich wichtig in möglichst *kurzer* Zeit einen möglichst großen Effekt zu erzielen.

2. Die Mehrzahl der Betreuten ist jenseits des Alters, das für eine große klassische Analyse in Betracht kommt.

3. Es handelt sich bei den Patienten nicht so sehr um klassische Formen der Neurose, sondern vielmehr um Erscheinungen des „nervösen Charakters", zu dessen Behandlung vor allem die Individualpsychologie berufen ist.

4. Das Ziel individualpsychologischer Therapie ist die Ermutigung und gerade das ist es, was die entmutigten Suicidanten dringend brauchen.

Die schönen und durchschlagenden Erfolge, die wir mit der individualpsychologischen Methode hier erzielen konnten, scheinen uns also kein Zufall zu sein, sondern im wesentlichen darauf zu beruhen, daß die Methode für die Aufgabe *spezifisch geeignet* ist.

Man muß dabei noch hinzufügen, daß es sich hier um eine Therapie handelt, die an einem speziellen Material mit speziellem Ziel (Beseitigung der Suicidgefahr) durchgeführt wird. Dementsprechend hat sie in jeder Phase *Besonderheiten* aufzuweisen, die sich aus der Eigenart der Aufgabe erklären.

1. Die Kontaktfindung zwischen Therapeuten und Therapierten ist hier von noch größerer Bedeutung als bei anderen psychotherapeutischen Behandlungen. Die ersten Stunden sind besonders kritisch: erstens ist zu dieser Zeit die Selbstmordgefahr im allgemeinen am stärksten (sie nimmt später, wenn die Behandlung im Fluß ist, in der Regel ab), zweitens aber muß man im Anfang von Stunde zu Stunde fürchten, daß der Patient ausbleibt. Dieses Wegbleiben des Patienten stellt ja immer vor schwerwiegende Fragen, man bedenke aber, mit welchen besonderen Sorgen das Ausbleiben eines Lebensmüden für den Arzt verbunden ist. Andererseits gilt für den Arzt dasselbe wie für die Fürsorgerin: auch er darf seine Sorge um das Leben des Patienten nicht allzu deutlich zeigen, weil er ihm damit einen sekundären Krankheitsgewinn verschafft, und iatrogen seine Neurose noch verstärken könnte.

In der Praxis hat sich folgendes gezeigt: im allgemeinen absolvieren diejenigen Patienten, die von sich aus die Notwendigkeit ärztlicher Behandlung einsehen, dieselbe mit ziemlicher Regelmäßigkeit. Vorübergehendes Wegbleiben kommt vor, doch ist die Erneuerung des Kontaktes mit Hilfe der Fürsorgerin stets möglich. Bei keinem einzigen Patienten, der sich einmal entschlossen hatte, die psychotherapeutische Behandlung mitzumachen, ist es zu einem Selbstmordversuch oder zu einem Rezidiv gekommen. Rezidive sahen wir nur dann, wenn der Patient eine ärztliche und fürsorgerische Betreuung von vornherein ablehnte (und nicht zur Änderung dieser Haltung zu bewegen war). Wir möchten noch hinzufügen, daß selbst einige derjenigen, die anfänglich kaum bereit waren, sich dem Arzte vorstellen zu lassen, nach der ersten Unterredung mit diesem ihre Haltung änderten, die Behandlung begannen und ziemlich regelmäßig durchführten.

Es ist also durch geschicktes Zusammenarbeiten zwischen Arzt und Fürsorgerin praktisch gelungen, den so kritischen Moment des Ausbleibens zu vermeiden, oder zu überbrücken.

2. Im Mittelpunkte der therapeutischen Bemühungen steht natürlich die Analyse mit dem Ziele, die Art und Weise der Fehlhaltung sowie ihre Ursache aufzudecken, bewußt zu machen; durch dieses „Aha-Erlebnis" in individualpsychologischem Sinne soll eine Änderung der gesamten Einstellung in der Zukunft erreicht werden.

Die Analyse soll dabei möglichst umfassend sein und der Tatsache Rechnung tragen, daß es vielfache Konflikte sind, die die Selbstmordgefahr bedingen und daß von der Fehlhaltung die ganze Persönlichkeit (alle ihre Schichten) betroffen ist.

Aus der allgemeinen psychotherapeutischen Erfahrung ist nun zur Genüge bekannt, daß ein wirklich durchschlagender Erfolg durchaus nicht immer erreicht wird. In besonderem Maße gilt dies für die Psychotherapie bei Lebensmüden: es handelt sich ja vielfach um ältere, bereits vollkommen fixierte Menschen, die wiederholt auf vielen Gebieten irreversible Entscheidungen getroffen haben. Abgesehen von dem Risiko, das in solchen Fällen in einem analytischen

Vorgehen liegt (worüber bereits gesprochen wurde), sind die Erfolgsaussichten, selbst wenn man das Risiko auf sich nimmt, natürlich geringer als bei noch nicht fixierten Personen. Es wurde schon im theoretischen Teil dieses Kapitels betont, daß man trotzdem, wo es nur irgend Erfolg verspricht, das aufdeckende Vorgehen wagen soll. Wir halten es auch in der praktischen Arbeit so und es darf gesagt werden, daß man dabei mitunter angenehme Überraschungen, die man angesichts der Gesamtlage manches Falles nicht zu erhoffen gewagt hätte, erlebt.

In den zahlreichen Fällen aber, wo eine Änderung der Fehlhaltung nicht gelingt, (bei einigen kann man sie erst gar nicht versuchen) muß man wenigstens bemüht sein, einen kathartischen Effekt zu erreichen, der in der Psychotherapie bei den Lebensmüden relativ hoch eingeschätzt werden darf. Es bedeutet für diese unter starkem Druck stehenden Menschen, die mit den Dingen nicht fertig werden und unter Einsamkeit und Verständnislosigkeit der Umwelt leiden, sehr viel, wenn sie sich in regelmäßigen Aussprachen entlasten können. Wenn einmal die erste Scheu überwunden ist, zeigt es sich auch ganz deutlich, welches Bedürfnis die Betreffenden haben, jemandem der sie verständnisvoll anhört, „alles" zu erzählen. Neben dem kathartischen Effekt wird der Therapeut in einer solchen Behandlung natürlich auch einen suggestiven Einfluß anstreben, er wird gestützt auf ein Autoritätsverhältnis (im Sinne Stransky's) das Vertrauen des Patienten benützen, um ihn in allen Schwierigkeiten zu beruhigen, zu trösten, zu ermutigen, zu führen. Auch das scheint für die Überwindung der Selbstmordgefahr von eminenter Bedeutung. — Nur dürfen wir nicht übersehen, daß es sich dabei um eine Notlösung handelt und daß, solange nicht die Haltung prinzipiell geändert ist, man nur von einer provisorischen Besserung, die jeden Tag durch eine neue ungünstige Konstellation, durch ein plötzliches negatives Erlebnis, zunichte gemacht werden kann, sprechen darf. Ein Luftzug sozusagen kann ein solches mühsam errichtetes Gebäude zum Einsturz bringen. Und so verlangen diese Fälle, bei denen das „Aha-Erlebnis" nicht effektuiert werden konnte, eine besonders intensive ärztliche und fürsorgerische Betreuung, einen besonders engen Kontakt. Nur darauf, daß es gelungen ist, diesen Kontakt wirklich herzustellen und zu erhalten, ist es zurückzuführen, daß auch bei diesen Patienten, bei denen keine grundsätzliche Änderung zustande kam, bisher kein Rezidiv erfolgte.

3. Die Bejahung des Daseins darf, wenn sie Bestand haben soll, nicht nur vom Erkenntnis-, vom Verstandesmäßigen erfolgen, sondern sie muß vor allem durch Handlungen bekräftigt werden. Ebenso genügt ja die bloße Einsicht in die eigene Fehlhaltung und ihre Gründe nicht: manchem sind schon seine Fehler klar geworden, ohne daß er sie deswegen in der Zukunft vermieden hätte. Daher kann man sich bei der Psychotherapie der Lebensmüden mit der bloßen Erkentnnis nicht zufrieden geben. An die Phase der Analyse muß sich eine Phase des Trainings anschließen. Darunter hat man die tatkräftige, praktische Erweiterung der Lebensbasis auf jedem Gebiete zu verstehen. Das heißt: nicht nur auf dem Papier, sondern im praktischen Leben muß der Patient

beweisen, daß er sich geändert hat, daß er die Schwierigkeiten meistern kann. Dieses Traning muß unter der ständigen Kontrolle des Arztes erfolgen: es erscheint, wenn man den größtmöglichen Effekt erzielen will, unentbehrlich[1]).

Natürlich ist auch diese Phase zeitlich begrenzt und sie soll durch das vollständige Selbstständigwerden des Patienten zum Abschluß kommen.

Die Arbeit des Psychologen geht mit der des Arztes vollkommen konform. Er unterstützt sowohl die therapeutische, als auch die diagnostische Tätigkeit des Arztes. Es ist klar, daß bei der letzteren alle modernen Testmethoden zur Anwendung kommen. In diesem Zusammenhang erscheint es notwendig, von der praktischen Verwendbarkeit des Szondi-Testes zur Beurteilung der Selbstmordgefahr zu sprechen. Bekanntlich hat Szondi ein Selbstmordsyndrom herausgearbeitet, mit dessen Hilfe er glaubt, die Bereitschaft zu einem Selbstmord noch rechtzeitig entdecken zu können. Tatsächlich zeigen die meisten Patienten, die Selbstmordabsichten haben, im Szondi-Test das Selbstmordsyndrom. Dabei aber handelt es sich fast durchwegs um Personen, deren Selbstmordtendenzen schon vor der psychologischen Untersuchung ins Auge gesprungen waren, wo es also einer Bestätigung durch den Test nicht mehr bedurft hätte. Sicherlich wird man aber auch bei Patienten, von deren Selbstmordabsichten man nichts weiß (und denen sie oft selbst unbewußt sind) als einen Zufallsbefund im Szondi-Test das Selbstmordsyndrom erheben können. Wie weit es in diesen Fällen diagnostisch verwertbar ist, scheint experimentell natürlich schwer nachweisbar. Unseres Erachtens sollte man einen solchen Befund nicht übersehen. Von unbestreitbarer Bedeutung aber ist das Ergebnis der Szondi-Testung nach einem Selbstmordversuch. Bekanntlich soll dann das Selbstmordsyndrom nicht mehr nachweisbar sein. Ist es dennoch vorhanden, deutet dies auf ernste Tendenzen der Selbstmordwiederholung hin. Auch Arnold und Kohlmann betonen in ihrer Arbeit über die Verwendbarkeit des Szondi-Tests in der klinischen Psychiatrie, daß man diesem „einen gewissen diagnostischen Wert, ob noch weiter Tendenzen zum Selbstmord bestehen, beimessen kann." Sicherlich findet man das Selbstmordsyndrom nach einem Selbstmordversuch am häufigsten bei Psychopathen, was völlig mit der klinischen Beobachtung übereinstimmt, daß Psychopathen besonders zur Selbstmordwiederholung neigen.

Der Psychologe ist aus der Team-Arbeit nicht wegzudenken. Wir können uns aber mit dem bisher Gesagten begnügen, weil die Gesichtspunkte seiner Arbeit im übrigen mit denen identisch sind, die schon bei der Besprechung des ärztlichen Wirkens eingehend geschildert wurden.

---

[1]) Hier wäre auch zu erwägen, ob nicht ein psychisches Training in Form einer Gruppenpsychotherapie versucht werden sollte. Diese käme aber nur als Nachbehandlung in Frage. Bei den Neurotikern (um die es sich ja in unserem Falle handelt), vermag die Gruppentherapie nicht ersentzend für die Einzeltherapie einzuspringen, sondern kann diese nur ergänzen, worauf auch W. Spiel hinweist.

Die Arbeit des Priesters. Wichtig erscheint es uns hier zu betonen, daß die Heranziehung des Priesters zur Bekämpfung des Selbstmordes ein fest auf wissenschaftlichem Boden stehender Gedanke ist. Wir sind nicht nur berechtigt, sondern sogar verpflichtet, die selbstmordhemmende Wirkung der Religion praktisch zu verwerten. Worauf diese beruht, wurde schon versucht, darzulegen.

Es ist natürlich aus vielen Gründen kaum möglich, die Tätigkeit des Priesters im einzelnen zu schildern. Einerseits muß er in völlig sachlicher Art das Glaubensgut vermitteln, andererseits im Glauben stärken oder religiöse Fehlhaltungen bewußt machen und dadurch beseitigen.

Großen Wert möchten wir dabei auf die Feststellung legen, daß es sich hier wirklich um eine rein seelsorgerische Arbeit handelt und nicht etwa um eine verkappte Psychotherapie durch einen Priester, die wir entschieden ablehnen.

Die Heilung des Patienten ist ja Aufgabe des Arztes, während sich der Seelsorger um seine Heiligung bemüht (um es mit Miller zu sagen). Nur der Priester ist imstande, Sünden zu vergeben und diese Mission, in der ihn der Arzt niemals ersetzen oder vertreten kann, ist seine wichtigste Aufgabe. Damit aber leistet er auch einen wesentlichen Beitrag zur psychischen Genesung: denn die Vergebung der Schuld im Sakrament ist auch rein natürlich gesehen (vorausgesetzt, daß sie wirklich erlebt werden kann) von besonderer Wichtigkeit für das psychische Verhalten.

Nur ein Teil der Patienten unserer Beratungsstelle hat Kontakt mit dem Seelsorger. Der Priester steht jedem zur Verfügung. Voraussetzung für sein Eingreifen aber ist selbstverständlich der ausdrückliche Wunsch des Betreffenden.

Heute, nach mehrjähriger praktischer Arbeit des Teams darf man sagen, daß sich die seelsorgerische Betreuung als ein wesentlicher Teil der gemeinsamen Tätigkeit erwiesen hat. Die Patienten aber können bestätigen, daß dabei nicht die Spur eines „konfessionellen Druckes“, wie ihn Religionsfeinde vielleicht dahinter vermuten, ausgeübt wird.

Abschließend möchten wir zur Betreuung noch vermerken, daß die einzelnen Mitglieder des Teams, die diese Betreuung durchführen, natürlich untereinander ständigen Kontakt haben und gemeinsam die Schwierigkeiten der einzelnen Fälle besprechen und nach einheitlichem Plane zu überwinden versuchen.

III. Ergebnisse der Betreuung.

In einer früheren Publikation wurde bereits die Tätigkeit der Lebensmüdenfürsorge der Caritas an Hand einiger Fälle dargestellt. Heute, nachdem einige Jahre praktischer Arbeit vergangen sind, ist es möglich, auch zahlenmäßig einen Überblick über die Erfolge zu geben.

In den Jahren 1948, 1949 und 1950 wurden insgesamt 2879 Patienten von der Lebensmüdenfürsorge wegen eines bereits erfolgten Selbstmordversuches erfaßt.

Bis zum 15. August 1951 kam es von diesen 2879 Patienten nur bei 42 zu einem Selbstmordrezidiv. Davon 1 mit tödlichem Ausgang (schizophrene Prozeßpsychose, Patientin war schon wiederholt interniert gewesen) und 41 Selbstmordversuche.

Das Rezidiv erfolgte bei 7 Patienten im gleichen Jahr,
bei 23 Patienten nach einem Jahr,
bei 12 Patienten nach zwei Jahren.

Diagnostisch handelt es sich dabei um

Schizophrenie	Melancholie	Psychopathie	Alk. chron.	beträchtl. Debilität
9	4	9	9	3

Imbezillität	Hysterie
1	7

Bei all diesen Patienten erfolgte wohl die Erfassung, die Betreuung wurde aber zum Teil abgelehnt (vor allem von den Psychopathen) oder sie war aus anderen Gründen nicht möglich (ständiges Wechseln zwischen Internierung und Entlassung bei den Geisteskranken, aber auch bei den Alkoholikern, die ebenfalls ausnahmslos wiederholte Entziehungskuren hinter sich hatten und bei denen bereits eine beträchtliche Demenz bestand, die eine Beeinflussung unmöglich machte; das letztere gilt natürlich auch für die Schwachsinnigen; bei 3 Patienten scheiterte die Betreuung nicht am psychischen Befund, sondern an der Tatsache, daß sie zu weit von Wien entfernt wohnten).

Besonders rasch erfolgten die Rezidive bei den Alkoholikern. Die Rezidive bei den Hysterikern waren mit einer Ausnahme im Sinne unserer Ausführungen eher als Selbstmorddrohungen denn als Selbstmordversuche zu bezeichnen.

Die Tatsache, daß die 42 Rezidive bei Patienten vorkamen, die eine Betreuung ablehnten, wollen wir nicht als Entschuldigung für uns anführen. Es müßten in Zukunft Wege gefunden werden, auch jene wenigen Patienten, die sich negativ verhalten, in Sicherheit zu bringen. Im übrigen sprechen die Zahlen wohl für sich. Es sei noch hinzugefügt, daß es bei keinem der Patienten, die sich wegen bestehender Selbstmordgefahr an uns wandten oder uns gemeldet wurden (die also noch keinen Selbstmordversuch unternommen hatten) zu einem Selbstmord oder Selbstmordversuch gekommen ist. Allerdings handelt es sich dabei nur um einen kleinen Perzentteil aller Betreuten, der aber, wie bereits betont, stets im Ansteigen begriffen ist.

Vor etlichen Jahren sagte Wexberg vorausahnend: „Es ist gar kein Zweifel, daß eine fortgeschrittene psychotherapeutische Technik imstande ist, jeden Lebensmüden, der in ihre Behandlung tritt, wenn nicht zu heilen, so doch vor dem entscheidenden Schritt zum Selbstmord zu retten." Die praktische Durchführung der Selbstmordprophylaxe im Rahmen der Caritas hat dies vollinhaltlich bestätigt.

SCHLUSSWORT.

Zum Abschluß dieses Berichtes über die Ergebnisse der Untersuchungen an 745 Suicidanten, sowie über die zahlreichen und noch auszubauenden Möglichkeiten einer erfolgreichen Selbstmordprophylaxe ein Wort an die Öffentlichkeit und alle diejenigen, die mithelfen, die öffentliche Meinung zu gestalten: Es ist von entscheidender Bedeutung, daß der Selbstmord als das angesehen wird, was er wirklich ist: als eine Krankheit und nicht als eine Lösung oder gar als ein Ideal. Die Ansicht, man solle jedem Menschen seinen Willen lassen, man solle ihn also auch durch eigene Hand sterben lassen, wenn es sein Wille sei, ist medizinisch und ethisch gleich irrig.

Denn einerseits haben wir gesehen, wie wenig der sogenannte „Freitod“ mit freiem Willen etwas zu tun hat, wie er vielmehr das Ergebnis stärkster erlebter innerer Einengung ist und andererseits darf man nicht untätig zusehen, wenn ein Mensch neben einem zugrunde geht. Solange es noch Publikationen gibt, die allen Ernstes die Frage erörtern, ob der Arzt verpflichtet, ja ob er überhaupt berechtigt sei, einen Selbstmörder zu retten, solange wird man sich nicht wundern dürfen, daß der Suicid als eine Freiheit des Menschen verherrlicht wird. Für jeden wirklichen Arzt jedenfalls, dem die menschliche und ärztliche Ethik bewußt ist, gibt es hier nicht einmal etwas zu debattieren: die Hilfeleistung für Vorbeugung, Hinderung und Rettung ist eine Selbstverständlichkeit.

Schwarz schreibt: „Zur allgemeinen Selbstmordprophylaxe gehört schließlich der Grundsatz: keine Pressemeldungen über Selbstmorde! Induktion und Imitation spielen eine große Rolle.“ Wir glauben, daß man ruhig über Selbstmord sprechen und schreiben kann. Freilich soll man aber bei Berichten die Situation der Betroffenen nicht so darstellen, daß man den Eindruck gewinnt, es sei kein anderer Ausweg übriggeblieben (wie dies aus Mitleid oder Sensationslust oft geschieht). Allzuleicht hat dann ein anfälliger Mensch, der solches liest, das Gefühl, auch in einer solchen Situation zu sein. Die Berichte sollten hingegen — der Wahrheit entsprechend — aufzeigen, daß in jeder Notsituation noch Hoffnung auf Änderung und Besserung besteht, die der Mensch nicht zu früh aufgeben darf. Diese optimistische Note ist nicht billige Täuschung, sondern sie kann jederzeit bei richtiger Hilfe zur Wirklichkeit werden.

Man wird diese Hoffnung und Überzeugung auch überall in diesem Buche finden, aber es handelt sich dabei um keinen Zweckoptimismus und keine Illusion: ein gültiger Beweis dafür ist die Tatsache, daß ein nicht unbeträchtlicher Teil der Suicidanten, über die hier berichtet wurde, heute wieder voll Freude mitten im Leben steht.

LITERATUR.

Adler, A.: Studie über Minderwertigkeit von Organen. Urban und Schwarzenberg, Berlin, Wien (1907).

— Über den Selbstmord, insbesondere im kindlichen Alter. In „Heilen und Bilden", Reinhardt, München (1913).

— Praxis und Theorie der Individualpsychologie. J. Bergmann, München und Wiesbaden (1920).

Aichhorn, A.: Vorträge über Verwahrlosung, gehalten auf dem psychotherap. Frtbldgsk. Lausanne (1948).

Allers, R.: Das Werden der sittlichen Person. Herder, Freiburg i. Breisgau (1929).

Andics, M.: Über Sinn und Sinnlosigkeit des Lebens. Gerold und Co., Wien (1938).

Arnold, O. H. u. Kohlmann, Th.: Kritik und Verwendbarkeit des Szonditests in der klinischen Psychiatrie. Wr. Ztschr. f. Nervenhlkde, 5/1 (1952).

Becker, A. M. u. Kohlmann, Th.: Klinische und psychologische Untersuchung vegetativer Neurosen. Wr. Ztschr. f. Nervenhlkd. (im Erscheinen).

Bender, L. u. Schilder, P.: Suicidal Preoccupations and Attemps in Children. Am. Journ. Orthopsych. (1937).

Bermann, G.: Der Selbstmord als Rache. Mschr. Psych. 77 (1930).

Birnbaum, F.: Gibt es eine Konvergenz der tiefenpsychologischen Lehrmeinungen? Int. Ztschr. f. Ind.-Psych. 17/4 (1948).

— Grundsätzliches zur Umerziehung. Int. Ztschr. f. Ind.-Psych. 18/1 (1949).

— Versuch einer Systematisierung der Erziehungsmittel. Jugend und Volk-Verlag, Wien (1950).

Bonhoeffer, K.: Die Psychosen im Gefolge von akuten Infektionen, Allgemeinerkrankungen u. innerer Erkrkg. Handbuch der Psychiatr. Deuticke, Leipzig u. Wien.

de Boor, W.: Neuere Arbeiten über Psychologie und Psychopathologie des Selbstmordes und der Selbstbeschädigungen. Fortschr. d. Neur. u. Psych. 17/11 (1949).

Bremer, F. W.: Zur Vererbung der Selbstmordneigung. Mschr. Psych. 73 (1925).

Chadwick, M.: Über Selbstmordphantasien. Z. psychoanalyt. Pädag. 3 (1929).

Delannoy, R.: Selbstmorde und Selbstmordversuche in Wien im Jahre 1926. Stat. Mittlg. d. Stdt. Wien, 3. Sonderheft (1927).

Demone, H., Stearns, A. und A. Ullmann: Does Failure Run in Families? A further study of one thousend unsuccessful Careers. Am. Journ. of Psych. 107, 9 (1951).

Donalies, G.: Selbsttötung eines Paralytikers. Nervenarzt 17 (1944).

Dreikurs, R.: Zur Frage der Selbstmordprophylaxe. Allg. Ztschr. Psychiatr. 93 (1930).

Federn, P.: Die Diskussion über den Selbstmord. Z. psychoanalyt. Pädag. 3 (1929).

— The reality of the death instinct, especially in melancholia. Psychoanalyt. Rev. 19 (1932).

Fleck, U.: Über Selbstmorde bei Postencephalitikern. Arch. Psychiatr. 99 (1933).

Frankl, V.: ... trotzdem ja zum Leben sagen. Deuticke, Wien (1947).

— Homo patiens. Deuticke, Wien (1950).

Freud, S.: Gesammelte Schriften, insbes. Band 5, 6 und 7. Intern. Psychoanalyt. Verlag (1924 u. 1925).

Gaupp, R.: Über den Selbstmord. Amsterdam (1929).

Gordon, J., Ipsen, J., Lindemann, E. und Vaughan, W.: An Epidemiologic Analysis of Suicide. Milbank Memorial Fund, New York (1950).

Gruhle, H.: Selbstmord. Thieme-Verlag, Leipzig (1940).

Hänsel, L.: Wertgefühl und Wert. Wr. Ztschr. für Phil., Psych. und Pädag. Heft 3 (1948).

Heimerzheim, W.: Über den Selbstmord bei nichtpsychotischen Persönlichkeiten. Med. Diss. Köln (1933).

van Helsdingen, R.: De Psychologie van de tuberculosepatient. Amsterdam (1951).

Hendin, H.: Psychodynamic Motivational Factors in Suicide. The Psychiatric Quarterly 25/4 (1951).

Hirschfeldt, M.: Analyse der in den Jahren 1919—1929 aufgenommenen Selbstmordfälle. Psych.-neurolog. Wchschrft. 34 (1932).

Hoff, H.: Psychotherapie in Amerika. Int. Ztschrft. f. Ind.-Psych. 19/4 (1950).

— Wege der psychischen Hygiene. Wr. Archiv f. Psych., Psychiatr. u. Neu. 1/1 (1951).

— Die Therapie der jugendlichen Psychopathie. Wr. Arch. f. Psych., Psychiatr. u. Neur. 1/4 (1951).

Hoff, H. und Ringel, E.: Die sogenannte Soldatenbraut. Über eine besondere Form weiblicher Gefährdung in unserer Zeit. Wr. Arch. f. Psych., Psychiatr. u. Neur. 2/3 (1952).

Hoff, H., und Solms, W.: Die Persönlichkeit des Rentenneurotikers. Wr. Arch. f. Psych., Psychiatr. u. Neur. 1/2 (1951).

Horney, K.: The Neurotic Personality of Our Time Norton, New York (1937).

Jamieson, G.: Suicide and Mental Disease. Arch. Neurol. u. Psych. 36/1 (1936).

Jantz, H.: Schizophrenie und Selbstmord. Nervenarzt 22 (1951).

Jaspers, K.: Allgemeine Psychopathologie. Springer, Berlin u. Heidelberg (1948).

Jech, R.: Die psychische Hygiene in der Industrie. Wr. Ztschrft. f. Nervenhlkd. 3/1 (1950).

Jung, C. G.: Psychologische Typen. Rascher u. Co. Zürich (1921).

— Wirklichkeit der Seele. Rascher, Zürich (1947).

Karpenau, B.: The enyth of the psychopathic personality. Am. Jour. Psych. 104 (1948).

Kauders, O.: Der Todesgedanke in der Neurose und in der Psychose. Nervenarzt 7/6 (1934).

— Psychopathie und Neurose als Grenzgebiete der Nervenheilkunde. Wi. Kli. Wo. Nr. 1 (1936).

— Vegetatives Nervensystem und Seele. Urban und Schwarzenberg, Wien (1946).

— Über die Psychotherapie des Arztes. Wi. Kli. Wo. 59/39 (1947).

— Psychische Behandlungsmöglichkeiten bei Herz- und Gefäßkrankheiten. Wi. Kli. Wo. 61/43 (1949).

— Einige Gesichtspunkte zur Darstellung von Melancholie und Manie. (Vortrag im Verein f. Psych. u. Neur. Wien, unveröffentlicht.)

Kierkegaard, S.: Entweder-Oder.

— Die Krankheit zum Tode. Diederichs-Verlag, Jena (1938).

Künkel, F.: Einführung in die Charakterkunde. Hirzel, Leipzig (1929).

Lazar, E. und Redlich, E.: Über kindliche Selbstmörder. Springer, Berlin (1914).

van Lun und Ringel, E.: Seelsorge und Neurose. Int. Ztschrft. f. Ind.-Psych. 20/3 (1951).

Masaryk, Th.: Der Selbstmord als soziale Massenerscheinung der modernen Zivilisation. Konegen, Wien (1881).

Mauz, F.: Die Veranlagung zu Krampfanfällen. Thieme, Leipzig (1937).

Meixner, K.: Selbstmord infolge körperlicher Schmerzen. Dtsch. Z. gerichtl. Med. 12 (1928).

Meng, H.: Alkoholismus als psychoanalytisches Problem. Die Alkoholfrage in der Schweiz, 2/7, Schwabe.

Menninger, K. A.: Man against himself. Harcourt, Brace and Company, N.-York (1938).
Menninger-Lerchenthal, E.: Das Truggebilde der eigenen Gestalt. Karger, Berlin (1935).
— Der eigene Doppelgänger. Huber, Bern (1946).
— Das europäische Selbstmordproblem. Franz Deuticke, Wien (1947).
Mignardot, Ramee und Aubry: Wiederholte Selbstmordimpulse bei einem Epileptiker. Franz. Ref. Nervenarzt 9 (1936).
Miller, J.: Katholische Beichte und Psychotherapie. Tyrolia, Innsbruck-Wien (1947).
Milovanovic, M.: Selbstmord bei Paralyse. Dtsch. Ztschrft. gerichtl. Med. 20 (1932).
Morgenthaler, W. (unter Mitarbeit von Steinberg, M.): Letzte Aufzeichnungen von Selbstmördern. Huber, Bern (1945).
Neureiter, Pietrusky u. Schütt: Handwörterbuch der gerichtlichen Medizin. Springer (1940).
Niedermeyer, A.: Handbuch der speziellen Pastoralmedizin. 6 Bände, insbesondere Band 2, 3 und 5. Herder, Wien (1948—1951).
Nußbaum, P.: Alkoholismus als individualpsychologisches Problem. Die Alk.-Frg. i. d. Schweiz, 2/7, Schwabe.
Palmer, D.: Factors in Suicidal Attempts. Journ. of Nerv. and Mental Dis. 93 (1941).
Pötzl, O.: Karzinom und Psyche. 1. Wr. Ärztetagung (1949).
Reininger, R.: Wertphilosophie und Ethik. Braumüller, Wien (1947).
Reisner, H.: Die rechtlichen Grundlagen für die Aufnahme und Anhaltung Geisteskranker in geschloss. Anstalten. Wr. Kli. Wo. 61/43 (1949).
Ringel, E.: Der Wertbegriff in der Individualpsychologie. Int. Ztschrft. f. Ind.-Psych. 19/3 (1950).
— Praktische Selbstmordprophylaxe. Wr. Arch. f. Psych., Psychiatr. u. Neur. 1/3 (1951).
— Ein Beitrag zur Frage der vererbten Selbstmordneigung. Wr. Ztschrft. f. Nervenhlkd. 5/1 (1952).
Ringel, E., Spiel, W. und M. Stepan: Zur Selbstmordtendenz bei Kindern. Wr. Ztschr. f. Nervenhlkd. (im Erscheinen).
Rohracher, H.: Einführung in die Psychologie. Urban und Schwarzenberg, Wien (1947).
Sadger, J.: Ein Beitrag zum Problem des Selbstmordes. Z. Psychoanalyt. Päd. 3 (1929).
Schmidt, G.: Erfahrungen an 700 Selbstmordversuchen. Nervenarzt 11 (1938).
Schneider, K.: Die psychopathischen Persönlichkeiten. Deuticke, Wien (1950).
Schultz-Henke, H.: Der gehemmte Mensch. Thieme, Leipzig (1940).
Schwarz, F.: Probleme des Selbstmordes. Huber, Bern (1946).
Simon, A.: Zur Frage des Selbstmordes bei Körperschäden. Ärztl. Sachverstdg.Zt. 37 (1931).
Simon, W.: Attempted Suicide Among Veterans. Journ. Nerv. a. Ment. Dis. 111 (1950).
Solms, W.: Zum Psychopathieproblem. Wr. Arch. f. Psych., Psychiatr. u. Neur. 1/1 (1951).
Spiel, O.: Gemeinschaft als Idee und Realität. Int. Ztschrft. f. Ind.-Psych. 17/4 (1948).
Spiel, W.: Über Gruppenpsychotherapie. Int. Ztschrft. f. Ind.-Psych. 19/4 (1950).
Stauder, K. H.: Konstitutions- und Wesensveränderung der Epileptiker. Thieme, Leipzig (1938).
Stern, F.: Arteriosclerotische Psychosen. Handbuch d. Gstskrht. Band 8, Springer (1930).
Sträussler, E.: Über Selbstmorde und Selbstmordversuche beim Militär. Safar, Wien u. Leipzig (1914).
Strotzka, H.: Einstellungspsychologie in Psychiatrie und Psychotherapie. Vortrag Jhresvers. dtsch. Psych. (1951).

Szondi, L.: Experimentelle Triebdiagnostik. Huber, Bern (1947).
Teicher, J.: A Study in Attempted Suicide. Journ. Nerv. a. Ment. Dis. 105 (1947).
Toman, W.: Der E-Test (im Druck).
Tramer, M.: Zur Frage des Selbstmordversuches und Lebensüberdrusses im Kindesalter. Ztschrft. f. Kind.-Psych. 16/4.
Ungern-Sternberg, R.: Ursachen der Steigerung der Selbstmordhäufigkeit in Westeuropa während der letzten 100 Jahre. Schwetz, Berlin (1935).
Wagner-Jauregg, J.: Über erbliche Belastung. Braumüller (1902).
Walther-Büel, H.: Die Dibenaminpsychose, Mschrft. f. Psych. u. Neur. 3/4 (1949).
Weber, H.: Selbstmord als Mordmotiv. Mschrft. f. Krim.-Biol. 28 (1937).
Weichbrodt, R.: Der Selbstmord. Basel (1937).
Weingarten, K.: Diabetes und zentralnervöse Störungen. Wi. Kli. Wo. 61/43 (1949).
Weizsäcker, V.: Ärztliche Fragen. Thieme (1935).
— Studien zur Pathogenese. Thieme (1946).
— Der Gestaltkreis. Thieme (1947).
Wexberg, E.: Zur Psychopathologie des Selbstmordes. Nervenarzt 1 (1928).
Zilboorg, G.: Differential Diagnostic Types of Suicid. Arch. Neurolog. u. Psychiatr. 35 (1936).